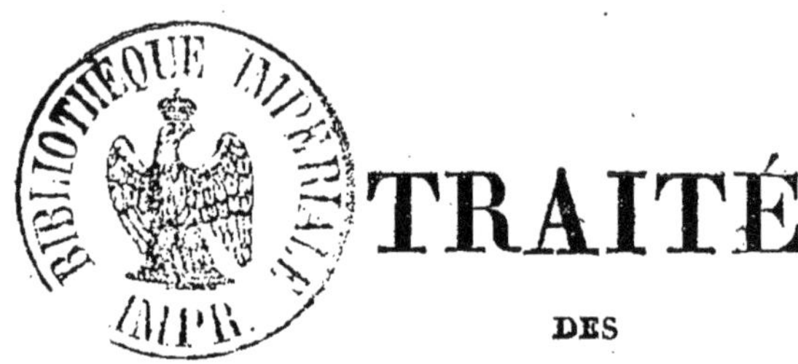

TRAITÉ

DES

MALADIES DES VOIES DIGESTIVES

ET

DE LEURS ANNEXES.

OUVRAGES DU MÊME AUTEUR.

Observations sur le Typhus qui a régné à l'armée en 1813 et 1814. — Paris 1816.

Traité d'éducation physique, par le professeur Sinibaldi, traduit de l'italien. — Paris 1818.

Considérations sur quelques maladies de l'Encéphale et de ses dépendances, sur leur traitement, et notamment sur les dangers de l'emploi de la glace, 2e édition. — Paris 1828.

TRAITÉ

DES

MALADIES DES VOIES DIGESTIVES

ET

DE LEURS ANNEXES,

SUIVI DE

TABLEAUX DES SUBSTANCES VÉNÉNEUSES,

PAR

ALEXIS BOMPARD,

Docteur en médecine de la Faculté de Montpellier; Médecin de l'Établissement de Charité de Saint-Vincent-de-Paul, sous la protection de S. A. R. Madame la Dauphine, et du Bureau de Bienfaisance du cinquième arrondissement; Membre Titulaire du Cercle Médical (ancienne Académie), de la Société de Médecine-Pratique; Correspondant de l'Académie Médico-Chirurgicale de Naples, etc.

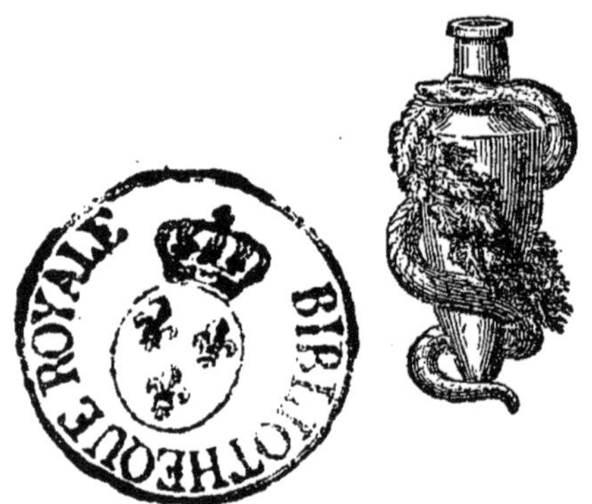

PARIS.

CHEZ GABON, LIBRAIRE,

RUE DE L'ÉCOLE DE MÉDECINE, N° 10.

JUIN 1829.

IMPRIMERIE DE DAVID,
BOULEVART POISSONNIÈRE, N° 6.

AVANT-PROPOS.

Les bons esprits ont, depuis long-temps, reconnu les graves inconvéniens de l'ordre alphabétique, qu'on est forcé de suivre pour l'étude et la description des maladies dans ces volumineux dictionnaires où rien n'est coordonné, où les choses les plus disparates se trouvent à côté les unes des autres, où des idées erronnées font ombre à des idées saines. Tout me faisait sentir le besoin de réunir dans un cadre philosophique, et dans le plus court espace possible, ce que la science médicale renferme aujourd'hui de connaissances sur les causes, les symptômes, la marche des maladies; sur les altérations organiques qu'elles peuvent produire, et enfin sur la thérapeutique, dégagée de la polypharmacie des siècles derniers.

Pour atteindre ce but, j'ai rassemblé les notes recueillies pendant une pratique de vingt années, j'ai comparé mes observations tant avec celles des anciens qu'avec celles de mes contemporains, et, partant de ces données particulières, je suis arrivé à des données générales. Quoique ce tra-

*

vail exige de grandes forces, j'ai osé l'entreprendre, et j'en publie aujourd'hui la première partie, sous le titre de *Traité des Maladies des Voies digestives et de leurs Annexes.* En réfléchissant sur l'importance des organes digestifs, on concevra aisément pourquoi j'ai commencé par traiter de leurs maladies. Si nous les examinons sous le rapport physiologique, ils nous présentent le plus grand intérêt : ils naissent les premiers, ils meurent les derniers ; ils existent chez tous les animaux ; ce sont eux qui préparent les matériaux qui servent à la nutrition; sans eux, point d'accroissement ; sans eux, aucun moyen de réparer les pertes de tous les instans. Si nous les considérons dans l'état pathologique, ils ne présentent pas un moindre intérêt aux réflexions du médecin. Enfin, sous le rapport de la thérapeutique, l'appareil des voies digestives offre un vaste champ aux méditations du praticien qui, dans la généralité des cas, met les organes dont il se compose en contact avec les nombreux modificateurs de l'économie animale. La préférence que j'ai accordée à ce système est donc suffisamment justifiée.

L'ordre que j'ai suivi m'a paru le plus naturel, le plus propre à lier convenablement les diverses altérations morbides que j'ai décrites. Je ne puis néanmoins me dissimuler qu'il laisse encore quelque chose à désirer ; mais, malgré cette imperfection, je crois pouvoir espérer que cet ouvrage ne sera pas sans utilité ; il pourra indiquer aux jeunes médecins quelques vues pratiques, et leur rappeler ce qu'ils n'ont pu trouver que disséminé dans un grand nombre de volumes. Les praticiens auxquels une clientelle très-étendue ne permet pas de lire beaucoup, y trouveront l'exposé de l'état actuel de la science, et tous, quelques faits propres à éclairer l'histoire des fièvres intermittentes.

A la suite de la description des altérations morbides des voies digestives et de leurs annexes, après avoir indiqué la médication qu'il convient de leur opposer, j'ai classé dans un certain nombre de tableaux les diverses substances vénéneuses; à la suite de chaque classe, j'ai indiqué rapidement les symptômes morbides qui suivent leur ingestion ; j'ai ensuite fait connaître, d'après les expériences de M. le professeur Orfila, les contre-poisons qu'on peut administrer avec succès; enfin, j'ai exposé les principes généraux du traitement.

Tout en rendant hommage aux savans et laborieux chimistes qui nous ont enseigné la manière de distinguer les agens délétères, j'ai cru devoir répéter leurs expériences afin de juger par moi-même. En y procédant, j'ai été parfaitement secondé par le zèle et les lumières de mon fils. Aucune substance indiquée dans les tableaux n'a été omise, toutes ont été soumises à l'action des divers réactifs, et les caractères distinctifs assignés ne l'ont été que d'après les résultats obtenus.

ERRATA.

Pages		lignes			
Pages 13,	lignes	7,	qu'ils,	lisez :	*qu'elles.*
— 18,	—	28,	longue,	—	*longues.*
— 27,	—	25,	plegmasie,	—	*phlegmasie.*
— 43,	—	13 et 30,	scapel,	—	*scalpel.*
— 109,	—	13,	se soit formé,	—	*s'est formé.*
— 120,	—	28,	tumeurs,	—	*humeurs.*
— 137,	—	4,	prévenir,	—	*prévoir.*
— 266,	—	13,	:aignée,	—	*saignée.*

INDEX

DES AUTEURS CITÉS DANS CET OUVRAGE.

TABLE DES MATIÈRES.

TRAITÉ

DES MALADIES

DES VOIES DIGESTIVES

ET DE LEURS ANNEXES.

CHAPITRE PREMIER.

DES PHLEGMASIES ET DES IRRITATIONS HÉMORRHAGIQUES DES VOIES DIGESTIVES ET DE LEURS ANNEXES.

PREMIÈRE SECTION.

DE L'INFLAMMATION DES GENCIVES.

1. Maladie qui, jusqu'à ce jour, a peu fixé l'attention des médecins, et dont les phénomènes ont été confondus avec ceux du scorbut.

2. *Causes*. Les contusions, la dilacération des gencives, sont presque toujours suivies de leur inflammation, qui souvent aussi est due à l'usage habituel des cure-dents, aux concrétions salivaires, à la malpropreté de la bouche, à l'odontalgie. Chez quelques sujets, cette phlegmasie paraît après l'emploi plus ou moins prolongé du mercure, et on la voit remplacer ou accom-

pagner l'irritation de l'estomac produite par un mauvais régime, par l'usage des eaux calcaires, par des alimens peu convenables, surtout chez les enfans.

3. *Symptômes*. Les gencives douloureuses, gonflées, brûlantes, d'un rouge éclatant et vermeil, ou ramollies, fongueuses, bleuâtres, laissent échapper un liquide sanieux et fétide. Le malade est agité; il éprouve de l'insomnie, son pouls devient dur et fréquent, si l'inflammation est vive, alors il n'est pas rare de la voir se communiquer aux parties voisines. Si la maladie fait des progrès, au moindre attouchement, le sang sort des gencives, phénomène qu'on observe même sans qu'elle soit intense, chez les sujets scrophuleux.

4. Si l'on se bornait à l'examen des symptômes locaux que présentent l'inflammation des gencives et le scorbut, on pourrait, ainsi qu'on le faisait autrefois, confondre ces deux affections; mais, avec un peu d'attention, on parviendra aisément à les distinguer l'une de l'autre. Le scorbut est généralement accompagné de diverses altérations organiques, de taches à la peau, d'ulcères cutanés, etc.; l'inflammation des gencives ne présente rien de semblable; le mal n'est que local, il s'étend rarement au-delà du lieu où il est fixé.

5. La marche de l'inflammation des gencives est aigüe ou chronique. Dans le premier cas, la maladie se termine par la résolution ou par la gangrène. La première terminaison est la plus commune; la seconde n'a lieu que lorsque l'inflammation est très-vive; elle s'annonce par la couleur brune et livide des parties enflammées, qui sont excessivement tuméfiées et laissent échapper une sanie d'une puanteur horrible. Des escarres grisâtres ou noirâtres ne tardent pas à se former;

après leur chute, on observe des ulcérations plus ou moins profondes et quelquefois l'os reste à découvert.

6. Pendant le cours de l'inflammation chronique des gencives, les fongosités et les ulcérations se multiplient, en même-temps que les douleurs diminuent ou cessent entièrement.

7. *Pronostic.* Le pronostic de cette maladie est peu fâcheux, lorsqu'elle n'est pas très-intense, et qu'elle suit une marche aigüe, mais il n'en est pas de même lorsqu'elle existe à l'état chronique. Si l'inflammation aigüe des gencives est très-vive, on doit craindre la gangrène, terminaison toujours redoutable. Chez les adultes, toutes choses égales d'ailleurs, cette phlegmasie est moins dangereuse que chez les enfans, parce que ces derniers en avalant la sanie que fournissent leurs gencives, provoquent l'irritation de l'estomac, affection qui peut compromettre leur existence.

8. *Nécropsie.* Les caractères anatomiques sont les mêmes que ceux que nous venons de décrire.

DES APHTHES, *s. m.*

9. Ulcérations superficielles, ou éruption tuberculeuse sur la muqueuse buccale, décrites sous diverses dénominations plus ou moins impropres, telles que *blanchet, muguet, millet.*

10. *Causes.* On pense que le tempérament lymphatique dispose à cette affection, plus commune, en effet, chez les enfans que chez les adultes. Elle a pour principales causes le mauvais état des voies digestives, une nourriture composée de viandes salées ou fumées; une boisson d'eau bourbeuse; la privation de l'allaite-

ment, ou l'usage du lait d'une femme dont les organes de la digestion remplissent imparfaitement leurs fonctions ; la répercussion des maladies cutanées. Dans beaucoup de circonstances, aussi, les aphthes paraissent seulement produits par l'humidité de l'air et une température froide. Ils sont endémiques en Hollande, en Hongrie, dans les hospices des enfans trouvés, etc. On les croit contagieux.

11. *Symptômes*. L'apparition des aphthes est annoncée aux gencives, au palais, à la partie inférieure des joues et des lèvres, par un sentiment de chaleur, auquel succède une sorte de cuisson ; la membrane buccale prend ensuite, comme par plaques, et dans une étendue plus ou moins grande, une teinte plus rougeâtre ; il s'y développe tantôt de petits boutons ou points blancs ; d'autre fois le tissu s'érode légèrement de façon à produire une ulcération. Dans le premier cas, les boutons en s'accroissant forment des pustules miliaires, blanchâtres, peu saillantes, vésiculaires à leur sommet, qui, s'ouvrant les unes après les autres, laissent à leur place des ulcères superficiels dont la couleur, d'un blanc sale, contraste avec celle, souvent rosée, de la muqueuse qui les entoure. On remarque aussi que ces mêmes boutons s'applatissent à mesure qu'ils s'étendent, et que, se détachant à leur maturité, étant avalés, ils peuvent être excrétés par les vomissemens ou par les selles. Dans le cas où les aphthes se montrent d'abord sous la forme de petites ulcérations, celles-ci sont recouvertes par un fluide blanchâtre, visqueux, difficile à enlever; elles creusent plus ou moins la membrane muqueuse, et on les voit se guérir d'un côté, reparaître d'un autre, et ainsi successivement plusieurs fois de suite.

12. D'autres phénomènes accompagnent ceux que nous venons d'énumérer : le malade éprouve de la sécheresse à la bouche, des douleurs plus ou moins vives se font sentir dans cette cavité, surtout au moment de la déglutition et de l'expiration, la soif est plus ou moins ardente, et un mouvement fébrile, souvent assez violent, se joint à cet état.

13. Les aphthes paraissent d'abord aux côtés de la luette et s'étendent peu à peu sur le reste du palais, où ils se bornent communément; mais, quelquefois, ils se propagent dans l'intérieur de la bouche, couvrent la langue, les gencives, les lèvres; dans d'autres cas, on les a vu franchir ces limites, pénétrer dans le gosier et même dans toute l'étendue du tube alimentaire.

14. D'après ce que nous venons de dire, ce n'est pas sans raison, que les auteurs distinguent les aphthes en deux espèces, en aphthes *pustuleux* et en *ulcéreux*. Ces derniers étaient les seuls reconnus par les anciens, et notamment par Hippocrate.

15. La durée de cette maladie est indéterminée, souvent elle suit une marche chronique. Les aphthes, avant de disparaître entièrement, se guérissent sur un point et se renouvellent sur un autre, ainsi que nous l'avons déjà dit. La gangrène est une des terminaisons de cette affection; lorsqu'elle se déclare, elle détruit la membrane muqueuse qui se détache par lambeaux. Dans ces circonstances, le mouvement fébrile s'accroît, la prostration des forces survient ou augmente. Lorsque l'asthénie a précédé le développement de la gangrène, le malade succombe dans le marasme.

16. Les auteurs ont particulièrement désigné sous le nom de *muguet*, la phlegmasie de la muqueuse buccale,

connue sous la dénomination d'aphthes, qui se termine par la gangrène.

17. Les aphthes existent rarement dans un état de simplicité ; il est très-ordinaire de les voir escortés par une autre inflammation, telle que la gastrite, l'entérite, la trachéite, etc. Quelques praticiens ont pensé qu'ils pouvaient occasionner le développement de l'arachnoïdite, de l'encéphalite, etc.

18. *Pronostic.* Le pronostic des aphthes est d'autant plus fâcheux que le sujet chez lequel on les observe est plus jeune ; lorsqu'ils se compliquent d'une autre phlegmasie, ou qu'ils sont confluens : il est très-défavorable, lorsque la partie de la muqueuse, qui n'est pas le siége de l'éruption ou de l'ulcération, est extrêmement rouge; lorsque le sujet est faible et lymphatique ; lorsqu'ils sont gangrenés, et enfin lorsqu'ils se sont propagés à la trachée, à l'estomac, aux intestins, etc.

19. *Nécropsie.* Peu de recherches anatomiques ont été faites jusqu'ici sur les lésions organiques que produisent les aphthes.

DE LA GLOSSITE, *s. f.*

20. Inflammation de la langue ordinairement symptômatique qui, quelquefois cependant, est idiopathique et dont peu de médecins ont parlé.

21. *Causes.* Cette phlegmasie peut être provoquée par des contusions, des blessures, des opérations; par l'application de substances âcres, irritantes sur la langue. Souvent les causes de la glossite sont sympathiques ; elle paraît fréquemment à la suite du traitement mercuriel, pendant le cours d'une angine, d'une variole, etc.

22. *Symptômes.* Le malade se plaint d'un sentiment de chaleur, de douleur, dont le siége est dans la langue elle-même; cet organe se tuméfie, il devient rouge, dur, très-sensible, et se couvre d'un enduit blanchâtre et épais; quelquefois, le gonflement est si considérable que la langue dépasse les arcades dentaires et sort de la bouche. Les glandes sous-maxillaires sont engorgées, douloureuses; la parole est gênée, parfois impossible, ainsi que la déglutition; l'introduction de l'air dans les poumons ne peut avoir lieu que par les narines. A ces phénomènes viennent se joindre la rougeur de la face, la fréquence et la dureté du pouls; enfin, lorsque la maladie est portée à un haut degré, il se déclare des symptômes de suffocation et d'affection cérébrale.

23. Cette maladie, à l'état aigü, a une marche très-rapide et se termine généralement par la résolution. Quelques exemples rares prouvent que la suppuration peut s'établir, et des cas beaucoup plus rares encore appuient l'opinion de ceux qui pensent que la gangrène peut être une des terminaisons de cette phlegmasie; enfin, la glossite aigüe passe à l'état chronique, et celle-ci à l'état ulcéreux.

24. *Pronostic.* Le pronostic de la glossite varie suivant l'intensité de la maladie, suivant son état de simplicité ou de complication; en général, quand elle est aigüe, c'est une affection peu grave, étant presque toujours due à une maladie concomittante, elle disparaît avec celle qui lui a donné naissance. Le pronostic de la glossite chronique est toujours défavorable.

25. *Nécropsie.* La langue présente des ulcérations plus ou moins étendues, plus ou moins profondes, ainsi

que les parties qui avoisinent cet organe, dont le tissu est extrêmement friable.

DE L'ANGINE OU ESQUINANCIE, *s. f.*

26. Boerhaave donnait le nom *d'angine* à toutes les maladies qui, ayant leur siége au-dessus de l'estomac et des poumons, gênent la respiration et la déglutition. Aujourd'hui, cette dénomination est restreinte aux inflammations des amygdales, du pharynx, du larynx et de la trachée-artère. Dans cet article, il ne sera question que des deux premières, que nous décrirons sous le nom d'angine *gutturale*. Les deux autres appartenant aux maladies des organes de la respiration, nous n'en traiterons que lorsque nous parlerons des affections des voies aériennes.

27. *Causes*. L'angine est souvent due à l'impression d'un air froid, à l'usage des boissons glacées ou irritantes; des alimens stimulans peuvent la produire; les poisons âcres, la présence des corps étrangers dans la gorge; l'inspiration des vapeurs irritantes; *l'usage très-prolongé de la parole, le chant, la déclamation*, etc., en sont les causes directes les plus ordinaires; mais il en est encore d'autres qui ne sont pas moins puissantes, quoique leur action ne soit pas aussi immédiate, telle est la suppression de la transpiration, le refroidissement du corps, et particulièrement du cou et des pieds, lorsqu'on est en sueur; la suppression d'un écoulement muqueux, sanguin ou purulent.

28. Cette maladie est plus commune chez les jeunes gens que chez les adultes; un état pléthorique, l'habitation sur le haut des montagnes, ou dans des lieux bas et humides, disposent à la contracter; elle règne

assez souvent en hiver, lorsque cette saison est froide et sèche, et elle est plus fréquente au printemps qu'à l'automne. Chez certains sujets elle se renouvelle fréquemment et sans cause appréciable.

29. L'angine succède souvent à d'autres phlegmasies soient aigües, soient chroniques; toujours elle accompagne la scarlatine et la rougeole, quelquefois la variole; très-ordinairement elle se déclare pendant le cours de l'inflammation ou de la suppuration des parties génitales; et, dans beaucoup de cas, elle alterne avec l'un de ces deux états morbides.

30. L'angine, que les auteurs désignent sous le nom de *gangréneuse,* est contagieuse et se déclare particulièrement chez les enfans, chez les femmes, et chez les individus lymphatiques ou affaiblis par de longues maladies. Au reste, les causes qui agissent sur certains sujets et qui donnent lieu à la dégénérescence gangréneuse, sont peu connues; tous les auteurs s'accordent à dire que la plus grande obscurité règne encore sur ce point.

31. *Symptômes.* Des frissons plus ou moins prolongés, bientôt suivis d'une chaleur locale, qui ne tarde pas à s'étendre à tous les organes, annoncent le début de l'angine gutturale : peu de temps après le malade éprouve, dans la gorge, d'assez vives douleurs, augmentées par les mouvemens de la respiration et de la déglutition. Celle-ci toujours difficile, est quelquefois impossible ; la voix s'est altérée, elle est rauque, nasillarde ; la secrétion buccale, d'abord supprimée, est remplacée par l'écoulement d'une matière filante et visqueuse ; la gêne de la respiration s'est accrue, car l'air ne peut traverser la bouche et ne pénètre dans les poumons qu'à travers les narines ; le malade, qui tousse par intervalles,

se croit menacé de suffocation; son pouls est fréquent, quelquefois plein. Communément, à mesure que les symptômes locaux augmentent, l'irritation générale diminue, cependant, il n'est pas sans exemple de les voir suivre simultanément une marche progressive.

32. L'examen de l'arrière bouche présente des différences selon que les amygdales ou le pharynx sont le siége de l'inflammation.

33. Quand les amygdales sont le siége de la phlegmasie, on nomme cette maladie *amygdalite*. Dans l'état d'inflammation, ces deux glandes sont d'un rouge plus ou moins foncé, leur volume est considérablement augmenté et même au point qu'elles peuvent se toucher; dans ce cas, l'inflammation s'est ordinairement communiquée au voile du palais, à la luette, à la trompe d'Eustache, aussi le malade se plaint-il d'une douleur plus ou moins vive dans les oreilles.

34. Quelquefois, une seule amygdale est malade, alors les symptômes sont beaucoup moins intenses, et la douleur d'oreille n'existe que du côté affecté.

35. Lorsque l'inflammation a son siége au pharynx, les amygdales n'offrent ordinairement aucun signe d'altération, mais en abaissant la langue du malade, on découvre que la cause des phénomènes décrits plus haut, est due à la phlogose de cette portion de la muqueuse du pharynx, qui répond aux vertèbres cervicales. Cette membrane est rouge, quelquefois violette, et par fois recouverte de mucosités plus ou moins épaisses, qui, dans quelques cas, ont une sorte de consistance couenneuse. Si cette phlegmasie, décrite aujourd'hui sous le nom d'*angine pharyngée* ou de *pharyngite*, a

quelque intensité, elle se communique aux parties environnantes, et notamment aux tonsilles.

36. C'est généralement du quatrième au quatorzième jour que l'angine gutturale se termine, soit par la résolution, la métastase, la suppuration, l'induration, la formation de fausses membranes, la gangrène ou, enfin, par son passage à l'état chronique.

37. La résolution est la terminaison la plus ordinaire de l'angine gutturale; elle est annoncée par l'augmentation des mucosités, qui, devenues jaunâtres et opaques, sont aisément expectorées; par la cessation de la fièvre, en un mot, par la diminution graduée des autres symptômes.

38. Peu d'exemples constatent que la pharyngite s'est terminée par la suppuration, mais il n'est pas extrêmement rare de voir la muqueuse du pharynx se couvrir d'une couche de matière albumineuse, qui se détache par lambeaux, et que rejettent les malades. Cette terminaison a été regardée, par quelques auteurs, comme une espèce particulière d'angine gutturale qu'ils ont décrite assez longuement, sous le nom d'*angine membraneuse*, d'*angine pultacée*, etc. Ou ces écrivains ont pris une affection croupale pour ce qu'ils nomment angine membraneuse, ou ils ont voulu établir une distinction sans nécessité.

39. Lorsque la phlegmasie a son siége aux amygdales, la suppuration est une de ses terminaisons les plus ordinaires, après la résolution, et elle s'annonce par l'accroissement de la fièvre, qui augmente jusqu'à ce que l'abcès soit entièrement formé. La tonsille, qui renferme le pus, devient plus saillante, elle perd de sa couleur rouge, et le doigt, porté sur cette glande, sent

facilement la fluctuation. Lorsque l'abcès est ouvert, ou spontanément ou par une incision, le pus s'écoule, la fièvre disparaît, les fonctions se rétablissent, et la guérison ne tarde pas à être complète. Mais quelques cas font exception à cette marche ordinaire : l'abcès, après s'être ouvert, reste fistuleux, ou il se forme plusieurs ulcérations sur lesquelles on voit souvent paraître des bourgeons charnus, dont la guérison est toujours fort longue.

40. Lorsque l'angine gutturale se déclare avec violence, particulièrement chez les enfans, chez les femmes, chez les sujets lymphatiques ou affaiblis par de longues maladies, la gangrène est à craindre. Cette terminaison est annoncée par la cessation des douleurs, par l'aspect noirâtre des parties enflammées, par l'expectoration de portions de la membrane muqueuse qui se détache par lambeaux, par l'odeur particulière et caractéristique qu'exhale le malade.

41. Cette fâcheuse terminaison de l'angine gutturale a été décrite sous les noms de *maligne*, de *gangréneuse*, etc. Nous pensons qu'elle ne doit pas constituer une espèce particulière de maladie, puisqu'elle ne diffère pas de celle qui survient quelquefois à la suite des phlegmasies des divers tissus; seulement, il est à noter qu'elle exige certaines dispositions individuelles et l'action de certaines causes encore peu connues. Quoiqu'il en soit, on peut la prévoir même dès les premiers momomens où l'angine se développe; le malade, selon Pinel, présente vers le deuxième jour, un aspect érysipélateux au visage, au cou, à la poitrine, aux mains, aux doigts; la couleur de l'arrière-bouche n'est pas violette, mais fleurie, et on y observe çà et là des taches

cendrées, ou une ulcération superficielle; enfin, le délire se manifeste.

42. Si la gangrène ne doit pas être mortelle, la couleur rouge de la peau disparaît bientôt; la chaleur diminue, le pouls se ralentit; le gonflement du cou, des mains, s'affaisse; les escarres tombent avec facilité, et les ulcérations qu'ils laissent à découvert se séparent; le sommeil renaît, le malade désire des alimens; les urines qui, dans le commencement, avaient la couleur du petit-lait, prennent une teinte jaunâtre, se troublent et deviennent sédimenteuses.

43. Si la maladie est très-violente, l'intérieur des narines participe à l'état de la gorge; et il découle de ces cavités une humeur claire et corrosive qui excorie les parties sur lesquelles elle tombe. Cette matière, d'abord limpide, devient ensuite opaque et consistante. Dans cet état de choses, on voit se développer, assez promptement, une foule de phénomènes qui annoncent l'altération des voies aériennes ou des organes encéphaliques.

44. Les auteurs fournissent des exemples qui attestent que l'angine gutturale a cessé spontanément, au moment de sa plus grande intensité, par l'apparition d'une autre phlegmasie. Ces cas sont rares, à la vérité, mais ils ne peuvent être contestés.

45. L'amygdalite aigüe dégénère quelquefois en chronique, pendant le cours de celle-ci, la glande passe à l'état d'induration; dans ces cas, l'inflammation aigüe ne diminue que lentement : lorsque cette diminution est parvenue à un certain point, la maladie persiste plus ou moins long-temps dans cet état, et enfin, l'amygdale se tuméfie, elle devient dure, insensible;

la sécrétion continue d'avoir lieu, mais avec des caractères différens; la trompe d'Eustache participe à l'état morbide de la glande et des mucosités plus ou moins épaisses obstruent son ouverture; de-là cette surdité qu'on rencontre chez les sujets affectés d'amygdalite chronique ou de l'induration des tonsilles. Le malade est, de plus, en proie à des exacerbations fébriles, que renouvelle la plus légère cause d'excitation, et qui finissent par le conduire au marasme.

46. Lorsque la muqueuse du pharynx est le siége de l'inflammation, et que celle-ci passe à l'état chronique, les symptômes primitifs perdent de leur intensité, mais ils ne cessent pas entièrement, et le malade éprouve un sentiment pénible, une sorte de fourmillement dans le gosier; la déglutition, qui n'est d'abord que gênée, devient douloureuse. En examinant le pharynx, on le trouve tuméfié, dur, insensible à la pression, et lorsque la maladie est ancienne, on y remarque des ulcérations, à bords renversés, et couvertes de putrilage. Cet état, qui s'accompagne de fièvre lente, a été décrit, par les nosologistes, sous le nom de *cancer du pharynx*, de *phthisie pharyngée*.

47. *Complications*. L'angine gutturale existe rarement dans un état de simplicité; il est très-ordinaire de la voir coexister avec celle des voies aériennes, et même avec la pneumonie; l'otite l'accompagne presque toujours, lorsque les amygdales sont enflammées; la gastrite et l'entérite sont les complications les plus communes après l'otite; la rougeole et la scarlatine sont généralement précédées par des symptômes d'angine. L'encéphalite est une complication fort rare, cependant

on l'a observée, et dans ce cas, l'existence du malade est compromise.

48. Dans beaucoup de circonstances, on peut confondre la pharyngite avec la laryngite; cette méprise peu importante pour le traitement, l'est infiniment pour le pronostic; il faut donc chercher à les distinguer l'une de l'autre, et l'on y parvient en analysant avec soin les symptômes que présentent ces deux phlegmasies. Dans la laryngite, la douleur est fixée dans le larynx, la respiration est plus gênée que dans le cas d'angine gutturale, et ses mouvemens se succèdent avec rapidité, et provoquent le soulèvement des côtes et des épaules; l'inspiration surtout est douloureuse, l'air en s'introduisant dans les poumons produit un bruit, une sorte de sifflement; la toux est plus fréquente; le malade prétend qu'un corps étranger s'oppose à l'introduction de l'air, il cherche sans cesse à le rejeter; sa face est vultueuse; enfin, l'inspection de la gorge ne laisse voir aucune inflammation, hors les cas de complication avec l'angine gutturale.

49. *Pronostic*. L'angine gutturale qui suit une marche régulière et dont les symptômes n'ont pas une grande intensité, n'est pas d'un pronostic alarmant, mais il n'en est pas ainsi lorsque la suffocation est imminente, lorsqu'il existe une complication dangereuse par elle-même, telle que la pneumonie, l'encéphalite, etc; et, l'on a tout à craindre, lorsque la gangrène existe. Le pronostic de cette phlegmasie, à l'état chronique, est peu favorable; il est cependant moins fâcheux dans le cas de pharyngite que dans celui d'amygdalite.

50. *Nécropsie*. Les tonsilles sont rouges, tuméfiées,

quelquefois elles sont en suppuration et ulcérées sur plusieurs points. Dans d'autres cas, la membrane muqueuse du pharynx s'est beaucoup épaissie, souvent elle est pénétrée par une plus ou moins grande quantité de pus. On rencontre parfois des fausses membranes d'une couleur grisâtre.

51. Si la gangrène a existé, on trouve des escarres gris ou noirs, adhérens ou détachés, souvent à peine putréfiés, d'autrefois complètement désorganisés; des ulcérations et des pertes de substance plus ou moins profondes et étendues. Enfin, à la suite de la gangrène, il est très-ordinaire de rencontrer des ulcérations dans les voies aériennes, dans l'œsophage et même dans l'estomac. Ne pourrait-on pas les attribuer à l'humeur corrosive qui découle de la bouche et des narines ?

ŒSOPHAGITE, *s. f.*

52. Maladie jusqu'à présent peu connue en raison de la difficulté de son diagnostic, et décrite par plusieurs auteurs sous le nom de *dysphagie*.

53. *Causes*. Tous les corps étrangers qui séjournent dans l'œsophage, peuvent enflammer la muqueuse qui tapisse l'intérieur de ce conduit, ainsi que les tumeurs lymphatiques anévrismatiques qui le compriment. La phlegmasie de l'œsophage existe souvent pendant le cours d'une variole confluente; on la voit paraître à la suite de la suppression de certaines éruptions cutanées; elle se déclare aussi sous l'influence des causes qui donnent lieu à l'angine gutturale (27) et elle accompagne cette affection ou lui succède.

54. *Symptômes*. Si l'œsophagite n'est pas due à la

présence d'un corps étranger dans l'œsophage, l'instant où elle se déclare est fort difficile à saisir, parce que le malade n'éprouve d'abord qu'un sentiment vague de douleur auquel il ne fait que peu d'attention et ce n'est que lorsque la phlegmasie a déjà fait quelques progrès, qu'il peut déterminer le point de départ de la sensation douloureuse qu'il éprouve et qu'il dit exister tantôt au-dessous du pharynx, tantôt vers le milieu du conduit œsophagien ou près de sa réunion avec l'estomac. Dans le premier cas, il se plaint de douleurs assez vives entre les deux épaules ; dans le second, vers quelque partie du trajet de l'œsophage ; et dans le troisième, il les rapporte à un point correspondant au cardia. La déglutition d'abord pénible, finit par devenir impossible. Dans le cas où la maladie a son siége vers le cardia ou peu au-dessus, les alimens son rejetés à travers la bouche ou les narines, après un court séjour dans l'œsophage. La présence du bol alimentaire, dans cet organe, accroît les douleurs du malade et elles augmentent aussi par l'effet de la plus légère pression exercée avec les doigts. Quelques mouvemens de réaction se manifestent, mais ils ont en général peu d'intensité.

55. La marche de l'œsophagite est aigüe ou chronique. Son état aigu est souvent méconnu, et lorsque son existence n'est plus un doute pour le médecin, elle a déjà fait de grands progrès, et même elle peut être parvenue à l'état chronique. Dans ce cas, les vomissemens sont réitérés, les hoquets plus ou moins fréquens ; la douleur semble se localiser de plus en plus ; le malade ressent des élancemens dans le gosier, et un sentiment de déchirure et de brûlure dans cette partie. Un mouvement fébrile régulier ou irrégulier accompagne l'œso-

phagite chronique, décrite sous les noms de *squirrhe*, de *cancer* de l'œsophage.

56. La maladie qui nous occupe paraît s'être terminée par la rupture de l'œsophage, ainsi qu'on en trouve un exemple dans le traité de l'expérience, en général, par Zimmermann; mais cette observation qui constate bien la déchirure de ce conduit, près son insertion avec l'estomac, ne nous apprend pas si elle a eu lieu à la suite de l'état aigu ou chronique de l'œsophagite. Peut-être est-elle survenue sans que l'inflammation se fût préalablement manifestée, mais seulement à la suite des efforts occasionnés par les vomissemens que se procurait le baron Wassenaer. Il eût été important d'examiner, avec soin, l'état intérieur de l'œsophage, ce que Boerhaave, auteur de l'observation, a omis de faire.

57. La pharyngite chronique, certaines excroissances qui se développent sur l'ouverture cardiaque de l'estomac, peuvent être prises pour une œsophagite chronique, et les praticiens les plus exercés tombent eux-mêmes dans cette erreur.

58. *Pronostic.* Le pronostic de l'œsophagite aigüe est peu alarmant; cette maladie se termine ordinairement par la résolution, comme toutes les autres phlegmasies des membranes muqueuses; mais il n'en est pas de même lorsqu'elle est parvenue à l'état chronique, et surtout à celui que les auteurs désignent sous le nom de *cancer* de l'œsophage. Alors elle finit par conduire le malade au tombeau après de longue souffrances, et après l'avoir réduit au marasme le plus complet.

59. *Nécropsie.* L'œsophagite aigüe se termine fort rarement par la mort, on connaît donc peu l'état de la muqueuse de l'œsophage, lorsque cette terminaison a eu

lieu ; quelques médecins cependant disent avoir eu occasion de l'observer, et ils assurent qu'alors la muqueuse était plus épaisse et plus rouge qu'à l'ordinaire, et quelquefois recouverte de fausses membranes intimement adhérantes.

60. Dans le cas d'œsophagite chronique, la cavité de l'œsophage est rétrécie par l'épaississement de ses parois; quelquefois elle conserve sa forme cylindrique ; d'autres fois, il n'existe qu'une ouverture irrégulière ; assez souvent ce conduit adhère aux parties voisines et ne forme plus qu'une masse informe. Le pharynx présente très-communément les altérations que nous avons indiquées ailleurs (50).

DE LA GASTRITE. *s. f.*

61. Mot employé pour désigner l'inflammation de la muqueuse de l'estomac, et dont la signification n'est peut-être pas encore aujourd'hui assez précise, malgré les travaux des médecins modernes, et particulièrement de M. Broussais.

62. *Causes*. Deux ordres de causes peuvent produire la gastrite ou l'inflammation de l'estomac. Les unes agissent directement sur cet organe, les autres n'ont qu'une action sympathique. Au nombre des premières, on range l'usage des alimens solides, tel que celui des viandes noires, fumées ; des poissons putrescibles et chargés d'ammoniaque; des ragouts trop épicés, trop assaisonnés avec les champignons, la moutarde, l'ail, les truffes, etc. ; l'abus des boissons irritantes, comme le vin, les liqueurs alcooliques ; l'usage immodéré des acides végétaux, etc.; l'emploi intempestif des vomitifs, des toniques, est justement placé au nombre des causes

de la gastrite, ainsi que l'ingestion de poisons végétaux ou minéraux. Le second ordre des causes de la phlegmasie de l'estomac, comprend les variations atmosphériques, le froid et la chaleur humides; les émanations qui se dégagent des substances animales ou végétales en putréfaction, ou seulement celles des corps sains ou malades rassemblés dans un lieu étroit non suffisamment aéré.

63. Le moral peut également influer sur la production de la gastrite qu'on a vu se déclarer, sans autre cause apparente, chez les individus en proies à des affections tristes, à des emportemens de colère. Des études prolongées, l'état de grossesse, une vie sédentaire aussi bien que des exercices immodérés, conduisent souvent à cette maladie. Nous devons encore ajouter à ces causes, dejà si nombreuses, la suppression d'une évacuation habituelle, telle qu'une hémorrhagie, un écoulement séreux ou purulent; la retrocession de la goutte, du rhumatisme; les contusions sur l'épigastre, et enfin, l'inflammation des organes qui sympathisent particulièrement avec l'estomac.

64. Les causes nombreuses que nous venons d'examiner ne donnent pas toujours lieu à la gastrite : pour que cette maladie se développe à la suite de leur action, il faut encore que le sujet qui y est soumis, soit dans cet état qu'on nomme *prédisposition*, et qui consiste dans une modification particulière de nos organes, modification soit congéniale, soit produite par diverses causes dont la nature nous est inconnue et que nous sommes cependant forcés d'admettre, puisqu'il est vrai que la même cause ne produit pas toujours la même maladie, et que dans quelques cas elle reste sans effet.

C'est ce qu'on observe journellement chez les individus qui abusent des liqueurs alcooliques; chez les femmes du Languedoc qui travaillent au verdet (acétate de cuivre), et qu'on voit mangeant quoiqu'ayant leurs mains, en quelque sorte, imprégnées de cette substance, et jouir néanmoins d'une bonne santé.

65. *Symptômes*. La gastrite débute par un frisson plus ou moins intense, quelquefois par un simple malaise dont le malade méconnaît la cause. A la suite de l'un de ces états, une légère céphalalgie frontale se déclare; l'appétit se perd ou il devient excessif; une sorte de gêne, de pesanteur, des battemens incommodes ou même des douleurs se font sentir à l'épigastre; celles-ci s'accroissent après le repas; le dégoût pour toutes espèces d'alimens et notamment pour les substances animales, survient ensuite, s'il n'existait déjà au moment de l'invasion. Le malade a des nausées, des rapports; souvent il est altéré; sa langue est généralement blanchâtre, et dans ce cas, on aperçoit sur sa surface supérieure, un plus ou moins grand nombre de petits boutons rouges; quelquefois elle est jaunâtre ou brunâtre, ce qui indique, suivant quelques auteurs, que l'inflammation s'est communiquée aux canaux biliaires; plus rarement elle est rouge sur toute son étendue, alors elle devient le siége d'une cuisson assez vive, presque toujours, dans ce cas, elle est effilée, rétrécie et sèche.

66. En général, la respiration est normale, le pouls est assez souvent plein, mais plus fréquemment il est variable. La constipation est ordinaire; les urines sont claires, au début de la maladie et rougeâtres sur la fin. Le malade est faible, il éprouve des lassitudes dans tous les membres.

67. Ces symptômes se montrent par fois avec plus d'intensité, alors la douleur à l'épigastre est si pénible, que la moindre pression sur cette partie devient insupportable. Les nausées sont plus rapprochées et suivies de vomissemens d'abord, de mucosités blanchâtres, ensuite de matières jaunâtres, vertes et autres de couleur variée, et quelquefois de sang plus ou moins pur. L'inappétence est complète, la soif est vive, les boissons acides, les seules que désire le malade, ne l'appaisent pas; la peau devient sèche, chaude et même âcre; le pouls acquiert de la dureté, de la vitesse; les urines sont rares, troubles et sans sédiment; la constipation est opiniâtre.

68. Si la maladie fait des progrès, la céphalalgie surorbitraire devient plus intense, la peau cesse d'être rouge, elle est au contraire pâle; sa sécheresse est remplacée par une sueur aigre; enfin, elle est alternativement froide ou chaude.

69. La gastrite peut encore s'annoncer par des phénomènes plus graves : la douleur épigastrique peut être des plus vives et s'étendre sur les hypocondres; dans ce cas l'abdomen se gonfle, il est très-sensible, même au point de ne pouvoir supporter la pression exercée par la plus légère couverture; la langue est sèche, ordinaiment rouge, ainsi que la conjonctive et les autres orifices extérieurs des membranes muqueuses. Les nausées et les vomissemens se multiplient, ceux-ci n'apportent aucun soulagement, ils fatiguent au contraire le malade, et augmentent la céphalalgie. La soif est ardente, les boissons ne l'appaisent pas; les urines se suppriment; une toux sèche et pénible se déclare, la respiration devient bientôt laborieuse et précipitée; le pouls est vif,

dur, quelquefois intermittent; et, si les symptômes qui indiquent l'irritation de la poitrine se dévelopent, il est large et tel qu'on le rencontre dans la pneumonie.

70. Lorsque la gastrite est parvenue à ce degré de gravité, le délire se manifeste, ainsi que les autres phénomènes qui annoncent l'état morbide de l'encéphale, ou de quelques-unes de ses dépendances; alors la langue devient noire, elle se fendille, ou il se forme, sur sa surface supérieure, des écailles noirâtres; les gencives et les dents se couvrent également d'une matière noire, et c'est à cette sorte d'incrustation qu'on donne le nom d'état *fuligineux* de la bouche.

71. Nous venons de signaler les trois principaux degrés sous lesquels la gastrite se présente à l'observation du médecin. Pinel paraît les avoir aperçus et les avoir décrits sous les noms d'*embarras gastrique*, de *fièvre bilieuse, muqueuse, adynamique*, comme nous tâcherons de le démontrer plus loin.

72. Le plus haut degré de l'inflammation de l'estomac a reçu des anciens, le nom de *gastrite phlegmoneuse*; ils se sont servis de cette épithète pour annoncer que dans quelques cas, les autres membranes de l'estomac participent à l'état morbide de la muqueuse de ce viscère.

73. La durée de cette phlegmasie est indéterminée, néanmoins, on peut, en général, la fixer à un, deux ou trois septenaires.

74. La marche de la gastrite est continue, quelquefois elle est remittente, et par fois intermittente.

75. La gastrite aigüe se termine de diverses manières: la terminaison la plus commune est la résolution; après celle-ci vient son passage à l'état chronique; la

suppuration survient dans une infinité de circonstances; lorsque la maladie est grave, la gangrène peut se déclarer; enfin, la perforation de l'estomac peut avoir lieu.

76. *Résolution.* Lorsque cette phlegmasie doit se terminer par la résolution, ses symptômes perdent de leur intensité, les douleurs diminuent progressivement, le malaise cesse, le pouls revient à son rhythme normal, la rougeur de la langue disparaît; la peau se couvre d'une légère moiteur, plus de nausée, plus de vomissement; les déjections alvines se rétablissent. Cette terminaison est la plus commune, lorsque la gastrite n'est pas très-intense, et quand un traitement incendiaire ne vient pas l'aggraver. Dans les autres degrés, la résolution peut également avoir lieu, quoique moins fréquemment, alors, les symptômes cérébraux diminuent peu-à-peu; la toux disparaît, la respiration est moins laborieuse; la langue s'humecte, les écailles noires qui la recouvrent, ainsi que les gencives et les dents, se soulèvent et laissent apercevoir au-dessous des chairs rosées; ces écailles se détachent et sont rejetées avec quelques mucosités; enfin, insensiblement tout l'appareil morbide disparaît, et le malade entre en convalescence.

77. *Suppuration.* La suppuration est, pour la gastrite aigüe, une terminaison moins rare, peut-être, qu'on ne le pense généralement, et souvent méconnue. L'intensité des symptômes, leur persévérance, doivent la faire craindre, surtout lorsqu'il survient des frissons en même-temps que le malade se plaint d'une chaleur intérieure très-vive; mais l'on n'obtient la certitude de l'existence de cette terminaison que quand il rend, par le vomissement ou par les selles, des matières purulentes. La gastrite qui passe à l'état de suppuration, n'est

pas toujours mortelle, mais elle réclame beaucoup de soins et de prudence de la part du médecin, et de docilité chez le malade.

78. *Gangrène.* L'exaspération des symptômes propres à la gastrite, l'augmentation des signes qui indiquent l'altération de l'encéphale ou de ses dépendances, sont les préludes d'une mort inévitable. Après cette exaspération, il survient quelquefois et tout-à-coup un calme trompeur, qu'on peut comparer au temps plat des marins, précurseur d'une horrible tempête; le malade n'éprouve plus de douleur, ses facultés intellectuelles semblent avoir repris leur intégrité, il se croit hors de danger, les personnes qui l'entourent partagent son opinion; mais une mort prochaine change en scène de douleur la joie qu'avait inspiré la cessation des phénomènes morbides. Pendant ce court intervalle de calme, l'haleine du malade est fétide, il exhale une odeur spéciale qui dénote la terminaison de la gastrite par la gangrène; la face présente une altération particulière, ses traits sont retirés, les yeux deviennent ternes, le pouls est sans force, il faiblit de plus en plus; les boissons ne sont plus rejetées par le vomissement, mais le ventre augmente de volume, et enfin, le malade s'éteint ou meurt dans une convulsion.

79. *Perforation.* La gastrite aigüe se termine rarement par la perforation des membranes de l'estomac, si ce n'est dans les cas d'empoisonnement par quelques substances corrosives, ou lorsque l'inflammation est très-intense et concentrée sur un point; hors ces cas, cette terminaison étant plus particulière à la gastrite chronique, nous n'indiquerons les signes qui la font

présumer qu'après avoir fait connaître cette dernière affection.

80. *Gastrite chronique.* L'inflammation aigüe, de l'estomac passe assez souvent à l'état chronique; ce passage est quelquefois très-appréciable, mais dans plusieurs circonstances, il s'est effectué sans que préalablement on ait reconnu l'état aigu. Lorsque la gastrite chronique succède immédiatement à l'aigüe, les signes qui l'annoncent sont généralement bien distincts, mais il n'en est pas de même lorsqu'elle s'établit lentement, d'une manière presque insensible. Le premier degré de cette grave affection nous paraît avoir été décrit sous le nom de *pyrosis,* ce que nous tâcherons de démontrer.

81. La gastrite chronique n'a été bien étudiée que depuis les travaux de M. Broussais; avant ce médecin, cette maladie était peu connue, aussi, malgré ses immenses recherches, dans une infinité de cas, son diagnostic est-il encore très-obscur.

82. En général, cette phlegmasie s'annonce par une douleur plus ou moins intense que le malade ressent tantôt au côté droit, tantôt au côté gauche de l'abdomen, ou enfin, au centre épigastrique lui-même, où il lui semble être pressé par une barre. Cette douleur, qui est continue ou intermittente, redouble après chaque repas, et lorsque la maladie fait des progrès, il survient des éructations qui n'ont aucune odeur ou qui sont accompagnées de rapports acides, nidoreux et même âcres, ou bien le malade éprouve une sorte de mouvement de rumination qui amène dans la bouche quelques portions d'alimens mal digérés et une eau claire, salée, douceâtre ou aigre. Le merycisme, après avoir duré un temps in-

déterminé, est remplacé par des vomissemens qui ont lieu particulièrement après le repas et qui ne sont cependant pas continus : ils ne se déclarent qu'à des intervalles plus ou moins éloignés.

83. L'état de la langue est à-peu-près le même que dans la gastrite aigüe, c'est-à-dire que ses bords et sa pointe sont rouges, que son centre est tantôt rouge, tantôt couvert d'un enduit blanchâtre, ou jaunâtre et épais. Cet enduit, qui dans la dernière période de la maladie, devient sec et rapeux, se détache par lambeaux. La gorge se sèche également; le goût est salé ou âcre; cette sensation d'âcreté augmente particulièrement après l'ingestion des substances sucrées que les malades disent tourner à l'aigre dès qu'elles sont introduites dans l'estomac; l'haleine devient fétide, les rapports nidoreux sont plus fréquents; la couleur de la peau change, elle devient d'un jaune paillé ou d'un rouge vineux; l'embonpoint diminue journellement, et la maigreur finit par devenir extrême.

85. La toux est infiniment plus fréquente pendant le cours de la gastrite chronique que pendant celui de l'aigüe.

85. La circulation éprouve aussi des altérations, peu sensibles au commencement de la maladie, mais il n'en est pas de même lorsque la plegmasie est parvenue à un certain degré; alors la réaction du système vasculaire sanguin, qu'on nomme *fièvre*, est très-marquée; le pouls qui était resté faible et languissant acquiert de la fréquence et même de la dureté. Ce changement est toujours défavorable et annonce le retour de la maladie à l'état aigu, indice certain de l'approche du terme fatal.

86. Pendant la durée de la gastrite chroniqne, et à

l'époque du travail de la digestion, on observe chez quelques sujets une exaltation dans les facultés intellectuelles; chez d'autres, au contraire, on remarque une sorte de stupeur et même une espèce d'insensibilité.

87. Quelques malades, atteints de gastrite chronique, ont un grand appétit qui dure plus ou moins, et qui finit par être remplacé par un dégoût insurmontable; d'autres, ce qui est plus ordinaire, n'ont aucun désir d'alimens dès le commencement de la maladie, et chez tous, la constipation existe à moins que l'entérite se soit déclarée.

88. La plhegmasie chronique de l'estomac offre encore d'autres phénomènes qui indiquent l'état qu'on désigne sous le nom de *cancer* de ce viscère, qui n'est pour nous autre chose qu'une phlegmasie chronique portée à un très-haut degré, et non une affection d'une nature *suigeneris*. Le cancer de l'estomac, quelquefois annoncé par des vomissemens d'une matière noire qui a beaucoup de ressemblance avec le marc de café, est divisé en trois espèces: dans la première, la maladie a son siége au corps de cet organe; dans la seconde, à son ouverture cardiaque, et dans la troisième, au pylore. Quelques symptômes particuliers indiquent ce siége. Si la maladie est au centre du viscère, en palpant l'abdomen on sent à l'épigastre, une tumeur renittente, les vomissemens sont beaucoup moins fréquens que dans les cas suivans, et le malade ne trouve de repos que couché sur le dos.

89. Si l'affection est au cardia, le malade se plaint d'une douleur sous le sein gauche, au dos, au pharynx; la déglutition est douloureuse, et peu d'alimens pénè-

trent dans l'estomac ; ils sont rejetés presque aussitôt qu'ils ont traversé l'isthme du gosier.

90. Lorsqu'elle existe au pylore, le sujet ressent à l'hypocondre droit des douleurs qui semblent traverser le foie pour se porter à l'épaule du même côté ; c'est surtout dans cette circonstance qu'on peut tirer de précieux renseignemens de la percussion médiate, recommandée par M. Piorry. Le ventre est douloureux, dur, et la plus légère pression augmente les douleurs ; les vomissemens, qui n'ont lieu que lorsque la digestion stomacale est achevée, amènent des alimens en partie digérés ; et lorsque cette phlegmasie est parvenue à ce haut degré d'intensité, les malades sont en proie à une fièvre lente dont les paroxysmes sont réguliers ou irréguliers.

91. Enfin, les individus atteints de gastrite chronique ressentent encore des douleurs aux genoux, aux pieds, aux mains, aux coudes, aux épaules ; très-souvent leurs extrémités inférieures sont œdematiées et leurs évacuations alvines, noirâtres.

92. Les symptômes que nous venons d'énumérer ne se présentent pas toujours ensemble, une aussi grande masse de phénomènes morbides ne permettrait pas que nous nous méprissions sur la nature du dérangement de la santé de celui qui réclame nos soins, mais malheureusement, l'inflammation chronique de la muqueuse de l'estomac donne lieu par fois à des symptômes si équivoques, si peu en harmonie entre eux, qu'il est impossible de déterminer l'affection existante ; en effet, tel sujet ne se plaint que d'anorexie, tel autre maigrit considérablement tout en conservant son appétit ; un troisième n'éprouve que des vomissemens. Peut-on,

avec des données si peu certaines, établir un diagnostic, une méthode rationelle de traitement? Il est des circonstances encore plus embarrassantes : que penser lorsque le malade ne ressent qu'une douleur fixée sous le mamelon ou au côté droit de l'abdomen? Dans le premier cas, ne peut-on pas la rapporter à une pleurésie? dans le second, à l'hépatite? Dans une pareille incertitude, il faut chercher, à l'aide de la méthode *d'exclusion*, à découvrir la source du mal; si l'on ne peut y parvenir, il faut rester simple spectateur, puisqu'on n'est pas certain d'agir utilement.

93. La fréquence des affections de l'encéphale rend encore fort difficile le diagnostic de la gastrite chronique. Les maladies de ce viscère ou de ses annexes, en réagissant sympathiquement sur l'estomac, peuvent donner lieu à un grand nombre de phénomènes analogues à ceux qui se manifestent pendant la durée de l'inflammation de la muqueuse gastrique. Une semblable erreur serait toujours préjudiciable.

94. La durée de la gastrite chronique est illimitée, sa terminaison est presque constamment fatale, lorsqu'elle est parvenue à un certain degré, et après s'être prolongée pendant plusieurs années; mais il est aussi des cas où le malade périt au moment où l'on ne s'y attend pas, et seulement après quelques jours d'un état déplorable, qu'on attribue à la perforation des membranes de l'estomac. Les symptômes qui l'annoncent sont encore peu connus, malgré les recherches de quelques médecins, et particulièrement de MM. Marjolin, Gérard et surtout de Chaussier, qui, le premier, à ma connaissance, a appelé l'attention des praticiens sur ce phénomène pathologique si redoutable.

95. La perforation de l'estomac est un accident toujours mortel (*), qui n'a lieu, dans la gastrite chronique, que lorsque ses membranes ont été rongées par un ulcère, ce qu'il n'est possible de bien savoir qu'à l'ouverture du cadavre, attendu que les symptômes qui se déclarent ne peuvent être donnés comme signes pathognomoniques, car ils se présentent dans d'autres circonstances. On ne présumera donc la perforation, que lorsque les symptômes suivans se manifesteront tout-à-coup, à la suite d'un empoisonnement, ou pendant le cours d'une gastrite aigüe ou chonique : douleurs atroces à l'épigastre, auxquelles l'abattement succède, décomposition des traits de la face; dépression du pouls, contractions violentes de l'estomac, quoique le malade ne rende que peu de matière par le vomissement; tuméfaction de l'abdomen, mouvement convulsifs qui ne cessent ordinairement qu'avec la vie.

96. *Pronostic.* Le pronostic de la gastrite aigüe est peu défavorable, lorsqu'elle n'existe qu'à son premier ou à son second degré; mais il n'en est pas de même quand elle se montre avec des symptômes intenses, qui annoncent une forte inflammation. A l'état chronique, elle n'est pas toujours mortelle, et l'on peut espérer de sauver la vie du malade, toutes les fois que l'affection ne sera pas parvenue à cet état que les anciens désignaient sous le nom de *squirrhe* ou de *cancer*.

97. Nous avons dit que Pinel avait décrit la gastrite aigüe sous le nom *d'embarras gastrique, de fièvre*

(1) On cite cependant des cas où cette fâcheuse terminaison n'a pas été suivie de la mort, des adhérances s'étant formées entre l'estomac et les intestins, ou avec le diaphragme.

bilieuse, muqueuse, adynamique (71); rapportons quelques faits extraits des ouvrages de ce grand homme, et voyons si nous sommes fondés à croire ce que nous avons avancé.

98. *Embarras gastrique. Symptômes.* « Goût amer, « enduit blanc ou jaunâtre de la langue, perte d'appé- « tit, nausées, efforts de vomissemens, et vomissemens « de matière jaune-verdâtre et amère; sensibilité de « l'épigastre à la pression. Cet état peut exister avec ou « sans mouvement fébrile, etc. »

99. En rapprochant ces symptômes de ceux que nous avons indiqués comme propre au premier degré de la gastrite aigüe (65), on ne pourra se refuser à leur trouver la plus parfaite analogie. Énoncer ces choses, c'est les démontrer.

100. *Fièvre bilieuse ou gastrique. Symptômes.* « Amertume de la bouche, enduit jaunâtre de la langue, « qui est d'abord humide, et se sèche plus ou moins « durant le cours de la maladie. Soif intense, désir de « boissons acidulées et froides, perte d'appétit; dégoût « pour les substances animales; sentiment de douleur « que détermine la pression sur l'épigastre, constipa- « tion ou diarrhée. Pouls fort et fréquent, chaleur âcre « et brûlante au toucher. Suppression de la transpira- « tion, si ce n'est à la fin des paroxismes ou des accès, « ou vers l'époque de la terminaison de la maladie; « urine foncée, très-colorée, épaisse, d'abord sans sé- « diment, puis en déposant un de couleur rose et sou- « vent briqueté, surtout lorsque le type est intermittent. « Céphalalgie frontale déchirante, quelquefois délire; « sommeil fatiguant ou insomnie; susceptibilité morale « très-grande; sentiment de fatigue et de brisement

« dans les membres. Dans certains cas, ictère général « ou partiel, et quelquefois alors borné aux contours « des lèvres et aux ailes du nez. »

101. Ce sont les mêmes phénomènes que ceux de l'embarras gastrique, mais plus intenses, et tels que nous les avons indiqués pour le second degré de la gastrite aigüe.

102. L'observation ci-après, extraite de la Médecine clinique du même auteur, nous prouvera que ce qu'il nomme fièvre *adénomeningée* ou *muqueuse simple*, n'est qu'une gastrite qui se déclare chez un sujet lymphatique, chez une femme ou chez un vieillard.

« Françoise-Agathe, âgée de trente et un ans, habite « la Salpêtrière depuis deux ans. Elle est douée d'un « tempérament éminemment lymphatique : Saignées « prodiguées pendant deux ans, pour combattre quel- « ques accidens qui accompagnent les premiers efforts « de la menstruation; chagrins domestiques; hémor- « rhagies utérines à la suite de couches; perte totale de « la vue. La malade a été opérée deux fois de la cata- « racte. Depuis trois mois, leucorrhées syphilitiques.

« Le 17 germinal, sans cause existante connue, co- « lique à minuit; envies fréquentes d'aller à la selle; « ténesme, douleur atroce quand elle se présente sur la « chaise; déjections liquides, muqueuses, peu abon- « dantes.

« 2e *Jour de la maladie*. Nausées, soif, cardialgie, « chaleur entrecoupée de sueur.

« 3e. *Entrée à l'infirmerie*. Face blanchâtre, mêlée « d'une teinte rosée, peu de céphalalgie, bouche pâ- « teuse, abdomen douloureux, sensible au toucher, « principalement à la région hypogastrique, souple dans

« quelques points, résistant dans d'autres; urine rare, « faisant éprouver un sentiment de tiraillement lors de « son émission; pouls peu fréquent, chaleur halitueuse « vive, lassitude générale avec un sentiment contussif « dans les membres abdominaux; dans la nuit, insom- « nie, chaleur entrecoupée de sueur.

« 4e L'émétique a fait rendre des matières muqueuses; « les symptômes se sont modérés, ils se sont exaspérés « après midi; assoupissement presque continuel.

« 5e Par momens, bouffées de chaleur suivies de « sueurs; à midi, chaleur plus vive, pouls plus fréquent, « soif; dans la nuit, sentiment de froid suivi de chaleur « et de sueur; les envies fréquentes d'aller à la selle « ont cessé.

« 12e Fièvre moins violente, alternatives de chaleur, « de sueur, et coliques moins fréquentes; urine abon- « dante avec moins d'ardeur et de tiraillement pendant « son émission; selles faciles, copieuses; sommeil la « nuit.

« 16e La malade ayant voulu quitter son lit, a failli « tomber en syncope; le soir exacerbation plus pronon- « cée; dans la nuit, alternatives de chaleur, de sueur « générale; douleurs abdominales.

« 17e Assoupissement le matin, chaleur halitueuse « augmentant par bouffées, avec sueur, douleurs abdo- « minales, membres comme brisés, ardeur d'urine avec « des tiraillemens.

« 24e Les menstrues ont paru sans rien changer à la « marche de la maladie; elles ont été suspendues le « lendemain par une émotion de l'âme, et ont reparu « le surlendemain.

« 29e Le matin, frisson général suivi d'une hémor-

« rhagie utérine, si abondante, accompagnée de dou-
« leurs si cruelles, que la malade a cru avorter ; pen-
« dant sept à huit heures de la journée, frissons suivis
« de chaleur, sueur pendant la nuit ; insomnie.

« 30e Alternatives de réfroidissement des pieds, de
« bouffées de chaleur, de sueur dans la nuit : la ménor-
« rhagie a augmenté.

« 31e Assoupissement, débilité ; pouls faible; à midi,
« chaleur, peau halitueuse. Lorsque la malade se couche
« sur le dos, elle éprouve un sentiment d'oppression et
« de constriction dans la région épigastrique.

« 33e La ménorrhagie a cessé ; chaleur entrecoupée
« de sueur, douleurs abdominales seulement pendant
« la nuit, avec un peu de sommeil au matin.

« 38e Apyrexie dans le jour ; mouvement fébrile,
« chaleur, sueur durant la nuit ; urine abondante, fa-
« cile, peu de colique, point de contraction épigas-
« trique.

« 41e. Sueur abondante continuelle.

« 42e. Langue rouge, humectée, un peu d'appétit,
« sommeil ; au réveil, sueur très-abondante. La malade
« s'est levée. Pendant les quinze jours suivans, il y a
« eu des sueurs tous les matins ; néanmoins les forces
« se sont rétablies peu-à-peu et les menstrues ont re-
« paru à leur période ordinaire. »

103. L'observation qu'on vient de lire, est certainement celle d'une gastrite remittente dont les symptômes ne se sont développés que faiblement, ce qu'on observe toujours chez les individus lymphatiques, et l'on ne saurait attribuer la guérison de la maladie à l'émétique qui a été administré le quatrième jour ; mais bien à la perte utérine qui s'est manifestée dès le vingt-quatrième.

Cette observation offre d'autres remarques qui ne peuvent échapper au lecteur.

104. L'observation suivante démontrera incontestablement que la fièvre adynamique n'est autre chose qu'une gastrite aigüe dont les symptômes sont arrivés à un haut degré d'intensité.

« Une femme âgée de 61 ans, d'une constitution très-
« affaiblie, avait reçu un coup dans l'hypocondre gau-
« che ; par suite, douleur profonde dans cette région,
« apparition d'une tumeur, hydropisie ascite. Depuis
« quelques jours, perte d'appétit, lassitudes spontanées.

« 1er *Jour de maladie*. Frissons par le dos, chaleur
« et sueur ; en même-temps bouche amère, soif vive,
« douleur à l'épigastre et aux hypocondres. Le lende-
« main, vomissement spontané de matières très-amères,
« paroxysme.

« 4e. Langue aride, brunâtre à la base ; pouls petit,
« fréquent. L'émétique n'a décidé aucune évacuation ;
« urine rare, (tisane de lin nitrée).

« 6e. Point de paroxysme.

« 7e. Léger accablement, langue extrêmement sèche ;
« diminution de la soif, douleur à l'épigastre et aux
« hypocondres ; pouls concentré, chaleur vive, urine
« abondante ; gonflement de la parotide droite sur la-
« quelle on applique un cataplasme de moutarde ; (bois-
« son vineuse.)

« 8e. Affaissement plus marqué, impossibilité de mon-
« trer la langue ; parole difficile ; lèvres, langue fuligi-
« neuse ; pouls très-fréquent, faible.

« 9e. (Vésicatoires aux jambes). Joue droite enflée
« parotide peu douloureuse ; effets des vésicatoires peu
« marqués.

« 10e Endurcissement de la tumeur glanduleuse, pouls « plus faible, somnolence, urine copieuse (potion for- « tifiante, julep camphré).

« 12e. Langue un peu humectée, déglutition plus « facile, dents moins fuligineuses; quelques points livi- « des sur la parotide.

13e. La parotide a abcédé dans la bouche; mais tou- « jours dureté de la tumeur.

« 14e. Point de suppuration, pouls à peine sensible.

« 15e. Froid des extrémités, râlement, mort ».

105. Il est à regretter que la nécropsie n'ait pas eu lieu, l'état de l'estomac serait venu confirmer notre opinion.

106. Des faits que nous venons de rapporter, et que nous pourrions multiplier en puisant dans le tome premier de la Clinique médicale de M. Andral fils, on peut conclure que la plupart des fièvres désignées par Pinel, sous le nom de *bilieuse, muqueuse, adynamique*, sont réellement des gastrites, et nous verrons que quelques autres ne sont que des gastro-entérites. Cela étant démontré, on ne peut plus leur accorder le titre de *fièvres essentielles*, dans le sens qu'on attache à ce mot, et par conséquent le mouvement de réaction du système vasculaire sanguin, qu'on observe pendant le cours de la gastrite, ne doit être considéré que comme un effet de l'étroite sympathie qui lie l'estomac avec le principal organe de la circulation.

107. La gastrite a quelquefois une marche intermittente. L'observation suivante nous paraît concluante à cet égard.

Sur la fin de l'automne 1823, nous fûmes appelés aux Prés-Saint-Gervais pour y donner des soins à un jeune homme de dix-sept ans, dont le frère aîné venait de mourir, nous dit-on, de la même maladie dont était attaquée la personne pour laquelle on réclamait notre ministère.

Nous trouvâmes le malade qui fait le sujet de cette observation, se promenant dans un vaste jardin; il paraissait fort inquiet sur sa position; nous cherchâmes à gagner sa confiance; après l'avoir rassuré sur les suites de sa maladie, qu'il prétendait être au-dessus des ressources de la médécine; il nous raconta que tous les deux jours, et à la même heure, il était pris par un violent frisson qui commençait par le dos et qui finissait par devenir général. Le sentiment de froid se prolongeait de vingt à vingt-cinq minutes, et il était remplacé par une forte chaleur, qui du dos se répandait successivement par tout le corps; venait ensuite une sueur abondante qui terminait l'accès, dont la durée ordinaire était de six heures. Alors une faim dévorante le tourmentait. Ce jeune malade causait parfaitement bien; son esprit parut se calmer après nous avoir rapporté, avec beaucoup de détail, tout ce qu'il éprouvait. L'examen particulier que nous fîmes ne nous permit pas de pouvoir reconnaître la cause de cette maladie, le visage du malade était bon, son pouls tranquille, sa respiration facile; sa langue seulement était légèrement blanchâtre. Nous le rassurâmes, ainsi que ses parens, et nous ne le revîmes que le lendemain, lorsque la période de froid fut dissipée, se trouvant dans l'état suivant: décubitus sur le dos, face animée, yeux rouges, enflammés, respiration précipitée, haleine chaude, pouls fréquent, dur; chaleur à la peau, vive douleur à l'épigastre, ventre tendu; langue généralement rouge et un peu effilée; soif ardente. Le malade, quoiqu'avec un peu de lenteur, répondit juste aux questions qu'on lui adressa, et parut avoir les mêmes inquiétudes que la veille. Vingt sangsues furent de suite appliquées au creux de l'estomac, une légère limonade fut prescrite. Peu après cette application, la sueur survint et l'on vit plus tôt se terminer l'accès (c'était le neuvième); le lendemain, état de faiblesse (le sang coula toute la nuit), le surlendemain, ainsi que les jours suivans, les paroxysmes sont légers, et enfin, ils ont entièrement disparu après l'usage de dix-huit grains de sulfate de quinine, que le malade refusait de prendre, attribuant à ce moyen la perte de son frère.

108. Nous avons dit (80) que le pyrosis n'était que le premier degré de la gastrite chronique, et nous pensons que, pour porter la conviction dans tous les esprits, il suffit de rappeler les symptômes que Cullen lui assigne, et que nous transcrivons plus bas. Nous ajoutons ici que nous croyons que sa persévérance indique, surtout chez les vieillards, le ramollissement de la muqueuse de l'estomac, altération très-bien observée par M. Louis.

Le professeur d'Edimbourg décrit le pyrosis de la manière suivante : « C'est ordinairement le matin et « avant midi, lorsque l'estomac est vide, que les accès « de cette maladie paraissent; le premier symptôme est « une douleur au creux de l'estomac, jointe à un senti- « ment de constriction de ce viscère, comme s'il était « tiré vers le dos; la douleur augmente lorsqu'on veut « se tenir droit ; c'est pourquoi le corps est, pen- « dant les accès, penché en avant. Cette douleur est « souvent très-vive et suivie, après avoir duré quelque « temps, d'une éructation d'une quantité considérable « d'une eau claire, qui quelquefois a un goût acide,

« mais qui est presque toujours absolument insipide.
« Cette éructation se réitère fréquemment pendant quel-
« que temps et ne modère pas sur-le-champ la douleur
« qui l'a précédée ; mais elle produit cet effet au bout
« d'un certain temps et met fin à l'accès. »

109. La majorité des symptômes décrits par Cullen et ses prédécesseurs appartiennent à la gastrite chronique, tous ou la pluspart ont été observés chez les individus qui succombèrent à la suite de cette cruelle affection qu'on nomme *cancer du pylore, du cardia.* Tout porte donc à rayer du cadre nosologique, comme maladie particulière, un phénomène qui n'est qu'un symptôme de l'altération de la membrane muqueuse de l'estomac.

110. *Maladies qu'on peut confondre.* Les affections de l'encéphale et de ses dépendances peuvent donner lieu à des symptômes analogues à ceux de la gastrite aigüe, et occasionner, à cet égard, des méprises qui cependant devront être rares, si l'on se pénètre bien des signes propres à ces diverses affections. La péritonite peut aussi être confondue avec la gastrite.

111. Dans un autre ouvrage, nous avons indiqué les symptômes qu'on donne comme pathognomoniques de la meningite, mettons-les en regard avec ceux qu'on désigne comme caractérisant la gastrite aigüe ; ce moyen contribuera, sans doute, à nous éclairer sur le diagnostic de ces maladies.

SYMPTÔMES ENCÉPHALIQUES.	SYMPTÔMES GASTRIQUES.
Céphalalgie violente, vague ou fixe, délire ou assoupissement; injection des conjonctives, regard fixe; œil brillant ; état de dureté et de vibration du pouls ; mouvemens convulsifs plus ou moins prononcés.	Céphalalgie frontale ; douleur à l'épigastre, augmentant par la pression ; rougeur de la pointe et des bords de la langue ; nausées ; vomissemens, constipation, fièvre, lassitudes spontanées.

112. *La céphalalgie, les nausées* ou *le vomissement, la constipation, l'injection des conjonctives,* examinés ou pris isolément, ne peuvent nous fournir aucun signe caractéristique ; mais si à ces phénomènes sont joints *le regard fixe, l'œil brillant, la dureté et la vibration du pouls, des mouvemens convulsifs,* on peut prononcer sur l'existence d'une affection de l'encéphale. Si, conjointement avec les premiers symptômes que nous venons d'indiquer, nous remarquons *de la rougeur aux bords et à la pointe de la langue, des lassitudes dans les membres, particulièrement aux articulations;* enfin, s'il existe à l'épigastre *des douleurs que la pression augmente,* nous serons fondés à croire que tous ces phénomènes sont dus à l'inflammation de la muqueuse de l'estomac et non à celle de l'encéphale ou de ses annexes. A l'aide de cette méthode on parviendra, dans la majorité des cas, à éviter l'erreur, hors les circonstances extraordinaires qui viennent se jouer de l'intelligence humaine.

113. *Les vomissemens, la langue couverte d'un enduit muqueux, la sécheresse de cet organe, la constipation,* sont des symptômes communs à la gastrite et à la péritonite; ces symptômes, considérés isolément, pourraient faire croire à l'existence de la phlegmasie de la membrane muqueuse de l'estomac; mais lorsqu'ils sont accompagnés *d'un pouls petit et serré, concentré et fréquent, d'une respiration difficile, du météorisme du bas-ventre, d'une chaleur plus ou moins âcre sur les tégumens qui recouvrent cette cavité, de douleurs très-vives et non limitées dans cette partie,* on devra soupçonner, avec quelque fondement, qu'il existe une péritonite et non une gastrite, et tout doute doit cesser

lorsque ces symptômes se déclarent chez une femme nouvellemeut accouchée, dont les seins se flétrissent et les lochies se suppriment.

114. *Complications*. La gastrite aigüe se complique assez communément avec la pneumonie, l'entérite, l'hépatite, la métrite et autres, mais plus particulièrement avec l'arachnoïdite, chez les enfans, chez les femmes, chez les sujets irritables; dans ces derniers cas, il est quelquefois impossible de déterminer l'organe qui a été primitivement affecté. Ces maladies viennent par fois se joindre à la gastrite chronique et accélérer le terme de l'existence du malade.

115. *Nécropsie*. Après la division des muscles abdominaux, l'estomac s'offre à l'œil de l'observateur ou affaissé sur lui-même, ou distendu et rempli de gaz. Rarement ses membranes extérieures présentent d'altération, hors les cas de gangrène ou de perforation; dans cette dernière circonstance, l'ouverture morbide est ordinairement ronde et à bord frangé.

Lorsque le malade a succombé à la suite d'une gastrite aigüe, la surface interne de la muqueuse est rouge, tuméfiée, boursouflée : ces phénomènes se présentent sous divers degrés. Quelquefois on y remarque des végétations mamelonnées et analogues aux bourgeons charnus des plaies. Fort souvent, les vaisseaux sanguins sont injectés, très-apparens, et se présentent, par endroits, sous forme de rameaux dont on peut suivre les divisions.

Si la suppuration est survenue à la suite de l'inflammation de la membrane muqueuse de l'estomac, il semblerait qu'elle s'est opérée par transudation, car on n'observe aucune perte de substance et on rencontre sur différens points de cette membrane un mucus, épais, opaque, de couleur variée, quelquefois un pus très-distinct.

Nous avons dit que la gangrène est une des terminaisons de la gastrite aigüe; dans ce cas, extrêmement rare, les parties gangrenées sont d'un noir ardoisé et environnées d'un cercle rouge ; en outre, elles exhalent une odeur particulière, caractéristique. Les points gangrenés sont plus ou moins multipliés et étendus.

116. Dans le cas de gastrite chronique, la membrane interne de l'estomac est généralement rouge, quelquefois, cependant, elle est dans un état de pâleur, d'un blanc insolite ou gris ; alors elle est ordinairement ramollie et comme réduite en bouillie ; le dos du scapel l'enlève parfaitement ; celle qui est au-dessous est transparente, les vaisseaux qui la pénètrent sont lâches et vides. Ces particularités s'observent surtout au bas fond de l'estomac, aux ouvertures cardiaque ou pylorique. Chez quelques sujets on rencontre des vaisseaux variqueux avec amincissement des membranes, mais plus communément elles sont hypertrophiées.

Lorsque la gastrite chronique est parvenue à ce degré que les anciens et que quelques modernes désignent sous le nom de *cancer* de l'estomac, on rencontre particulièrement au centre de ce viscère, au cardia ou au pylore, une tumeur plus ou moins volumineuse ; plus épaisse à son milieu qu'à sa circonférence, presque toujours recouverte d'ulcérations à bords élevés et irréguliers. Ces ulcérations s'observent aussi par fois sans qu'il y ait de tumeur ; celle-ci est généralement d'un blanc grisâtre, nacré, elle crie sous le scapel lorsqu'on la coupe, et enfin, les membranes ne présentent, dans cette partie, aucune trace d'organisation.

Outre ces altérations, on rencontre encore certaines végétations polypeuses qui semblent prendre naissance sur la muqueuse de l'estomac. Cet organe est quelquefois rétréci, alors ses membranes sont plus épaisses ; d'autres fois, elles sont amincies et dans ce cas le viscère a plus d'étendue.

DE L'ENTÉRITE, *s. f.*

117. Les anciens ont beaucoup écrit et longuement, sur la diarrhée et sur la dysenterie, sans les examiner sous leur vrai point de vue, aucun n'ayant pensé que ces deux phénomènes sont dus à l'inflammation de la muqueuse intestinale. Dominés par l'esprit d'hypothèse et d'humorisme, il était conséquent qu'ils admissent autant d'espèces différentes de diarrhée et de dysenterie, qu'on rencontre de variétés dans la couleur et la consistance des matières excrétées ; mais l'on est étonné, que de nos jours, un élégant écrivain admette encore six espèces de diarrhée et huit de dysenterie, surtout d'après les travaux de l'immortel Pinel, son maître, qui, le premier, a senti la connexité qui existe entre l'entérite, la diarrhée et la dysenterie.

118. *Causes*. L'entérite a souvent pour cause la présence dans les intestins, d'alimens non suffisamment altérés par l'estomac ; l'emploi intempestif des potions purgatives ; l'ingestion des poisons, et particulièrement de ceux qu'on désigne sour le nom d'âcres ou de corrosifs. Le refroidissement de la peau, et notamment des pieds, peut occasionner cette maladie, ainsi que l'action du froid et de la chaleur humides ; les individus malpropres y sont très-exposés. Cette maladie se déclare fréquemment à la suite ou pendant le cours de la gas-

trite; elle survient assez ordinairement après la disparition brusque de certains exanthèmes aigus ou chroniques de la peau; la suppression d'un vésicatoire ou d'un cautère peut être suivie d'entérite, mais les causes les plus ordinaires comme les plus actives sont la cessation des menstrues, des hémorrhoïdes, l'étranglement d'une hernie, les coups, les blessures, etc.

119. Il est des causes qui semblent produire tels symptômes plus particulièrement que tels autres; ainsi, on pense avec raison, que la diarrhée se déclare chez les nouveaux-nés qui prennent le sein d'une femme accouchée depuis long-temps; on attribue la dysenterie, que quelques médecins croient contagieuse, à l'usage des fruits non mûrs, à celui des céréales altérées par l'humidité; à la présence des vers dans le canal intestinal.

120. La diarrhée et la dysenterie surviennent aux individus renfermés, en grand nombre, dans des lieux étroits où l'air ne circule que difficilement; enfin, le moral qui joue un si grand rôle dans la production des maladies, en altérant les fonctions digestives, contribue puissamment au développement des affections intestinales.

121. Pour rendre la description de l'entérite claire et précise, nous pensons qu'il est convenable de la diviser en celle qui existe sans évacuation, et en celle qui s'accompagne d'évacuations plus ou moins abondantes et fréquentes. La première variété nous en fournira deux autres : l'une d'entérite faible, et l'autre d'entérite profonde ou phlegmoneuse; la seconde nous en fournira également deux, que nous décrirons sous le nom de

diarrhée et de dysenterie, et que les auteurs modernes nomment *colites*.

122. *Symptômes. Entérite légère.* Comme toutes les phlegmasies des membranes muqueuses, l'entérite se déclare par des frissons vagues, dont la durée n'est point déterminée, par un malaise, par un sentiment de plénitude, de pesanteur dans l'abdomen, particulièrement vers la région iliaque droite; les selles sont rares et le deviennent de plus en plus, les matières excrétées sont sèches; la langue est en général blanchâtre sur sa surface, tandis que sa pointe et ses bords sont légèrement rouges; la soif, qui d'abord était peu intense, devient vive et pressante; l'appétit diminue; le pouls acquiert de la fréquence; la peau se sèche, la chaleur se développe, etc.

123. *Entérite phlegmoneuse.* Ces phénomènes, après s'être prolongés quelque temps, cessent ordinairement, mais aussi on les voit quelquefois acquérir plus d'intensité, le ventre devient douloureux, la constipation opiniâtre; l'appétit est nul, la bouche est amère, la langue, rouge à son extrémité antérieure, est couverte d'un enduit jaunâtre vers sa base; des vomissemens se déclarent; la douleur abdominale se localise, la pression et les vomissemens l'augmentent; on distingue, en palpant l'abdomen, une tumeur renittente, arrondie ou ovalaire, dans l'intérieur de laquelle on sent la présence de gaz qui se déplacent facilement; la douleur se propage et gagne toute l'étendue du ventre, qui se météorise, et prend un accroissement tel qu'il n'est plus possible de distinguer la tumeur dont nous venons de parler. Le malade pousse des gémissemens que lui arrachent les douleurs intolérables qu'il éprouve

et qui même le forcent à jeter des cris. Il survient des éructations ; les vomissemens se succèdent avec rapidité, dans certains cas, ils entraînent des matières stercorales ou celles des lavemens ; les urines sont rares, rouges et déposent promptement une matière rougeâtre. A cette époque de la maladie, des phénomènes sympathiques se manifestent ; les traits de la face s'altèrent, ils portent l'empreinte de la douleur, de l'effroi ; la respiration est gênée, le pouls est fréquent, serré ; la chaleur de la peau est généralement élevée ; cependant, par fois, elle est diminuée. A ces symptômes alarmans succède une prostration extrême, le trouble des idées, dans les cas les plus ordinaires ; mais, malheureusement, il est des circonstances dans lesquelles le malade succombe, en conservant jusqu'à la mort l'intégrité de ses facultés intellectuelles.

124. Tel est le tableau déplorable de l'entérite phlegmoneuse, inflammation qui ne se borne point à la muqueuse, mais qui envahit toutes les membranes de l'intestin, sans en excepter la péritonéale. Cette phlegmasie, portée à un si haut degré d'intensité, se déclare particulièrement chez les individus atteints d'hernie étranglée. Pinel nous paraît avoir décrit l'entérite profonde, avec une savante précision, quand il dit : « L'entérite se « reconnaît à des douleurs fixes dans une partie de l'ab-« domen, avec le sentiment d'une chaleur brûlante ; « l'intestin enflammé forme, vers le siége de la douleur, « une tumeur oblongue et renittente, et l'abdomen, « qui était d'abord contracté, prend une sorte d'intu-« mescence ; il y a soif, vomissemens, constipation ; le « pouls est dur et déprimé ; la respiration fréquente ; « l'urine fortement colorée ; il y a hoquet, anxiétés,

« prostration des forces, et, par intervalles, mouvemens « convulsifs, sentiment de stupeur, et quelquefois de « froid aux extrémités. »

125. *Diarrhée ou colite diarrhoïque.* La diarrhée survient quelquefois tout-à-coup sans symptômes précurseurs, mais elle est généralement précédée par les phénomènes de l'entérite légère, lesquels disparaissent en petit nombre, après quelques jours de durée et sont immédiatement remplacés par une infinité d'autres. A la constipation succèdent des évacuations plus ou moins multipliées de matières, d'abord molles, ensuite liquides ; tantôt séreuses, tantôt muqueuses ; de couleur grise, noire, blanche, etc. ; mais plus particulièrement jaunâtre ou verdâtre ; dans ces cas, elles exhalent une odeur très-fétide ce qui a lieu, surtout, chez les enfans. Ces évacuations plus ou moins fréquentes et abondantes, précédées et accompagnées de borborygmes, de douleurs qui partent des environs du nombril et qui parcourent ensuite tout l'abdomen, occasionnent un sentiment de chaleur brûlante au rectum et la constriction de cet organe. Quelques instans après que l'évacuation est terminée, les douleurs cessent pour reparaître de nouveau et ainsi de suite jusqu'à la fin de la maladie.

126. D'autres symptômes se joignent à ceux que nous venons de décrire : presque toujours le malade est altéré, il éprouve du dégoût pour toute sorte d'aliment. Un mouvement fébrile plus ou moins intense se développe ; mais, d'autresfois, la soif est nulle, ainsi que la fièvre et l'individu conserve son appétit qui, dans quelques cas, est de beaucoup augmenté, quoique son embonpoint diminue sensiblement et promptement.

127. Telle est la variété de l'entérite que les auteurs

ont décrite sous le nom de *diarrhée*, et dont ils ont multiplié les espèces à l'infini, sans résultat favorable pour la nosologie et surtout pour la thérapeutique. En effet, la *lientérie*, par exemple, qui consiste en des évacuations fréquentes et abondantes de matières alimentaires à peine altérées par les forces digestives, ne constitue point une maladie particulière; ces évacuations ne sont qu'un symptôme de l'irritation du canal intestinal et qui ne réclame d'autres soins que ceux qu'on oppose à l'entérite. C'est donc à tort que les anciens considéraient la *lientérie* comme une affection *sui generis* et qu'ils attribuaient au relâchement de l'estomac et des intestins. D'après leur manière de voir, ils prodiguaient les toniques qui rendaient la maladie incurable; aujourd'hui, éclairés par l'anatomie-pathologique, la nature de cette affection nous est connue, et c'est avec le plus grand succès que nous employons une médication contraire à la leur.

128. *Dysenterie ou colite.* L'entérite accompagnée d'évacuation se présente sous une deuxième forme qui, dans ce cas, offre une série de phénomènes décrits sous le nom de *dysenterie.*

129. La dysenterie succède quelquefois à la diarrhée, d'autres fois, la constipation la précède, dans quelques circontances, elle se déclare spontanément. Au début de cette phlegmasie, les malades se plaignent d'une sorte de commotion dans l'arc du colon, il leur semble qu'il s'en détache quelque chose qui tombe sur le canal intestinal; à ce phénomène succèdent de fréquentes envies d'aller à la garde-robe; ces besoins sont accompagnés de tenesmes, de tranchées, d'un resserrement extrême du rectum, de prurit, d'une chaleur âcre à

l'extrémité de cet organe ; les selles sont plus ou moins fréquentes, peu copieuses, ordinairement glaireuses, muqueuses et sanguinolentes ; quelquefois cependant, les malades ne rendent qu'une très-petite quantité de sang pur ou mêlé à des matières filantes-jaunâtres. A ces symptômes succède un calme plus ou moins long, en suite les douleurs reparaissent avec la même intensité pour cesser de nouveau, etc. Pendant la durée de cette affection, dont les phénomènes peuvent être comparés à ceux que produit un violent drastique, le pouls est serré, la langue est tantôt blanchâtre, tantôt jaunâtre, mais assez constamment rouge à sa pointe et à ses bords.

130. Si la maladie fait des progrès, le besoin d'aller à la selleaugmente, les évacuations ne s'opèrent qu'avec une extrême difficulté, et les matières excrétées sont filantes et mêlées de stries de sang ; quelquefois aussi, à cette époque de la maladie, le ventre devient douloureux et très-sensible. Cet accroissement de la sensibilité est considéré par M. Broussais, comme dû au développement d'une péritonite secondaire, mais plus généralement, les malades éprouvent une sorte de serrement qu'ils comparent à l'effet d'une barre qui traverserait l'abdomen et qui le presserait d'avant en arrière.

131. Enfin, la maladie peut se présenter avec un appareil de phénomènes encore plus graves : les évacuations sont très-fréquentes, il n'existe que peu d'intervalle entre elles, elles contiennent beaucoup de sang ; le tenesme est insupportable ; les douleurs sont très-vives, les symptômes de la gastrite se manifestent ainsi que ceux qui annoncent l'altération de l'encéphale ou de quelques unes de ses dépendances ; les traits s'altèrent, l'œil s'éteint et le malade succombe.

132. Cette marche progressive de la dysenterie a conduit Pinel à la diviser en trois périodes.

1re *Période*. Envies illusoires et fréquentes d'aller à la selle; évacuations de matières peu abondantes, muqueuses, séreuses, jaunâtres et sanguinolantes; peu de fièvre, légères tranchées, prurit au rectum.

2e *Période*. Selles plus fréquentes, plus sanguinolentes, tenesmes et tranchées presque continus; augmentation de la chaleur de la peau; soif intense; sensibilité abdominale ou sentiment de compression.

3e *Période*. Évacuations presque continuelles, très-abondantes et contenant une très-grande quantité de sang; augmentation des autres symptômes; douleurs intolérables, mouvemens convulsifs, etc.

133. L'entérite légère ou superficielle ne se prolonge guère au-delà de quelques jours, et se termine par la résolution, qui est annoncée par la diminution progressive des symptômes propres à cette affection.

134. L'entérite phlegmoneuse ou profonde cesse ordinairement du quatrième au quatorzième jour, rarement elle se continue jusqu'au vingtième. Si elle doit se terminer par la résolution, ses symptômes perdent de leur gravité; les évacuations se rétablissent, les vomissemens disparaissent, en même-temps une légère moiteur se répand sur toute l'étendue de la peau, et peu-à-peu toutes les fonctions reprennent leur cours ordinaire.

135. Quelques observations constatent que quelquefois l'entérite phlegmoneuse ou profonde se termine par la suppuration. Dans cette circonstance aucun signe pathognomonique n'éclaire le praticien, et il ne peut que présumer cette terminaison lorsque les symptômes

se continuent en perdant néanmoins de leur intensité, lorsqu'il survient des frissons irréguliers qui alternent avec des bouffées de chaleur.

136. L'entérite phlegmoneuse qui passe à l'état de suppuration n'est pas toujours mortelle, par fois le pus s'amasse dans un seul foyer, d'où résulte un abcès dont les parois forment des adhérences avec les parties voisines; les matières purulentes, après s'être pratiqué une issue, s'évacuent avec les urines, par le vagin ou par le vomissement, selon que la tumeur s'est développée auprès de la vessie, du vagin ou de l'estomac; mais le plus ordinairement, elles s'évacuent par les selles; dans d'autres cas, elles se répandent dans l'abdomen, et donnent lieu à une péritonite mortelle. D'autrefois, les parois de l'abcès sont tellement épais, qu'ils ne peuvent se rompre, le pus continue à se secréter, la fièvre lente se déclare, et conduit le malade au marasme et au tombeau. Les phénomènes qui annoncent cet état sont des plus obscurs, et la nécropsie seule nous fait connaître la vraie cause de la mort.

137. La gangrène est encore une des terminaisons de l'entérite profonde; elle survient surtout chez les individus chez lesquels cette phlegmasie s'est déclarée à la suite d'une hernie étranglée dont le débridement n'a pas été pratiqué, ou lorsqu'il ne l'a pas été à temps. Dans cette circonstance, la perte du sujet est inévitable, quelquefois cependant, quoique fort rarement, il s'établit un anus artificiel qui prolonge une misérable existence. Lorsque la terminaison par la gangrène a lieu, la douleur cesse tout-à-coup, ainsi que les vomissemens; les traits de la face se décomposent et deviennent cadavériques, le pouls est à peine sensible, le froid se

fait d'abord sentir aux extrémités inférieures, et gagne ensuite tout le corps; enfin, on observe tous les phénomènes qui accompagnent la terminaison de la gastrite par la gangrène (78).

138. Une quatrième terminaison de l'entérite est la perforation de l'intestin. Ce déplorable accident est encore peu connu, malgré les recherches de M. Louis; on doit le présumer lorsque chez un sujet atteint d'une maladie aigüe, et dans une circonstance inattendue, il survient tout-à-coup une violente douleur qu'exaspère la pression; si les traits de la face se décomposent, en un mot, si l'on voit se développer les symptômes qui indiquent la rupture de l'estomac (95).

139. L'entérite sans évacuation passe aussi à l'état chronique, mais alors, elle prend les caractères de celle qui s'accompagne d'évacuations.

140. La durée de la diarrhée et de la dysenterie est très-variable : il est des cas où ces maladies ne se prolongent que pendant deux ou trois fois vingt-quatre heures, surtout lorsqu'elles ne sont dues qu'à une indigestion; mais il n'est pas rare de les voir se continuer pendant une quinzaine, et même une vingtaine de jour. Dans cet intervalle on a quelquefois vu la diarrhée se transformer en dysenterie et celle-ci en diarrhée; et, enfin, quand elles sont sur le point de se terminer, les selles ne contiennent plus de sang, et elles deviennent beaucoup moins fréquentes; les symptômes qui les accompagnent diminuent insensiblement, l'appétit revient, le sommeil se rétablit, etc.

141. Ces maladies passent assez souvent à l'état chronique.

142. *Diarrhée et dysenterie chroniques*. La dysenterie et la diarrhée qui suivent une marche chronique présentent des symptômes semblables à ceux qu'on observe dans l'état aigu, avec cette seule différence qu'ils ont moins d'intensité; les selles sont moins fréquentes, mais plus copieuses, plus consistantes et également de couleur variée. Dans la dysenterie, elles sont peu sanguinolentes; les douleurs qui précèdent chaque évacuation sont moins vives et très-sourdes. Lorsque ces maladies se prolongent, les traits de la face s'altèrent, le visage devient pâle, ensuite terreux; la faiblesse augmente d'une manière sensible; le pouls s'affaisse, quelquefois il est si faible, que, dans certains momens, on a de la peine à le sentir; la peau devient froide; des syncopes plus ou moins fréquentes viennent jeter l'alarme et faire craindre une fin prochaine. Si la fièvre, qu'on désigne sous le nom d'*hectique*, ne s'est déjà déclarée, elle se manifeste; quelquefois elle est continue, mais assez généralement elle est rémittente, et ses paroxysmes sont irréguliers. Les malades tombent dans le marasme et finissent par s'éteindre. La langue des individus qui sont affectés de ces maladies, et particulièrement de dysenterie chronique, est remarquable par la mollesse de ses papilles, par sa largeur; leur bouche est pâteuse, limoneuse, et en outre, ils exhalent une odeur particulière qui a beaucoup d'analogie avec celle des gaz expulsés par l'anus.

143. Il est cependant des circonstances où la diarrhée ainsi que la dysenterie, avant de conduire le malade au tombeau, reprennent leur état d'acuité; et, dans ce cas, à l'exaspération des symptômes que nous avons indiqués, se joignent les signes qui annoncent une al-

tération plus ou moins profonde de l'encéphale ou de ses annexes.

144. Si, outre les symptômes énoncés, le malade se plaint d'une douleur constamment fixée au même endroit et sur le trajet du colon; si, en palpant l'abdomen, on rencontre dans cette direction une tumeur circonscrite, plus ou moins douloureuse à la pression, lancinante, non pulsative, et que l'individu ait une couleur jaune paillée, le colon est dans l'état que les anciens désignaient sous le nom de *cancer*; affection analogue à celle que nous avons dit se développer sur quelques points de l'estomac, lorsque cet organe est dans un état de gastrite chronique (88).

145. La durée de la diarrhée et de la dysenterie chroniques est illimitée; plusieurs malades prolongent leur existence pendant des années, tandis que d'autres meurent après un ou deux mois de souffrances.

146. *Cancer du rectum.* L'inflammation du rectum est une affection qui n'a guère été étudiée qu'à l'état chronique; elle existe cependant à l'état aigu, mais comme dans ce cas elle est peu douloureuse, les malades ne s'en plaignent pas, et lorsqu'ils réclament les secours de la médecine, le mal est déjà parvenu à ce haut degré d'altération qu'on désigne sous le nom de *cancer du rectum.*

149. Les principales causes de l'inflammation de l'extrémité inférieure du canal alimentaire sont : les coups, les chutes sur le siége; l'action mécanique des corps irritans introduits dans cet organe, ou qui s'y sont développés, telles sont les tumeurs hémorrhoïdales, syphilitiques; l'accumulation habituelle des matières fécales; vient ensuite la répercussion des maladies cuta-

nées dont le siége était au pourtour de l'anus, etc. Cette maladie, plus commune chez les femmes que chez les hommes, succède par fois à l'inflammation de quelques autres portions du tube intestinal, à une dysenterie chronique, par exemple.

148. Cette phlegmasie s'annonce par des phénomènes d'abord très-obscurs; les malades ne se plaignent pendant long-temps que d'un sentiment de pesanteur, plus ou moins considérable, au-devant du sacrum; il survient ensuite des tiraillemens dans le rectum; à ces tiraillemens succèdent des cuissons qui se prolongent le long des parois de l'intestin; les selles deviennent laborieuses, les matières excrétées sont abondantes, tantôt muqueuses, tantôt sanieuses; quelquefois le malade ne rend que du sang pur. Ces évacuations sont généralement accompagnées de tenesmes et de douleurs assez vives. A mesure que la maladie fait des progrès, la gêne et la pesanteur de l'intestin augmentent; si, à cette époque, on porte le doigt dans son intérieur, on rencontre de la dureté; à son orifice, ordinairement rétréci, des bosselures inégales se font sentir; plus tard, il se développe sur la muqueuse des fongosités qui rétrécissent tellement la cavité du rectum, qu'elle n'est plus qu'une étroite filière; alors de fréquentes coliques tourmentent les malades; ils sont sans cesse agités; ils maîgrissent considérablement; la fièvre lente se déclare, le mal envahit les parties environnantes, et surtout le vagin. Enfin la mort arrive au milieu des angoisses, si une inflammation du cerveau ou de l'arachnoïde n'est déjà venue mettre un terme à tant de souffrances.

149. On ne peut rien dire de positif sur la durée de cette maladie, qui se prolonge quelquefois plusieurs

années de suite, mais aussi, dans quelques cas, elle a une marche moins lente et parcourt ses périodes dans l'espace de quelques mois.

150. *Pronostic de l'entérite.* Dans toutes les maladies le pronostic est, en général, fort difficile à porter, une infinité de circonstances peuvent le faire varier; rien ne saurait donc être dit de positif à cet égard, et, dans le cas d'entérite, on ne peut l'établir d'une manière invariable. Néanmoins, de ce que nous avons dit jusqu'ici, on pourra déduire les conséquences suivantes: l'entérite légère n'est jamais dangereuse tant qu'elle suit une marche simple et régulière, et quand elle ne se déclare pas pendant le cours d'une maladie déjà grave par elle-même. L'existence de l'entérite phlegmoneuse ou profonde doit inspirer de justes craintes, surtout lorsqu'elle est la suite de l'étranglement d'une hernie, de blessures, de contusions, etc. La diarrhée, la dysenterie à l'état aigu, n'ont point ordinairement une issue funeste, surtout lorsqu'elles sont dues à un excès d'alimens.

151. Les diverses variétés de l'entérite sont encore susceptibles de guérison, quoiqu'elles soient parvenues à l'état chronique; mais lorsque la maladie s'est prolongée au-delà d'une certaine époque, et lorsqu'elle a donné lieu à cette altération organique, qu'on désigne sous le nom de *cancer*, on ne saurait concevoir aucun espoir de guérison, si nous en exceptons toutefois les cas de squirrhe du rectum, qu'on voit, dans quelques circonstances heureuses, céder à l'emploi de certains moyens chirurgicaux énergiques.

152. *Nécropsie.* Lorsqu'un malade a succombé à la suite d'une entérite aigüe, le ventre est ordinairement

ballonné, les intestins sont distendus par des gaz, souvent agglomérés et couverts par de fausses membranes.

En examinant l'intérieur du tube intestinal, on trouve la membrane muqueuse beaucoup plus épaisse qu'à l'ordinaire et d'un rouge plus ou moins foncé; généralement elle est couverte de mucosités sanguinolentes, hors les cas de terminaison par la gangrène, car alors c'est une matière grise ou noirâtre qui recouvre des taches de même couleur, et qui exhale une odeur caractéristique.

Ces altérations organiques ne sont pas toujours aussi distinctes; chez quelques sujets à peine sont-elles marquées, quoique bien évidemment le malade ait succombé à une entérite. Ceci tient à la marche plus ou moins rapide de la maladie. En général, dans l'entérite aigüe, plus l'instant de la mort se rapproche de celui de l'invasion de la maladie, moins l'altération organique est profonde.

153. A la suite de l'entérite chronique, la muqueuse est moins rouge que dans l'aigüe; par fois elle est amincie, même perforée, couverte d'ulcérations superficielles, et dans le cas de *cancer* on rencontre des désorganisations analogues à celles que présente la muqueuse de l'estomac parvenue à ce même état (116).

DE LA GASTRO-ENTÉRITE, *s. f.*

154. Mot créé par M. Broussais, pour désigner l'inflammation simultanée de la muqueuse de l'estomac et celle des intestins. Quoique cette dénomination ne soit pas parfaitement exacte, nous nous en servirons néanmoins, pour ne pas multiplier les noms qui nous paraissent l'être déjà beaucoup.

155. En décrivant la gastro-entérite, nous serons

obligés de rappeler une infinité de choses qui ont été dites, en traitant de la gastrite et de l'entérite. Ces répétitions, que nous aurions peut-être pu éviter, nous ont cependant paru indispensables dans la description d'une maladie qui intéresse un grand nombre d'individus, puisque c'est une de celles qu'on rencontre le plus fréquemment dans l'exercice de la médecine, qui présente tant d'obscurité, dans une infinité de circonstances, et qui par fois est méconnue, surtout auprès des enfans, chez lesquels des hommes peu réfléchis confondent trop souvent) les symptômes de cette affection avec ceux qui sont dus à la présence des vers, ou que produit une dentition laborieuse.

156. *Causes*. Les causes de la gastro-entérite sont les mêmes que celles qui occasionnent la gastrite (62, 63, 64) et l'entérite (118, 119, 120); mais il en est encore d'autres qui déterminent plus particulièrement l'inflammation gastro-intestinale, et qui n'ont été bien étudiées que par les médecins contemporains; telles sont les phlegmasies des divers organes en relation plus ou moins intime avec le canal alimentaire, comme l'inflammation de l'arachnoïde, du cerveau, de la plèvre, des poumons, du péritoine, du rein, de la vessie, de l'utérus ; chez quelques nouveaux-nés, la gastro-entérite n'a paru avoir d'autre cause qu'une vaccination prématurée; chez les enfans en bas âge, elle survient assez fréquemment lorsqu'ils sont sevrés trop tôt, et qu'on substitue au lait maternel une alimentation peu en rapport avec la faiblesse de leurs organes digestifs; la première et la seconde dentition sont, avec raison, considérées comme des causes fréquentes de gastro-entérite; enfin, on voit cette maladie se déclarer après de grandes

brûlures, à la suite d'opérations qui laissent de vastes plaies.

157. *Symptômes.* L'invasion de la gastro-entérite n'a pas toujours lieu de la même manière; chez quelques sujets, elle est lente, tandis que chez d'autres la maladie se déclare avec une sorte d'impétuosité, et les symptômes arrivent plus promptement à leur plus haut degré d'intensité. Souvent elle survient à la suite d'un coryza, d'une angine, etc.; mais, en général, elle débute par un frisson plus ou moins intense, que précèdent des lassitudes générales, des douleurs contusives dans les membres, le trouble des digestions. Chez le plus grand nombre des malades, l'appétit est diminué, tandis qu'il est augmenté chez d'autres; tels individus éprouvent une répugnance invincible pour les alimens, et notamment pour ceux tirés du règne animal; tels autres les refusent sans avoir de dégoût; mais généralement les uns et les autres ont des nausées et même des vomissemens de matière de couleur variée; il leur survient également des régurgistations, des renvois aigres, âcres, brûlans; rarement ces renvois sont insipides; des gaz s'échappent par la bouche et par l'anus, quelquefois, ils sont sans odeur, mais le plus communément, ils exhalent celle de l'hydrogène sulfuré. En même-temps, les malades se plaignent de douleur et de chaleur dans un ou plusieurs points de l'abdomen, et de gargouillemens, de pulsations très-incommodes dans cette cavité. Le ventre est distendu, cependant, dans quelques cas très-rares à la vérité, il est retiré sur lui-même, surtout chez les vieillards. Par fois la constipation accompagne la gastro-entérite, mais la diarrhée et la dysenterie sont des phénomènes plus fréquens. Les urines

sont rendues en petite quantité, elles sont rougeâtres, rouges même, et déposent un sédiment de même couleur.

158. Pendant la durée des phénomènes ci-dessus énoncés, d'autres symptômes se manifestent : la bouche est pâteuse, la langue est assez ordinairement rouge à sa pointe et à ses bords ; elle est rétrécie, son centre est recouvert par une mucosité blanchâtre qui laisse apercevoir une multitude de petits points rouges ; quelquefois c'est une croûte jaune, grisâtre et même noire, qui la recouvre ; dans certains cas, cet organe est rouge dans toute son étendue, alors il est encore moins large et plus épais ; il est tantôt humide, tantôt sec ; dans cette dernière circonstance, la croûte dont sa surface supérieure est recouverte, est brune ou noirâtre ; les gencives et les dents sont également noires. La soif est quelquefois nulle, d'autres fois elle est vive. Le sentiment de la soif est considéré par M. Broussais comme un signe de l'inflammation du duodénum. La respiration s'exécute comme dans l'état de santé, néanmoins, il n'est pas rare d'observer une légère toux sympathique. La circulation éprouve des altérations variées, le pouls, tantôt dur et fréquent, tantôt petit et déprimé, s'écarte cependant peu de l'état normal, chez les sujets lymphatiques. La peau est chaude et brûlante, âcre au toucher, particulièrement chez les individus qu'on dit être d'un tempérament bilieux. La céphalalgie est constante et plus ou moins vive. Les facultés morales conservent rarement leur intégrité. Le visage est par fois coloré, d'autresfois il est blanchâtre ; enfin, dans le dernier degré de la maladie, les traits de la face annoncent la souffrance ; les yeux sont rouges ou ternes ; les ailes du nez dilatées ; les

pommettes saillantes, d'un rouge sale, bien différent de celui qu'on observe chez les phthisiques; les lèvres ont souvent la couleur de la lie de vin, etc.

159. Les malades, avons-nous dit, se plaignent de ressentir de la douleur et de la chaleur dans le ventre : ces sensations sont plus ou moins vives et étendues, selon le degré de l'inflammation; leur siége est, en général, à l'épigastre ou au-dessous de l'ombilic, ou bien dans la fosse iliaque droite; mais si la maladie est intense, elles envahissent tout l'abdomen.

160. La douleur n'est pas toujours de la même nature: Il est des malades qui ne ressentent qu'un poids incommode ou seulement une simple gêne à l'épigastre; mais, si la phlegmasie est grave, ils se plaignent d'un sentiment de constriction, d'ardeur, de tension ou d'anxiété; quelquefois obtuse, cette douleur peut être très-aigüe, si elle est aigüe, elle est exacerbante, ordinairement accompagnée de crampes, la moindre pression l'augmente, aucune application sur l'abdomen n'est supportable, et le poids des couvertures est même pénible.

161. Lorsque l'individu malade conserve l'exercice de ses facultés morales, il peut rendre compte des sensations dont nous venons de parler, mais la chose devient impossible pour celui qui est atteint en même-temps de meningite ou d'encéphalite; pour l'aliéné, pour l'enfant en bas âge; dans ces cas, il faut suppléer, par le toucher, aux renseignemens que nous ne pouvons obtenir d'ailleurs. A cet effet, on appliquera la paume de la main sur l'abdomen et on trouvera la peau, qui recouvre la partie enflammée, beaucoup plus chaude et plus sèche sur ce point que sur tous les autres. Outre ce phénomène, on rencontre sur la face des enfans

(M. Jadelot) un signe qu'on ne doit point perdre de vue et qui est d'une grande utilité. Chez ceux qui sont atteints de gastro-entérite, on observe un sillon, qui s'étend de la partie supérieure de l'aîle du nez à la lèvre inférieure et qui, en parcourant ce trajet, embrasse, dans un cercle plus ou moins complet, la ligne entière de la commissure des lèvres. Plus la maladie est grave, plus ce sillon est profond. En même-temps, le visage se grippe, il devient pâle; par intervalles, on y remarque quelques mouvemens convulsifs, ainsi que dans d'autres parties du corps; l'enfant jette des cris plaintifs, il s'agite, il porte sa main sur l'épigastre ou sur l'ombilic, particulièrement pendant la durée des paroxysmes.

162. L'affection que nous venons de décrire suit ordinairement une marche aigüe et continue; quelque fois, elle est très-aigüe, d'autresfois elle est lente; dans cette dernière circonstance, on observe des alternatives irrégulières, plus ou moins rapprochées, de remissions et d'exacerbations, chez quelques malades on remarque des intermissions assez complètes et un grand nombre de faits, épars dans les auteurs, tendent à prouver que la gastro-entérite se revêt du type intermittent, ce que nous pourrions aisément constater en rapportant quelques observation puisées dans les écrits de nos prédécesseurs; mais nous pensons que ces citations seraient superflues.

163. Passons à l'examen de diverses terminaisons de la gastro-entérite.

164. *Résolution*. La résolution est la terminaison la plus favorable et, comme dans toutes les maladies, elle s'annonce par la diminution progressive des symptômes, par le rétablissement des fonctions lésées. Dans

quelques cas, c'est vers le deuxième ou troisième jour qu'on peut prévoir une issue favorable ; dans d'autres, rien ne fait présumer cette terminaison avant la fin du premier ou du second septenaire, les symptômes conservant, à-peu-près, toute leur intensité jusqu'à cette époque, alors le pouls perd de sa force, de sa fréquence ; s'il était déprimé, il se relève et se rapproche de son rhythme normal ; la soif diminue, la chaleur et l'âcreté de la peau sont moins sensibles ; la tension, la douleur et la chaleur abdominales disparaissent peu-à-peu ; la langue s'humecte, elle perd de sa rougeur, elle devient blanchâtre et se fendille légèrement, les vomissemens cessent, sans accroissement des autres symptômes ; les urines redeviennent plus abondantes, la couleur rouge qu'elles avaient se change en une couleur citrine ; les selles sont beaucoup moins fréquentes, dans le cas de diarrhée ou de dysenterie ; dans celui de constipation, les évacuations alvines tendent à reprendre leur cours ordinaire ; enfin, les autres symptômes disparaissent insensiblement et la santé renait.

165. *Suppuration*. L'ouverture des cadavres ne permet pas de douter que la gastro-entérite se termine quelquefois par la suppuration, mais à quels signes peut-on reconnaître que cette terminaison doit avoir lieu ? quels sont ceux qui nous indiquent son existence ? Jusqu'ici on n'en assigne point de positif. Le mélange de quelques matières purulentes avec celles que plusieurs malades rendent par le vomissement ou par les selles, est une forte présomption pour faire croire à cette terminaison, surtout lorsque les symptômes persistent sans présenter néanmoins la même intensité que dans le principe et lorsqu'il survient des frissons, tandis que le malade éprouve de la chaleur intérieurement. Mais ces

phénomènes ne se présentent pas toujours, quoique la suppuration se soit établie. Dans ces circonstances, comme dans beaucoup d'autres, nous ne pouvons que nous livrer à des conjectures que la nécropsie vient confirmer ou infirmer.

166. *Exudation membraniforme.* Il est des malades qui rendent par le vomissement ou par les selles, quelquefois par l'une et l'autre voie, des portions d'une matière analogue à celle que présente une membrane altérée; on suppose que ces membranes se forment par exudation, et l'on nomme cette issue de la gastro-entérite, terminaison par *exudation membraniforme.* Comme dans la terminaison précédente, aucun signe connu jusqu'ici ne peut nous la faire prévoir.

167. *Gangrène.* La gangrène est une des terminaisons de la gastro-entérite aigüe, elle est annoncée par des phénomènes semblables à ceux que nous avons indiqués en traitant de cette terminaison à la suite de la gastrite (78); ainsi, abattement spontané, évacuations abondantes et très-fétides; abaissement de la température du corps, pouls filiforme, altération des traits de la face, etc.

168. *Perforation.* Les phénomènes qui annoncent cette affreuse terminaison ont été décrits ailleurs (79, 95, 138), nous ne ferons que les rappeler sommairement : douleur subite et déchirante dans un point circonscrit de l'abdomen; décomposition des traits de la face; nausées, vomissemens d'un liquide dont la quantité n'est point en rapport avec celle des boissons que prend le malade; prostration extrême des forces, etc.

169. La gastro-entérite aigüe, passe assez souvent à

l'état chronique, surtout lorsque le traitement n'a pas été approprié à cette affection.

170. *Gastro-entérite chronique.* Ainsi que beaucoup d'autres phlegmasies, la gastro-entérite chronique succède à l'aigüe ; dans ce cas, on peut jusqu'à un certain point, fixer l'époque de son invasion, mais dans une infinité de circonstances, cette maladie s'établit si lentement, ses progrès sont si peu appréciables, qu'on la méconnaît pendant long-temps, et lorsque son existence n'est plus un doute, elle a déjà jeté les racines de profondes altérations. En général, les phénomènes qui l'annoncent sont les suivans : les malades accusent une douleur plus ou moins vive à l'épigastre, qui est tantôt plus sensible à droite qu'à gauche et *vice versâ.* Chez quelques sujets, elle a son siége au-dessous du sternum ; alors, loin de la rapporter à l'altération de l'estomac, on l'attribue à quelques maladies d'un des organes renfermés dans le thorax, et l'on se fortifie d'autant plus dans cette erreur, que la toux stomacale, dont les malades sont affectés, est plus fréquente. Quel que soit le lieu qu'occupe la douleur, elle est continue ou intermittente, régulière ou irrégulière, et s'accroît communément par la pression, après les repas, ou après l'ingestion de substances irritantes. Chez tous les individus, elle ne se présente pas sous la même forme, chez quelques uns elle est pongitive, circonscrite et accompagnée d'une sensation analogue à celle que produirait une barre placée au travers de l'épigastre et qui le comprimerait d'avant en arrière, en s'opposant au passage des alimens et même des boissons ; chez d'autres, elle est sourde, passagère, et ne se réveille que pendant les secousses de la marche, de la danse ou de l'équitation.

171. Outre les endroits que nous venons d'indiquer, la douleur se fait encore sentir dans divers points du tube intestinal, et notamment au-dessous du nombril ou de la fosse iliaque droite. Cependant, il n'est pas très-rare de rencontrer des malades qui n'en éprouvent aucune dans ces parties, et chez lesquels on observe, après leur mort, de profondes altérations organiques qui sembleraient n'avoir pu se produire sans donner lieu à des souffrances plus ou moins vives.

172. La chaleur, phénomène qui appartient à toutes les inflammations, se développe dans les mêmes parties que la douleur; et comme elle, elle augmente par le toucher, par l'ingestion des substances toniques ou stimulantes et pendant les paroxysmes.

173. Les sujets atteints de gastro-entérite chronique ont un appétit inégal; chez les uns il est diminué, tandis qu'il est augmenté chez les autres; ces derniers, affectés de *gastrite boulimique*, pour nous servir de l'expression de M. Broussais, en appaisant leur faim, réussissent rarement à calmer leurs souffrances; chez tous, les digestions, plus ou moins pénibles et laborieuses, sont accompagnées de malaise, d'agitation, de pesanteur, de frissons, qui alternent avec un sentiment de chaleur; survient ensuite un mouvement fébrile qui persiste souvent pendant plusieurs heures et durant lequel le malade éprouve de légères quintes d'une toux sèche; d'autres fois ce sont des nausées, ou même des vomissemens qui laissent après eux une haleine fétide, des rapports aigres ou salés; plusieurs malades sont assujettis à un mouvement de rumination qui ramène dans la bouche des portions d'alimens à peine altérés, ou seulement une eau claire, douceâtre ou aigre. Lorsque la maladie est

parvenue à un très-haut degré d'intensité, les alimens sont, dans quelques cas, rejetés peu d'heures après le repas; dans d'autres, ils le sont immédiatement après leur ingestion.

174. Il est des individus atteints de gastro-entérite chronique chez lesquels la sensibilité est si obtuse qu'ils n'annoncent aucune douleur, mais seulement une pesanteur à l'épigastre remarquable surtout pendant le travail de la digestion. Généralement, ces individus éprouvent, chaque matin à jeun, des vomissemens ou des crachottemens de matière muqueuse insipide, quelquefois bilieuse, d'autres fois, glaireuse ou acide, par fois elle est noire, semblable à de la suie délayée dans de l'eau. Ces phénomènes s'observent également chez les malades qui sont en proie à de vives douleurs et chez eux ils se renouvellent souvent plusieurs fois le jour.

175. En général, l'inflammation gastro-intestinale chronique, n'augmente point le sentiment de la soif, si ce n'est au moment des paroxysmes, époque où les malades réclament quelques boissons et surtout celles qui sont acides.

176. La constipation, des coliques plus ou moins vives, accompagnent quelquefois cette affection; d'autres fois, et c'est le plus ordinairement, la diarrhée ou la dysenterie fatigue le sujet, et alors, les selles, précédées et suivies de tranchées, de tenesme et de l'expulsion de gaz, sont plus ou moins fréquentes, et les matières évacuées, fétides, glaireuses et quelquefois sanguinolentes ou bilieuses, etc.

177. Les désordres dont nous venons de parler disparaissent assez communément lorsque la digestion stomacale est achevée, pour se reproduire de nouveau

chaque fois que le malade prend des alimens. Ces désordres s'exaspèrent toujours lorsque les règles de l'hygiène ont été mal observées ou entièrement violées. L'homme sobre, qui ne s'écarte point des préceptes hygiéniques, éloigne les paroxysmes, et prolonge les intermittences.

178. Les individus atteints de gastro-entérite chronique, maigrissent et se dessèchent en quelque sorte. Cet état de maigreur est d'abord moins sensible, et il arrive moins promptement chez les personnes qui abusent des liqueurs alcooliques, que chez celles qui en usent modérément. A mesure que le marasme fait des progrès, la peau devient chaude et sèche, particulièrement à la paume des mains; les traits de la face s'altèrent, le visage prend, ainsi que toute la surface du corps, une couleur jaune paillée; on y remarque des rides plus ou moins profondes et multipliées. Chez les enfans, il ressemble assez bien à celui des individus courbés sous le poids des ans; chez eux, le sillon dont nous avons parlé en traitant de la gastro-entérite aigüe (161) est très-marqué. Le ventre de ces petits malades est très-gros, et il s'accroît en proportion de l'amaigrissement de leurs membres, indice de l'engorgement des glandes mésentériques. Chez les adultes et chez les vieillards, les progrès de la maladie occasionnent, au contraire, l'affaissement de l'abdomen, dont les parois semblent, en quelque sorte, collés sur la colonne vertébrale, et permettent de sentir et même de voir les battemens de l'aorte. A cette époque de la maladie, et quelquefois bien avant, paraissent les phénomènes qui indiquent que l'inflammation est parvenue à cet état de désorganisation, connu sous le nom de *cancer* de l'estomac ou des

intestins. Nous ne les rappellerons pas ici, mais nous renvoyons le lecteur à ce que nous avons dit aux articles gastrite et entérite chroniques (88, 89, 90, 144).

179. Pendant la durée de cette maladie, la langue conserve, dans quelques circonstances, sa couleur naturelle, mais généralement elle est rouge sur ses bords et sur sa pointe; son milieu est fort souvent blanchâtre, par fois cependant, il est recouvert d'une croûte jaunâtre. Les gencives sont gorgées de sang, elles saignent, les dents sont mobiles dans leur alvéole, etc.

180. La durée de la gastro-entérite chronique est indéterminée. Cette maladie peut cesser après deux ou trois mois d'existence, mais elle se prolonge quelquefois pendant plusieurs années de suite. En ce moment, nous pourrions citer l'exemple d'un avoué qui, depuis cinq ans, offre tous les phénomènes de cette affection. Cette maladie est ordinairement continue et parfois rémittente.

181. Les terminaisons les plus communes de la gastro-entérite chronique sont la résolution, le ramollissement de la membrane muqueuse de l'estomac et des intestins, l'ulcération de cette membrane, la perforation et l'hydropisie.

182. *Résolution.* Dans toutes les phlegmasies, la résolution est la terminaison la plus désirable, mais malheureusement, dans la gastro-entérite chronique, elle est la moins commune; quoiqu'il en soit, on pourra la prévoir par la marche lente des symptômes, par leur disparition progressive, enfin par le rétablissement des fonctions dont le libre exercice avait été troublé et même suspendu.

183. *Ramollissement. Ulcérations.* La prolongation

des phénomènes de la gastro-entérite à un faible degré, la rémission de la douleur et de la chaleur, avec persévérance de l'anxiété, la continuité des rapports, etc., peuvent faire soupçonner la terminaison de la maladie par le ramollissement ou l'ulcération de la membrane muqueuse gastro-intestinale; mais aucun signe, pendant la vie, ne peut nous en faire acquérir la certitude.

184. *Perforation.* Quant à la perforation de l'estomac ou des intestins, nous renvoyons à ce que nous avons dit ailleurs (79, 95, 138).

185. *Hydropisie.* L'hydropisie générale, mais plus particulièrement l'ascite, met quelquefois un terme à la maladie que nous décrivons. Cette fâcheuse terminaison a surtout lieu lorsque la péritonite se déclare pendant le cours de la gastro-entérite chronique.

186. *Pronostic.* Le pronostic de la gastro-entérite, tant à l'état aigu qu'à l'état chronique, est toujours défavorable, et il l'est d'autant plus que les symptômes présentent plus d'intensité; il varie aussi, suivant que cette maladie est simple ou compliquée; en général, dans la gastro-entérite aigüe, la coïncidence d'une forte chaleur avec le froid des extrémités, et une soif inextinguible, dénote un très-haut degré d'inflammation gastro-intestinale, par conséquent une maladie très-grave. On doit toujours mal augurer de l'issue de la gastro-entérite, comme de toutes les maladies en général, lorsque le pouls est très-fréquent, ou lorsque ses pulsations ne s'éloignent point de l'état normal, ou ne s'en écartent que peu, tandis que les autres symptômes présentent beaucoup d'intensité. Ces deux circonstances avaient déjà été notées par Sarcone, dans l'épidémie de

Naples. Les sueurs partielles doivent également faire craindre une terminaison fâcheuse.

187. La gastro-entérite aigüe laisse encore quelque espoir de salut, mais lorsqu'elle est parvenue à l'état chronique, que peut-on opposer à une affection aussi désorganisatrice et dont la connaissance ne nous est souvent acquise que plusieurs mois après son invasion ? Peut-on oser attendre des succès de l'emploi de certains médicamens vantés et rejetés tour-à-tour ? Nous ne prétendons cependant pas dire que cette maladie soit constamment funeste, notre pratique particulière démentirait cette assertion, et nous sommes persuadés qu'il y a toujours de grandes probabilités en faveur du rétablissement de la santé, lorsque le mal n'a point encore jeté les fondemens de profondes altérations organiques et lorsque le traitement est convenable ; mais nous savons aussi qu'il n'y a plus d'espoir de guérison, lorsque la gastro-entérite est méconnue pendant long-temps et lorsque ses symptômes prennent tout-à-coup un caractère d'acuité.

188. La maladie que nous venons de décrire sous le nom de gastro-entérite, n'est point une affection nouvelle, les annales de la médecine nous en fournissent de nombreux exemples. Du temps d'Hippocrate, comme de nos jours, elle fut une de celles qu'on rencontre le plus fréquemment ; dans tous les climats on l'a vue régner soit sporadiquement, soit épidémiquement. Lancisi, en décrivant l'épidémie qu'il observa à Rome en 1695, nous a transmis l'histoire d'une gastro-entérite épidémique. Tissot, en parlant de la fièvre bilieuse qui régnait à Lausanne, en 1755, n'a-t-il pas décrit une gastro-entérite ? Rœderer et Wagler, en nous transmet-

tant l'histoire de la maladie épidémique dont Gottingue fut affligée pendant le siége de cette ville, en 1760 et 1761, nous indiquent la même maladie, également observée, en 1764, à Naples, par Sarcone; en 1802, à Mantes, par Navière, qui nous en a donné une relation estimée, etc. Mais ces auteurs ont méconnu la nature de ces affections, en les rapportant tantôt à la bile, tantôt à la putridité, etc., au lieu de les attribuer à l'inflammation de la muqueuse gastro-intestinale. Personne aujourd'hui ne saurait contester ce fait, qu'il serait d'ailleurs facile de démontrer en analysant les ouvrages de ces médecins; mais un tel travail nous paraît sans utilité dans l'état actuel de la science. Nous allons borner ici nos recherches sur la gastro-entérite, en continuant à prouver que les fièvres dites *bilieuses, muqueuses, adynamiques,* ne sont point, ainsi que quelques médecins semblent encore le penser, des fièvres *essentielles,* mais bien des gastrites ou des gastro-entérites simples ou compliquées; et nous continuerons à puiser nos preuves dans les écrits de l'homme qui a rendu, à une époque peu éloignée de nous, des services éminens à la science médicale.

189. Nous avons déjà démontré la similitude qui existe entre la gastrite et les fièvres *bilieuses* (100), *muqueuses* (102), *adynamiques* (104); nous avons rapporté une observation (107) qui prouve que l'inflammation de la muqueuse de l'estomac peut suivre le type intermittent; maintenant, il ne nous reste qu'à justifier ce que nous avons avancé, en disant que ces fièvres ne sont, dans quelques cas, que des gastro-entérites. Un seul exemple suffira pour rendre sensible cette vérité; mais les médecins qui désireraient rapprocher un plus

grand nombre de faits, pourront comparer les symptômes de la gastro-entérite avec ceux que présentent les observations décrites dans l'ouvrage où nous puisons nos moyens de comparaison; ils en retireront encore un autre avantage; ils verront que Pinel donne pour des observations de fièvres adynamiques des observations de gastro-entérites accompagnées de phénomènes cérébraux indiquant l'inflammation du cerveau ou des meninges, ce que la nécropsie eût évidemment démontré si elle eût eu lieu chaque fois, et si elle eût été faite avec plus de soin.

190. L'observation suivante est celle d'une meningo-gastrite continue.

« Marguerite Chauffereau, âgée de cinquante-sept « ans, se plaint depuis huit jours de malaise, de lassi- « tude, d'anorexie, elle s'endort sur la table; au réveil, « syncopes; cependant elle a la force de rentrer à la « Salpêtrière.

2e. *jour de la maladie*. Frisson, chaleur, céphalal- « gie, sentiment de pesanteur à l'épigastre, vomisse- « mens des alimens et de matières jaunes très-amères, « accès complet pendant la nuit.

« 9e. Même appareil de symptômes; le vomissement « est remplacé par la diarrhée.

« 10e. *Entrée à l'infirmerie*. Paroxysme pendant la « nuit.

« 11e. Céphalalgie, langue rouge sur les bords, cou- « verte d'un enduit jaune, sèche dans le milieu, soif, « douleur épigastrique, pouls fréquent, développé, cha- « leur de la peau très-vive. (Un grain de tartrite de « potasse antimonié).

« 12ᵉ. Deux paroxysmes pendant lesquels la face est « très-animée.

« 14ᵉ. Langue humectée sur les bords ; plusieurs « selles, paroxysme de la nuit seulement.

« 15ᵉ. Dévoiement arrêté ; langue humectée, pouls « souple, chaleur de la peau diminuée, halitueuse ; pa- « roxysme léger avec sueur abondante.

« 17ᵉ. Retour du dévoiement, symptômes aussi in- « tenses que l'avant-veille ; pouls faible, intermittent.

« 20ᵉ. Diminution du dévoiement, rémission de tous « les symptômes ; pouls régulier, souple ; cependant « délire pendant le paroxysme.

« 21ᵉ. Point de dévoiement, point de paroxysme, « sommeil.

« 22ᵉ. Convalescence confirmée. On a purgé la malade « huit jours après ; la santé s'est parfaitement rétablie. »

191. Quels sont les symptômes qui ont déterminé Pinel à placer cette observation dans son deuxième ordre de fièvres, c'est-à-dire dans la classe des *bilieuses* ou *gastriques ?* Pour celui qui a étudié cet auteur, il sera aisé de répondre à cette question ; ainsi donc, nous dirons que *la céphalalgie, le sentiment de pesanteur à l'épigastre, les vomissement de matière jaune, amère, l'enduit jaune de la langue, l'intensité de la chaleur de la peau*, ont été donnés par ce nosographe, comme des phénomènes *pathognomoniques* de la fièvre *bilieuse* ou *gastrique* ; conséquent dans sa manière de voir, il ne pouvait assigner à cette maladie un autre rang dans sa méthode de classification. Si, de notre côté, nous comparons ces symptômes à ceux que nous avons décrits comme propres à la gastro-entérite, en y joignant *la rougeur des bords de la langue, la diarrhée*, et toute

la *physionomie* que porte cette observation (s'il nous est permis de nous exprimer ainsi), nous ne pouvons nous refuser de reconnaître que Marguerite Chauffereau a été atteinte d'une inflammation gastro-intestinale, qui s'est heureusement terminée par les seuls efforts de la nature. Nous pourrions multiplier à l'infini ces observations, surtout si nous voulions puiser nos exemples dans le tome premier de la *Clinique médicale*, publiée par M. Andral fils, source féconde de faits précieux qui ne sauraient trop être médités, mais la matière nous paraît suffisamment éclairée.

192. *Maladies qu'on peut confondre*. Les affections cérébrales sont les maladies qui offrent, avec la gastro-entérite, une infinité de points de contact, ce qui peut exposer le praticien à des méprises. Nous avons cherché à nous éclairer sur cet objet en traitant de la gastrite, nous y renvoyons le lecteur (110). Il est encore une autre erreur qui peut avoir des suites funestes, c'est celle que commettrait un médecin en prenant une gastralgie pour une gastro-entérite, *et vice versâ*. Dans le second chapitre de cet ouvrage, nous indiquerons les caractères propres à faire distinguer ces deux affections.

193. *Complications*. Outre celles que nous avons indiquées ailleurs (114), la gastro-entérite coexiste fréquemment, surtout lorsqu'elle suit une marche chronique, avec le carreau, auquel elle donne souvent naissance.

194. *Nécropsie*. En traitant de la gastrite et de l'entérite, nous avons fait connaître les altérations organiques qu'on rencontre à la suite de ces inflammations (115, 152); la gastro-entérite produisant les mêmes désorganisations, ce serait se répéter inutilement, si nous

les retracions de nouveau ; mais il en est une dont nous n'avons pas parlé, parce qu'elle ne s'observe guère que chez les individus qui ont succombé aux suites de la gastro-entérite. La membrane muqueuse intestinale a présenté, chez quelques sujets, une éruption de pustules analogue à celles qu'on remarque sur la peau des varioleux. Cette éruption est tantôt discrète, tantôt confluente ; quelques médecins la considèrent comme une des terminaisons de la gastro-entérite : cette assertion nous paraît fausse. D'autres pensent, avec plus de raison, que c'est une maladie particulière aux glandes de Brunner et de Peyer, à laquelle M. Bretonneau a donné le nom de *dothinentérite*. Malgré les nombreuses recherches faites jusqu'à ce jour et les nouvelles observations publiées par M. Perron, nous n'avons encore, à notre connaissance, aucun moyen pour nous assurer, pendant la vie, de l'existence de cette éruption.

DU CHOLÉRA-MORBUS, *s. m.*

195. Dénomination employée par Hippocrate, pour désigner des évacuations abondantes et fréquentes, par haut et par bas. Chaussier le nomme *cholerragie*, le vulgaire, *trousse-galant*. On lit, sur cette maladie, dans le *Dictionnaire de Médecine*, un article estimé qu'on doit aux talens de M. Ferrus.

196. *Causes*. Nous diviserons en deux classes les causes du choléra-morbus ; dans la première, nous comprendrons celles qui agissent directement sur la muqueuse de l'estomac ; dans la seconde, celles qui ne donnent lieu à cette maladie qu'après avoir porté leur action sur d'autres organes. Au nombre des premières, se trouvent les repas copieux faits avec des alimens in-

digestes, âcres, pesans, tels que viande de porc, pâtisserie chaude et préparée avec du beurre ou de l'huile rance; certains poissons, comme le brochet, le hareng fumé, le barbeau, etc.; le vin non-fermenté ou en fermentation; celui qui est chargé de matière colorante ou acide; les boissons à la glace; les fruits acides ou aqueux, parmi lesquels on note particulièrement les melons, les concombres, les ananas; enfin, l'usage des champignons et l'ingestion de diverses substances vénéneuses.

197. La seconde classe des causes du choléra-morbus pourrait encore être subdivisée en deux autres : 1° En celles dont l'action se porte d'abord sur les poumons et sur la peau, telles sont les chaleurs excessives et continues du jour, remplacées par la fraîcheur des nuits; l'exposition prolongée aux rayons du soleil; la disparition des écoulemens habituels, ou la délitescence des maladies chroniques de la peau et des articulations. 2° En celles dont l'action paraît se porter primitivement sur le système nerveux; parmi elles on range, en première ligne, la colère, et les autres affections morales, les travaux de cabinet, etc.

198. Certaines causes endémiques, encore non-suffisamment déterminées, disposent à cette maladie, qui d'ailleurs, ainsi que toutes celles qui affligent l'espèce humaine, ne saurait se développer, s'il n'existait en nous une prédisposition ou modification particulière de nos organes, qui échappe à nos sens.

199. *Symptômes.* Dans quelques cas, le choléra-morbus se déclare spontanément; dans d'autres, son invasion est précédée des phénomènes suivans : Le malade se plaint, pendant quelques jours, d'inappétance,

d'amertume de la bouche, de soif, de nausées, de rapports nidoreux, de hoquets, de douleurs et de chaleur à l'épigastre; de lassitudes spontanées, de crampes dans les muscles des jambes, ou seulement de frissons auxquels succèdent l'accélération du pouls. Que ces symptômes aient précédé la maladie, ou que son début soit spontané, ce qui est le plus ordinaire, les vomissemens et la diarrhée s'établissent; surviennent ensuite des douleurs plus ou moins vives dans les régions qu'occupent l'estomac et les intestins, et qui augmentent suivant la fréquence des évacuations. Les matières rejetées par la bouche, d'abord séreuses, sont mêlées avec des alimens, si le choléra-morbus est survenu immédiatement après le repas, ou s'il l'a suivi à un court intervalle. Les matières ne tardent pas à prendre une couleur jaunâtre, verdâtre, grisâtre et même noirâtre, lorsque le vomissement a duré quelques heures, ou lorsqu'il se renouvelle fréquemment. Les matières rendues par les selles présentent aussi la même couleur. A mesure que les évacuations par haut et par bas deviennent plus fréquentes (dans quelques cas elles se succèdent sans interruption), les douleurs abdominales s'accroissent, et sont accompagnées de tranchées, de hoquets, du météorisme de l'abdomen, de la petitesse et de la fréquence du pouls, qui souvent est misérable et à peine sensible. Lorsque la maladie prend plus d'intensité, la soif devient ardente, et les facultés morales s'affaiblissent; la prostration des forces est remarquable, il survient de fréquentes syncopes, des crampes très-douloureuses aux mollets; les membres se refroidissent en même-temps que le malade accuse une chaleur intérieure. La peau est ordinairement sèche ou couverte d'une sueur abondante, froide et visqueuse, particulièrement à la tête et sur le thorax; les traits de la face, d'abord animés, se grippent; dans quelques cas, les membres se contractent, ils sont convulsés; les urines, peu abondantes, sont troubles, rouges, et ne coulent, en général, que pendant les efforts du vomissement; enfin, le délire vient compléter ce triste tableau.

200. La durée du choléra-morbus est d'une heure à plusieurs jours, rarement on le voit dépasser le septième. Sa marche est ordinairement continue et très-aigüe; cependant il est des cas où il se montre sous le type intermittent. En 1821, nous eûmes occasion de donner des soins à une actrice distinguée de la capitale, chez laquelle il s'est présenté sous le type tierce. Cette dame, après avoir joué un rôle assez fatigant, se rend dans un café, y prend une glace; peu après, les frissons qu'elle éprouve la forcent à rentrer chez elle. A peine est-elle dans son appartement, que des vomissemens se déclarent avec le besoin d'aller à la selle; pendant quatre heures, aucun moyen ne put arrêter ces évacuations qui se succédaient avec rapidité; mais une sueur abondante étant survenue, elles cessèrent, et la malade se crut guérie, quoiqu'extrêmement fatiguée. Le surlendemain, les mêmes phénomènes parurent, se dissipèrent pour reparaître encore le cinquième jour. Pendant l'intermission, un traitement convenable ayant été prescrit, la maladie ne revint plus. La fièvre intermittente *cholérique* des auteurs n'est certainement qu'une variété du choléra-morbus.

201. *Terminaisons*. Les terminaisons du choléra-morbus ne sont pas nombreuses, les auteurs n'en reconnaissent que deux, le rétablissement de la santé, ou la

mort; nous croyons cependant devoir en ajouter une troisième, il peut, dans plus d'un cas, occasionner la gastrite chronique. Lorsque la cessation de la maladie doit être prompte et heureuse, les symptômes perdent de leur gravité; les vomissemens deviennent moins fréquens, les selles sont plus rares, les douleurs diminuent; le ventre se distend; le pouls se relève, le besoin de dormir se fait sentir, les fonctions se rétablissent. Mais la mort est assurée, lorsque les vomissemens et les déjections alvines augmentent; le danger devient plus pressant, quand les évacuations par le haut sont remplacées par le délire, par les hoquets, par des syncopes qui se multiplient; enfin, lorsqu'une sueur froide et visqueuse couvre le corps; à cette époque de la maladie, ou les douleurs s'accroissent, ou le malade tombe dans un état de stupeur, et meurt au milieu des convulsions.

202. *Pronostic.* D'après ce que nous avons dit, on conçoit que le choléra-morbus est toujours une affection fâcheuse; son pronostic est d'autant plus grave que les vomissemens sont fréquens, que les traits de la face sont plus profondément altérés, que le pouls est plus faible, etc. En général, celui qui est dû à une indigestion est moins dangereux, que celui qui se déclare à la suite d'un empoisonnement.

203. *Maladies qu'on peut confondre.* La marche du choléra-morbus étant ordinairement très-rapide, on ne peut le confondre avec d'autres affections, où s'observent également des vomissemens plus ou moins fréquens, et l'on ne saurait prendre un étranglement intestinal pour cette maladie :

1° Parce qu'elle survient généralement d'une manière spontanée ;

2° Parce que l'étranglement se déclare presque toujours à la suite de l'inflammation du péritoine, ou d'un autre organe renfermé dans la cavité abdominale ;

3° Parce qu'il est précédé et accompagné de constipation opiniâtre, au lieu qu'il y a dévoiement dans le choléra-morbus ;

4° Dans le cas d'étranglement, le malade accuse une douleur fixe, au lieu qu'elle est générale dans la maladie que nous décrivons ;

5° Dans le choléra-morbus, le ventre est également météorisé, au lieu que dans l'étranglement, il n'est gonflé qu'à l'endroit où le malade éprouve de la douleur, etc.

204. *Nécropsie.* Lorsque la mort est survenue peu d'heures après l'invasion du choléra-morbus, on ne voit que peu d'altérations à la muqueuse gastro-intestinale ; mais si la maladie a duré quelques jours, cette membrane est le siége d'une rougeur plus ou moins intense ; ses vaisseaux sont injectés ; quelquefois l'estomac et les intestins sont rétrécis ; enfin, si elle a été la suite d'un empoissonnement, on rencontre d'autres altérations dont il sera parlé ailleurs.

Le foie est ordinairement gorgé de sang.

DU CARREAU, *s. m.*

205. On aurait tort de penser que la vraie nature du carreau n'a été connue que dans les temps modernes ; Hunter le désignait déjà sous le nom d'inflammation scrophuleuse des glandes mésentériques. En 1787, Baumes remporta le prix proposé sur cette maladie,

par la Faculté de médecine de Paris. C'est dans cette monographie, digne de l'illustre professeur de Montpellier, que puisent encore aujourd'hui ceux qui écrivent sur cette affection, qu'on désigne aussi sous le nom de *mésentérite*.

206. *Causes*. Le carreau est une maladie qui se déclare généralement dans l'enfance, néanmoins les adultes n'en sont pas exempts. Les individus chez lesquels le système lymphatique prédomine, en sont plus particulièrement affectés; elle est commune chez les enfans qui mangent beaucoup, qui croissent rapidement ou qui sont disposés au rachitisme ou aux scrophules.

Au nombre des principales causes de la mésentérite, nous placerons la rétention du méconium, le défaut d'allaitement maternel, pendant les premiers mois de la vie; l'usage d'un lait trop consistant, de la bouillie mal faite, des alimens solides permis trop tôt; l'emploi habituel des farineux mal préparés, des pâtes mal levées et autres substances alimentaires grossières, indigestes ou chargées de principes irritans et peu en rapport avec la faiblesse des organes digestifs. Tissot a fait sur la fréquence de ces causes, des réflexions judicieuses. Le vin acide, le cidre aigre, les boissons chaudes et stimulantes, l'abus des purgatifs, des huileux, des absorbans, ont été regardés de tous temps, ainsi que la présence des vers dans le tube intestinal, comme de puissantes causes de cette affection.

207. La mésentérite a paru, dans quelques cas, ne devoir être attribuée qu'à une dentition laborieuse ou à la suppression de certaines éruptions cutanées propres à l'enfance, telles que la rougeole, la variole, la teigne, etc.; le défaut d'exercice, l'habitation dans des lieux bas, froids, humides, privés des rayons solaires, con-

tribuent au développement de cette maladie, qui succède, en outre, assez souvent à une gastro-entérite soit aigüe, soit chronique.

208. *Symptômes.* La mésentérite présente à son début des phénomènes qui ne sont nullement caractéristiques, parce qu'ils appartiennent encore à d'autres altérations morbides dont le siége est aussi dans l'abdomen et notamment à l'entérite-chronique, tels sont des vomissemens de matières glaireuses, qui reviennent par intervalles; l'inégalité de l'appétit, nul chez les uns, vorace chez les autres; l'enduit blanchâtre et jaunâtre de la langue; la fétidité de l'haleine; l'épaisseur de la salive; les tranchées produites par le séjour des vents dans le tube intestinal; la constipation, quelquefois la diarrhée; le volume du ventre, ordinairement tendu, particulièrement le soir; les urines lactescentes; une transpiration qui répand une odeur aigre; un pouls intermittent; l'abattement des yeux; la pâleur de la caroncule lacrymale et de la peau du front, tandis que le visage est inégalement coloré. Si le malade est d'âge à pouvoir rendre compte de ses sensations, il se plaint de crampes, de faiblesse dans les extrémités inférieures, de douleurs dans ces parties, ainsi qu'aux lombes et particulièrement dans le bas-ventre, au-dessous du nombril.

209. Les symptômes s'aggravent après être restés stationnaires pendant un temps indéterminé, le ventre qui n'était d'abord tendu qu'après les repas, ne cesse plus de l'être, et son volume s'accroît de plus en plus; en palpant l'abdomen avec soin, on découvre, çà et là, des inégalités et des tumeurs plus ou moins nombreuses, dont la grosseur varie à l'infini. Chez la plupart des enfans, l'appétit est considérablement augmenté, et, en

le satisfaisant, on rend la maladie plus grave; chez d'autres, mais en petit nombre, il diminue. Après les repas, modérés ou copieux, les malades ressentent constamment des malaises, leur bouche se remplit d'une salive épaisse; si la diarrhée existait déjà, elle devient plus abondante ou elle se déclare, dans le cas de constipation; les matières évacuées sont d'abord jaunâtres, elles deviennent ensuite blanchâtres ou terreuses, et assez généralement leur expulsion est suivie de celle de vers intestinaux. Le malade perd le sommeil, il s'agite sans cesse dans son lit, et, à cette époque, les glandes du col s'engorgent, quelquefois même cet engorgement précède l'invasion du carreau. Le sujet maigrit, et cet amaigrissement est surtout remarquable à la partie interne et supérieure des cuisses; les pieds et le bas des jambes sont en même-temps œdematiés.

210. A mesure que la maladie fait des progrès, le ventre se tuméfie davantage, et il acquiert quelquefois un volume considérable; les tumeurs qu'on avait déjà remarquées dans le bas-ventre, paraissent et plus nombreuses et plus développées; cependant il est des cas dans lesquels il est impossible de les découvrir à cause du météorisme de l'abdomen : dans cette circonstance on voit se développer tous les symptômes de la physentérie. A cette époque le pouls devint fréquent, l'amaigrissement augmente; la peau se sèche, se ride, particulièrement à la partie interne et supérieure des cuisses; elle prend une couleur terreuse, presque uniforme sur toute son étendue, excepté à la face où elle est d'un blanc de cire, et où l'on voit, çà et là, des points rouges; les lèvres sont ou blanchâtres ou rouges et sèches; la soif est vive, la faim extraordinaire, mais les alimens ne sont pas

digérés, le malade les rend à demi altérés par les forces digestives. Ces évacuations constituent ce qu'on nommait autrefois *lientérie chyleuse*. Le marasme devient extrême, le sommeil, peu prolongé, est très-agité; la tristesse augmente; l'ascite survient, et enfin le malade succombe après avoir été plus ou moins de temps en proie à cet état qu'on nomme fièvre *hectique*.

211. De ce que nous venons de dire, il résulte que la mésentérite se présente sous trois degrés ou périodes bien distincts.

1re *Période*. Phénomènes équivoques, nullement carastéristiques, tels sont les vomissemens, l'inégalité de l'appétit, la présence des gaz dans le tube intestinal, la constipation ou la diarrhée, les douleurs dans les extrémités abdominales.

2e *Période*. La maladie du mésentère se dessine mieux. Ses symptômes sont plus marqués; les malades ont une physionomie particulière que le praticien ne méconnaît pas, mais qu'il ne peut décrire; ajoutons à cela une peau livide ou terreuse et sèche; la tuméfaction constante du ventre, la présence de tumeurs que le tact fait découvrir dans l'abdomen, l'accroissement de la maigreur générale, et notamment de celle des extrémités inférieures, jointe à l'œdematie des malléoles, etc.

3e *Période*. La fiévre hectique, le marasme le plus complet, la fréquence du dévoiement, la tuméfaction du ventre, et même l'ascite, etc., caractérisent cette dernière période.

212. Il est une espèce de carreau fort difficile à reconnaître, et que les auteurs désignent sous le nom d'*indolent*. Dans cette espèce d'affection, le malade est

en proie à une fièvre lente sans altération, au moins sensible, des fonctions digestives, sans tuméfaction abdominale, sans qu'il soit possible de découvrir des tumeurs dans le bas-ventre, et cependant il meurt, et à l'ouverture du cadavre on trouve de profondes altérations dans les glandes du mésentère.

213. La marche du carreau est ordinairement fort lente; souvent il s'écoule beaucoup de temps d'une période à l'autre, par conséquent sa durée est indéterminée. Cette affection peut donc durer plusieurs années, comme aussi, elle peut ne se prolonger que pendant plusieurs mois.

214. *Pronostic.* L'engorgement des glandes du mésentère est une affection des plus graves; le pronostic en est constamment fâcheux. Cependant on peut espérer de le guérir lorsqu'il n'est encore qu'à son premier degré, particulièrement chez les enfans à la mamelle; les chances de succès sont fort douteuses lorsqu'on a à soigner des individus scrophuleux. En général, plus la maladie est avancée, moins on doit attendre et des ressources de la nature et de celles de l'art; parvenue à sa troisième période, la mésentérite est mortelle.

215. *Maladies qu'on peut confondre.* La constipation peut, dans certains cas, faire éclore quelques-uns des symptômes qui concourent à établir le diagnostic du carreau et donner lieu à de graves erreurs, préjudiciables aux malades, et honteuses pour le médecin. Ainsi nous ne saurions assez le répéter, le praticien doit éviter de prononcer avec trop de précipitation; et l'exemple suivant que nous empruntons à Fabri de Hilden, suffira pour faire sentir la nécessité d'un examen scrupuleux. Ce médecin fut appelé pour donner des soins à un enfant

de dix mois qu'on disait atteint du carreau, qui avait un ventre dur, inégal, qui éprouvait de vives tranchées et autres phénomènes propres à l'inflammation des ganglions mésentériques. Ces symptômes ne lui parurent pas suffisans pour établir son diagnostic; il procéda à un nouvel examen, s'informa soigneusement de toutes les circonstances qui avaient précédé et qui accompagnaient l'état de cet enfant; et de tous les renseignemens qu'il reçut, il conclut que les intestins étaient engorgés par des scybales et autres corps; l'événement justifia ce jugement. Après l'administration des huileux et des adoucissans, l'enfant rendit, non-seulement une très-grande quantité de matières fécales durcies, mais encore de petites pierres, des morceaux de fil, des brins de paille, etc., et se trouva guéri après ces évacuations.

216. Une dentition laborieuse peut, dans quelques cas, donner lieu à des symptômes qui ont plus ou moins d'analogie avec ceux du carreau; mais si l'on a égard à l'âge du sujet, si l'on note avec soin l'état des gencives, qui sont gonflées et rouges, si l'on remarque une salivation incolore et filante et non épaisse, si l'enfant porte sans cesse ses doigts à sa bouche, on devra attribuer la diarrhée, la fièvre lente, la distention des intestins, par les vents, la maigreur, etc., à l'odontophie et non au carreau; en outre, lorsque cette dernière affection existe, la face est d'un blanc de cire, et ce n'est que par intervalles qu'on observe çà et là quelques points rouges, au lieu que, dans le cas de dentition laborieuse, on voit des plaques roses et même rouges sur les pommettes, et particulièrement sur celle du côté où la dent doit se frayer une issue. Enfin, tous les symptômes disparaissent lorsqu'elle s'est fait jour au dehors.

217. Il n'est peut-être pas aussi facile de distinguer le carreau d'une affection vermineuse, car lorsque ces insectes pullulent dans les intestins, ils occasionnent le gonflement de l'abdomen, le dépérissement du sujet, quoique l'appétit soit considérable et même vorace, etc.; ces phénomènes sont ceux du carreau; alors il n'y a que l'expulsion des entozoaires qui puisse détruire l'incertitude dans laquelle se trouve le praticien. Cependant il est un signe que nous croyons presque pathognomonique dans cette circonstance, et qu'il ne faut pas négliger : nous voulons parler de l'odeur aigre de la transpiration. Cette odeur se rencontre toujours chez les sujets atteints de mésentérite; rarement, et même jamais, chez les enfans tourmentés par une dentition laborieuse, ni chez ceux qui sont en proie à une affection vermineuse.

218. *Complications.* Le carreau existe souvent avec l'entérite, et c'est la complication la plus ordinaire; vient ensuite celle des affections du foie; chez les sujets scrophuleux, on voit se développer en même-temps les tubercules pulmonaires et les engorgemens des ganglions mésentériques; enfin, l'arachnoïdite se déclare quelquefois chez les individus affectés du carreau, et cette complication est toujours l'annonce d'une mort prochaine.

219. *Nécropsie.* Les ganglions du mésentère sont tuméfiés, durs et rougeâtres; d'autres fois, ils sont blanchâtres, ramollis ou en suppuration. Dans quelques cas, l'estomac et les intestins présentent des altérations analogues à celles qu'on rencontre à la suite de la gastrite et de l'entérite; enfin, les poumons offrent des tubercules en suppuration, et le foie, la rate, etc., sont aussi par-

fois dans un état plus ou moins complet de désorganisation.

DEUXIÈME SECTION.

DE L'HÉMATÉMÈSE. *s. f.*

220. Maladie peu fréquente et qu'on désigne aujourd'hui sous la dénomination de *gastrorrhagie*. L'histoire de cette affection, plus particulière aux femmes qu'aux hommes, toutes choses égales d'ailleurs, n'est guère plus avancée qu'au temps où Pinel écrivait.

221. *Causes*. Parmi les causes de l'hématémèse, on range les chutes, les coups sur l'épigastre, l'ingestion de substances délétères, telles que verre pilé, et autres corps capables de produire l'érosion de la muqueuse de l'estomac ; l'usage intempestif des vomitifs, des purgatifs drastiques ; l'immersion des pieds, des mains, dans de l'eau froide ; la suppression du flux menstruel, des hémorrhoïdes, et autres évacuations sanguines périodiques. Chez quelques femmes enceintes, on la voit survenir pendant les premiers mois de la gestation, à l'époque où les règles avaient coutume de paraître. Les affections morales influent également sur la production de cette hémorrhagie, qu'on a vu se déclarer à la suite de longs chagrins, d'un état de tristesse habituel, ou d'un emportement de colère. Elle peut encore être le résultat de l'altération organique de l'estomac, du foie, du pancréas, etc.

222. Nous n'indiquerons pas, avec quelques auteurs, comme cause de la gastrorrhagie, la section du frein de la langue, la resection des amygdales, l'ouverture d'une collection sanguino-purulente, etc., quoique le sang qui est avalé, pendant ou après ces opérations, donne

lieu à un vomissement sanguin, mais il ne constitue pas l'hématémèse : pour que cette affection existe, il faut que le sang s'échappe de la muqueuse gastrique par exhalation ou par suite de l'érosion de cette membrane.

223. *Symptômes*. Les phénomènes propres à la gastrorrhagie se divisent naturellement en trois classes, ceux qui précèdent le vomissement, ceux qui l'accompagnent, et enfin, ceux qui lui succèdent.

224. L'hématemèse s'annonce, en général, par une douleur à l'hypocondre gauche, par le refroidissement des pieds et des mains, par un sentiment d'oppression à l'épigastre, par des vertiges, des éblouissemens, des tintemens d'oreilles, des syncopes; par la décoloration de la face; par une saveur douceâtre de la bouche, par un état de tristesse, de morosité; par des craintes dont le malade ne peut donner de raisons qui les justifient. Des nausées, qui succèdent à ces phénomènes, précèdent en général le vomissement, qui néanmoins peut se déclarer sans avoir été annoncé par elles.

225. Le sang sort par la bouche, et même par les narines, en plus ou moins grande abondance; ordinairement, mêlé d'abord avec des matières alimentaires, il l'est ensuite avec des mucosités ou avec de la bile, en quantité variée; quelquefois il est expulsé pur, noir, grumeleux. Ces évacuations se renouvellent à des intervalles plus ou moins éloignés, chez quelques individus le vomissement n'a lieu qu'une seule fois.

226. Après l'expulsion du sang, le malade paraît inquiet, étonné, il est abattu et plus pâle qu'avant; l'action musculaire diminue, son pouls faiblit, ses extrémités se glacent, une sueur froide inonde son corps. Si l'hémorrhagie est abondante, et que les vomissemens

soient fréquens, les syncopes sont plus rapprochées et se prolongent davantage, des mouvemens convulsifs se déclarent.

227. Chez quelques sujets, des selles noires, abondantes et fréquentes sont précédées de coliques sourdes. Ces évacuations constituent ce que les anciens nommaient *melana*, maladie qui vient rarement à la suite de l'hématémèse, due à l'exhalation du sang ou à l'érosion de la muqueuse gastrique, mais qui plus souvent est un symptôme d'une profonde altération de l'estomac, surtout des intestins.

228. La durée de cette affection est indéterminée; chez quelques sujets, le vomissement de sang n'a lieu, ainsi que nous l'avons déjà dit, qu'une fois seulement, mais ce cas est rare; chez d'autres, il se renouvelle à des intervalles plus ou moins éloignés, et continue ainsi plusieurs jours de suite.

229. L'hémorrhagie stomacale peut suivre une marche chronique, alors ses phénomènes sont plus intenses, c'est-à-dire que le sang rendu par la bouche n'est pas très-abondant, que l'état de faiblesse qui succède aux vomissemens est peu prononcé, et que communément ils ne sont suivis d'aucune syncope.

230. Quelques observations prouvent que la gastrorrhagie suit une marche périodique, d'autres, qu'elle remplace des hémorrhagies habituelles. L'observation suivante nous parait propre à confirmer cette dernière assertion.

Madame C. V., âgée de cinquante-cinq ans, extrêmement maigre, irritable, d'une caractère pusillanime et sujette à des spasmes variés, a cessé d'avoir ses règles à l'âge de cinquante ans. Le flux menstruel fut remplacé par un écoulement hémorrhoïdal considérable, qui paraissait assez régulièrement tous les six ou sept mois. Cet écoulement se supprima, alors des vertiges passagers survinrent, presque toujours le matin, et se prolongèrent pendant quatre mois, jusqu'en octobre 1826. A cette époque, Madame C. V. fut prise tout-à-coup d'un vomissement sanguin qui se renouvela plusieurs fois dans la journée, continua pendant quelques jours, et finit par céder à l'emploi des moyens appropriés. En août 1827, la maladie revint, se prolongea davantage; en février 1828, elle reparut; sa durée fut de dix-sept jours, et elle ne se termina que par la réapparition des hémorrhoïdes.

231. La gastrorrhagie se termine par le retour de la santé, par l'apparition d'une autre hémorrhagie (ce cas n'est pas rare), par la gastrite ou par la mort.

232. Lorsque cette maladie doit se terminer d'une manière favorable, les vomissemens sont, en général, moins fréquens, il existe de longs intervalles entre eux et à leur issue, le malade n'est pas très-abattu, ses forces sont peu diminuées, et il n'éprouve ni syncope, ni mouvement convulsif, etc.; enfin, insensiblement les fonctions rentrent dans leur état normal.

233. Lorsque l'hémorrhagie stomacale est remplacée par une autre évacuation sanguine, la première ne cesse ordinairement que lorsque la seconde est bien établie. Nous avons connu une femme qui, dans l'état de grossesse, était, pendant les premiers mois, atteinte d'hématémèse à l'époque où les règles devaient couler, et hors cet état, le flux menstruel alternait avec la gastrorrhagie.

234. Quand l'hémorrhagie stomacale se termine par

la gastrite, et cela a presque toujours lieu lorsqu'on emploie les astringens, les symptômes de la première maladie disparaissent tandis que ceux de la seconde se développent.

235. Si cette affection doit conduire le malade au tombeau, les vomissemens sanguins sont d'abord très-fréquens et très-abondans; le sang est, dans le commencement, rejeté avec force, il semble ensuite couler de la bouche sans que l'estomac paraisse se contracter pour en opérer l'expulsion; les syncopes se multiplient, la faiblesse augmente, les convulsions se succèdent rapidement, et le sujet meurt dans un état de suffocation ou de stupeur.

236. *Pronostic.* L'hématémèse peu intense est rarement mortelle, surtout lorsque les vomissemens sont peu fréquens, mais s'ils sont très-rapprochés et que le sang soit abondamment rejeté, on a tout à craindre, surtout quand les syncopes se multiplient. Une infinité de circonstances, ainsi que la cause qui a produit la maladie, peuvent faire varier le pronostic.

237. *Maladie qu'on peut confondre.* La seule maladie qu'on pourrait confondre avec la gastrorrhagie, est l'hémoptisie. Cependant, nous pensons qu'une telle méprise doit être fort rare lorsqu'on a une entière connaissance des phénomènes propres à ces deux affections. Un seul coup d'œil sur le tableau ci-après suffira pour faire éviter une erreur que ne commet point un médecin attentif.

SYMPTÔMES DE L'HÉMATÉMÈSE.	SYMPTÔMES DE L'HÉMOPTISIE.
Des nausées précèdent ordinairement les évacuations par la bouche, d'un sang pur, non écumeux,	Des accès de toux, des titillations dans la région du larynx, de la trachée-artère ou des bronches,

plus généralement noir, grumelé ou mélangé avec des matières soit alimentaires, soit muqueuses. Ces évacuations ont lieu sans toux, sans fièvre, et sont accompagnées de distension à l'hypocondre gauche.

précédent l'évacuation par la bouche et en petite quantité, d'un sang spumeux, rouge, vermeil; le malade accuse un sentiment d'irritation ou une sorte de bouillonnement dans la poitrine, au-dessous du sternum, où on entend un râle muqueux, etc.

238. *Nécropsie*. Lorsque le malade a succombé à la suite d'une gastrorrhagie, il est des cas où l'on ne rencontre aucune altération de la muqueuse gastrique, mais généralement cette membrane est rouge et ses vaisseaux sont injectés, quelquefois variqueux; dans des circonstances fort rares, on l'a trouvée ulcérée sur divers points de son étendue.

Chez quelques individus on a vu le foie dans un état de ramollissement, ainsi que la rate. En 1824, à l'hôpital St.-Louis, nous observâmes, chez un sujet dont la mort ne pouvait être attribuée qu'à un vomissement de sang, seul phénomène sensible pendant la vie, le tissu du pancréas entièrement altéré et imbibé d'une matière purulente blanchâtre.

DES HÉMORRHOÏDES. *s. f.*

239. Stahl, dans son système de pathologie, a fait jouer un grand rôle aux hémorrhoïdes. M. Montègre, dans le *Dictionnaire des Sciences médicales*, les a décrites avec beaucoup de talent.

240. *Causes*. Au nombre des causes des hémorrhoïdes, on range une nourriture abondante, composée d'alimens irritans, flatueux; les excès de boissons aromatiques prises chaudes; une vie oisive, sédentaire; l'habitude de rester assis ou en voiture; l'équitation habituelle, jointe à une nourriture succulente; les travaux du ca-

binet ; les passions, les affections morales tristes, les emportemens de colère, etc.

241. Certaines causes dont l'action est locale, disposent à cette maladie, telles sont les irritations du rectum, produites par la présence des ascarides, par la mauvaise habitude de se chauffer les fesses, par les contusions, les dartres, et autres phlegmasies qui ont leur siége autour de l'ouverture anale. On sait que l'usage fréquent des purgatifs irritans dont l'action, comme celle des aloëtiques, porte spécialement sur les gros intestins, produit assez souvent des boutons hémorrhoïdaux, aussi bien que l'emploi des lavemens âcres et très-chauds. Il existe encore d'autres causes locales qui ont une action mécanique, tel que la gestation, un accouchement laborieux, la présence des fèces, d'un suppositoire dans le rectum, ou d'un pessaire dans le vagin.

242. Des hémorrhoïdes surviennent souvent à la suite des maladies aigües et pendant la durée de celles qui sont chroniques, notamment dans le cours de l'hépatite chronique, de la mélancolie, de la folie, etc. On les voit succéder à des hémorrhagies habituelles, à l'épistaxis, par exemple.

243. Quelques auteurs, entre autres Stahl, et après lui M. Montègre, prétendent que les individus chez lesquels on observe les hémorrhoïdes, ont une constitution particulière, et ils donnent pour principaux caractères de cette constitution, une taille élevée, un teint plombé, jaunâtre, de grosses veines serpentant sur les bras, sur les mains, sur les pieds ; des cheveux noirs, un regard sombre, un grand appétit, une constipation opiniâtre accompagnée de flatuosités ; en outre, ils ont remarqué que ces individus étaient brusques, emportés,

que leurs passions étaient violentes, leur résolution ferme, etc.

244. Le jeune âge n'est pas exempt de cette affection, mais elle se déclare plus ordinairement après quarante ou quarante-cinq ans qu'avant cette époque; on la rencontre également chez les deux sexes, cependant Cullen assure que les femmes y sont plus sujettes que les hommes; d'autres praticiens prétendent le contraire, et nous sommes de cette dernière opinion.

245. Ce serait une erreur de croire, avec le vulgaire, que les hémorrhoïdes sont héréditaires, et qu'une seule cause est suffisante pour les produire. Pour qu'elles se déclarent, nous pensons que l'action réunie de plusieurs causes est nécessaire, et qu'il faut encore qu'à cette action soit jointe une prédisposition particulière, que nous ne pouvons déterminer, dans l'état actuel de la science.

246. *Symptômes*. Les hémorrhoïdes s'annoncent par un sentiment de pesanteur, de tension, non-douloureux, mais très-incommode, et bien différent de celui que fait éprouver la présence des fèces dans le rectum. Ces symptômes ne sont pas continus, ils durent peu d'abord, disparaissent pour reparaître de nouveau; à chaque nouvelle apparition, ils se prolongent davantage et, de plus, le malade éprouve une démangeaison, quelquefois fort vive, à l'anus. Si cet état existe depuis plusieurs jours, les matières fécales sont dures, rendues avec peine et couvertes de sang.

247. A mesure que la maladie fait des progrès, le sentiment de pesanteur s'accroît, il devient même permanent, et s'accompagne d'élancemens. A cette époque, des tumeurs ou tubercules se manifestent à la surface interne du rectum, plus ou moins près de l'anus, et

souvent à l'endroit où la muqueuse s'unit à la peau. Si ces tubercules laissent échapper du sang, ou une espèce de liquide blanchâtre et glaireux, on dit que les hémorrhoïdes sont *fluentes;* s'il ne s'en écoule rien, on les nomme *borgnes* ou *cœcæ.* Le plus communément, ces phénomènes, après s'être prolongés quelques jours, cessent et les tubercules se flétrissent sans qu'on ait observé, pendant leur durée, des symptômes de réaction ou sympathiques appréciables. Dans des circonstances plus rares, ils s'enflamment, deviennent douloureux, alors le malade éprouve un sentiment de pression au périnée, des frissons dans le dos, aux lombes; des engourdissemens aux extrémités inférieures, de fréquens besoins d'aller à la selle et d'uriner. Lorsqu'il rend ses excrémens, ils sont durs, ordinairement recouverts d'un sang vermeil; quelquefois ce fluide précède, en jets très-fins et saccadés, la sortie des féces, qui toujours est accompagnée de beaucoup de douleurs. Les urines sont rares, peu abondantes et décolorées. La bouche se sèche, la soif est vive; le visage est pâle, les yeux sont cernés et plombés; le pouls est dur et serré; les fonctions de l'estomac sont dérangées; des borborygmes très-incommodes tourmentent les malades.

248. Les hémorrhoïdaires, ainsi que nous l'avons déjà dit, ne rendent pas toujours du sang, et lorsque leurs hémorrhoïdes sont fluentes, il s'écoule de l'ouverture anale, tantôt un sang vermeil ou noir, tantôt une matière blanchâtre et glaireuse. Quelle que soit la nature de cet écoulement, dès qu'il a lieu, les douleurs cessent, mais s'il devient très-abondant ou très-fréquent, surtout s'il n'est pas sanguin, elles se renouvellent et prennent plus d'intensité. Assez souvent, l'écoulement

blanchâtre précède celui du sang et lui succède. Il est aussi des circonstances où ils existent l'un et l'autre en même-temps.

249. Si nous examinons l'oûverture anale, à diverses époques de la durée des hémorrhoïdes, nous rencontrons, chez quelques sujets, des tubercules celluleux, demi-ovalaires, pédiculés, alongés et pendans, d'un rouge pâle, quelquefois d'une couleur foncée et même d'un violet noir; s'ils sont comprimés par le sphincter, leur surface est sanglante ou couverte d'une matière blanchâtre et glaireuse. Ces tubercules persistent quelques jours dans cet état, et dès que l'inflammation diminue, ils s'affaissent, se flétrissent, se rident et disparaissent entièrement avec elle. On désigne cette espèce d'hémorrhoïdes, que Chaussier compare aux ecchymoses, sous le nom de *marisques*. Elles sont dues à du sang épanché dans le tissu cellulaire qui unit les membranes muqueuse et musculeuse de l'intestin, près de son extrémité inférieure.

250. Chez certains sujets, on observe, au-dedans de l'anus, des tumeurs molles, arrondies, bosselées, bleuâtres, par fois grouppées comme les grains de raisins sur leur tige; d'autres fois elles forment un cordon de granulation qui déborde l'ouverture anale; d'autres fois encore, ce cordon se gonfle, s'affaisse alternativement et disparaît. Cette espèce est connue sous la dénomination d'hémorrhoïdes *variqueuses*, formées par la dilatation partielle des veines. Enfin, suivant qu'elles sont apparentes ou cachées, on les nomme *internes* ou *externes*. Dans quelques circonstances, il existe en même-temps un double bourrelet ou cordon, dont l'un est interne et l'autre externe.

251. Quelle que soit l'espèce d'hémorrhoïdes qui existe, en portant le doigt dans le fondement on sent que la chaleur de la muqueuse est augmentée, et l'on distingue les sillons qui séparent chaque varice, lorsqu'elles forment un bourrelet interne.

252. Si nous récapitulions ce que nous avons dit jusqu'ici, pour établir le diagnostic des hémorrhoïdes, dont la marche est généralement irrégulière, et la durée indéterminée, nous verrions qu'elles présentent divers degrés dans leur développement. Le premier, par lequel une congestion s'établit sur la marge de l'anus, est annoncé par une tension incommode, par un sentiment de pesanteur, par une démangeaison à l'ouverture anale; plus tard, il survient des élancemens qui indiquent le passage au deuxième dègré, et c'est à cette époque où se forment des tumeurs ou tubercules plus ou moins nombreux, lesquels laissent échapper du sang ou une matière blanchâtre; quelquefois ils fournissent ces deux fluides en même-temps et, dans quelques cas, on n'observe aucun écoulement. Pendant cette période d'accroissement, si les symptômes prennent beaucoup d'intensité, on voit survenir divers phénomènes sympathiques, dont la durée n'est que de quelques jours. Les douleurs diminuent ensuite, les tumeurs se flétrissent, et disparaissent ordinairement pour reparaître à des époques régulières ou irrégulières, ce qui indique que cette affection a quelquefois une marche périodique; mais il est aussi des circonstances où il n'y a qu'un accès, et d'autres, où les hémorrhoïdes sont continues ou presque continues. Dans ce cas, on les voit souvent passer à l'état de suppuration, devenir fistuleuses, enfin dégénérer en cancer.

253. *Pronostic*. Les hémorrhoïdes ne sont mortelles que dans certains cas extraordinaires, heureusement fort rares, et lorsqu'elles sont variqueuses ; c'est alors seulement qu'elles peuvent fournir un écoulement assez abondant, et c'est à des hémorrhoïdes de ce genre qu'on attribue la mort de Copernic. Si cette affection est généralement peu dangereuse, et même quelquefois utile, elle est toujours fort désagréable, très-incommode, extrêmement sale. Sans partager les rêves de quelques médecins du siècle dernier, nous croyons que la suppression brusque du flux hémorrhoïdal peut avoir des suites fâcheuses ; nous avons vu souvent que la pneumonie, et surtout l'hépatite, n'avaient pas d'autre cause. Ce fut à la suppression des hémorrhoïdes, que nous attribuâmes l'apoplexie foudroyante qui termina, en 1814, les jours de Perrin des Vosges, qui, contre notre avis, employa des répercussifs locaux, pour se débarrasser d'un écoulement sanguin qui existait chez lui depuis un grand nombre d'années, et auquel il devait la santé dont il jouissait.

254. *Maladies qu'on peut confondre*. On prétend que la dysenterie, les excroissances vénériennes, une tumeur fongueuse du rectum ou un polype, peuvent être confondus avec les hémorrhoïdes : cela nous paraît impossible, les caractères de ces diverses affections étant, dans la majorité des cas, parfaitement dessinés.

255. *Nécropsie*. Lorsqu'un individu atteint d'hémorrhoïdes succombe, on remarque les caractères extérieurs que nous avons indiqués (249, 250) ; nous n'y reviendrons pas. Si les tumeurs hémorrhoïdales sont du genre de celles qu'on désigne sous le nom de *marisques*, nous voyons qu'elles se sont développées au milieu du tissu

cellulaire dense, qui unit la membrane muqueuse du rectum avec la musculeuse, où s'est formé une sorte de kiste dans lequel se trouve renfermé un caillot de sang qui paraît avoir été fourni par les vaisseaux capillaires. L'intérieur de ce kiste est ou lisse ou hérissé de villosités. D'autres fois, on ne rencontre qu'un tissu spongieux, rougeâtre, vasculaire, et qui présente beaucoup d'analogie avec le tissu érectile. Si les hémorrhoïdes sont *variqueuses*, elles sont dues au renflement partiel des veines, comme l'on peut s'en convaincre en y introduisant un stylet, et comme le prouvent encore les injections faites par la veine mésaraïque. L'intérieur de ces varices contient un sang noir, qui s'échappe dès qu'on les ouvre. La membrane interne ou muqueuse, de la partie dilatée de la veine, est d'une couleur violacée.

TROISIÈME SECTION.

DE L'HÉPATITE, *s. f.*

256. Maladie plus commune dans les pays chauds que dans nos climats tempérés, de laquelle Hippocrate, dans ses *Épidémies*, a donné des histoires qui peuvent servir de modèles pour la description des symptômes, et dans lesquelles on reconnaît le génie observateur de ce grand homme. Bianchi n'a point suivi la marche tracée par le père de la médecine, en publiant, sur l'hépatite, son volumineux ouvrage où l'on ne trouve que de frivoles théories. Quoique M. Portal se soit quelquefois égaré, en écrivant sur cette affection, ses travaux ont été utiles à l'étude de la phlegmasie qui nous occupe, et c'est lui qui, le premier, a signalé les dangers de l'emploi du quinquina, pour combattre l'hépatite intermittente.

257. *Causes.* Les causes de l'hépatite sont très-nombreuses et souvent obscures. Nous n'énumérerons ici que les principales. En première ligne, nous devons placer les contusions sur la région hypogastrique droite, les chutes sur les pieds, sur les fesses, sur les genoux, et en un mot, toutes les secousses violentes. Viennent ensuite l'habitation des climats chauds, les chaleurs de l'été ; l'action du grand nombre de stimulans qui agissent sur l'estomac, sur le duodénum ; tels sont les alimens tirés du règne animal, comme viandes noires, fumées, grasses ; l'abus des assaisonnemens chauds, parmi lesquels on distingue le poivre, le piment, etc. ; tel est encore l'usage immodéré des boissons alcooliques, celui des émétiques, des drastiques, médicamens qui provoquent la sécrétion de la bile, en portant dans le foie une irritation qui ne tarde pas à passer à l'état d'inflammation.

258. Certaines affections morales, certains [illegible] sont regardés comme causes prédisposantes et même déterminantes de l'hépatite, aussi rencontrons-nous assez souvent cette phlegmasie chez les individus livrés à de profonds chagrins, chez ceux qui s'abandonnent à la colère ; chez les hommes de lettres, les diplomates, et enfin, chez tous les individus que leur profession oblige à l'inaction physique, jointe à une sur-excitation cérébrale.

259. On a cru devoir attribuer l'hépatite au refroidissement, à l'immersion partielle ou générale du corps, à l'insolation. Mais si ces causes influent sur son développement, pour qu'elle se déclare, il faut toujours que, préalablement, le sujet présente d'abord les prédispositions nécessaires pour la production de cette maladie.

Nous ferons les mêmes remarques sur la suppression de la goutte, du rhumatisme, etc., que les pathologistes regardent comme cause de cette affection, sans néanmoins appuyer leur opinion sur des faits irrécusables. il n'en est pas de même des plaies du crâne et du cerveau; de nombreux exemples attestent que l'hépatite s'est déclarée pendant leur durée, et sans qu'on ait pu l'attribuer à d'autre cause.

260. Il est assez commun de voir survenir cette maladie à la suite de la suppression d'une hémorrhagie habituelle, et particulièrement des hémorrhoïdes. Tous les praticiens savent que l'inflammation d'un organe se transmet facilement à un autre; assez fréquemment on voit la phlegmasie du foie succéder à la gastrite, à l'entérite, aux diverses éruptions de la peau, et réciproquement.

261. *Symptômes*. Il est rare que l'hépatite se déclare subitement; pour l'ordinaire, son invasion est précédée de frissons suivis d'ardeur dans le bas-ventre, de chaleur générale et de soif; bientôt après, ou en même-temps, le malade se plaint d'éprouver sous les côtes asternales droites, un sentiment de pesanteur, de douleur obtuse, quelquefois tensive, d'autres fois gravative ou aigüe. Cette douleur envahit les côtes supérieures, la clavicule, la partie latérale et inférieure du cou, d'où elle s'étend au moignon de l'épaule droite, et se prolonge même le long du bras. La toux et la pression augmentent les souffrances du sujet, ainsi que le coucher à droite ou à gauche, suivant que le siége de la phlegmasie occupe la face convexe ou concave du foie; la respiration est pénible, grande à gauche, petite à droite; le malade est fatigué par des hoquets, par une toux

sèche ; son pouls est fréquent, dur, inégal, intermittent ; l'anorexie survient, la soif est plus vive, souvent inextinguible ; la bouche est amère, la langue ordinairement rouge au début de la maladie, devient jaune ou verdâtre ; des vomissemens de bile, tantôt jaune, tantôt verdâtre ou même noire, succèdent à des nausées fréquemment renouvelées. Chez tel individu, il y a constipation, chez tel autre, diarrhée, et les matières rendues par les selles sont blanchâtres, grises, etc. ; les urines peu abondantes, safranées, huileuses, déposent un sédiment briqueté. La peau est sèche, brûlante, et, dans la plupart des cas, il y a ictère ; assez communément la conjonctive, avant la peau, se colore en jaune.

262. Ces symptômes n'existent pas tous en même-temps, parce que rarement la phlegmasie occupe la totalité du parenchyme du foie, mais généralement elle se borne à l'une de ses faces ; de là, d'après les auteurs, des phénomènes particuliers suivant son siége. Nous allons décrire ces particularités notées par les pathologistes, en prévenant cependant que l'anatomie pathologique a quelquefois infirmé le jugement qu'on avait porté, en démontrant que l'inflammation occupait la face concave, tandis qu'on avait cru que son siége était à la face convexe, et *vice versâ*.

263. Quand la phlegmasie, dit-on, a son siége à la face convexe ou externe de l'organe hépatique, le malade accuse à l'hypocondre droit une douleur aigüe, lancinante, augmentée par l'inspiration, la toux et surtout la pression ; le coucher est impossible sur le côté droit, en raison de l'exaspération des souffrances que cette position occasionne ; la douleur asternale s'étend de plus en plus, elle se porte à l'épaule et même au bras

droit. M. Rostan nie cette circonstance, il prétend que les écrivains qui ont énoncé ce fait se sont mutuellement copiés sans l'avoir vérifié. M. Andral dit que cette douleur n'est pas constante, mais que, dans quelques cas, il l'a observée d'une manière bien distincte, et nous affirmons que les malades atteints d'hépatite, auxquels nous avons donné des soins, se plaignaient toujours de ressentir au moignon de l'épaule droite, une douleur plus ou moins vive qui s'étendait même au bras du même côté. En réfléchissant à l'origine, aux divisions aux anastomoses du nerf diaphragmatique droit, en le suivant jusqu'aux parties où il se distribue, on ne sera point étonné de l'existence de la douleur de l'épaule droite chez les individus atteints d'hépatite, mais au contraire, on aura peine à se rendre compte de son absence dans certains cas.

264. Lorsque la face concave ou interne du foie est le siége de la maladie, le décubitus n'est possible que sur le dos; les nausées sont très-fréquentes, les vomissemens sont rapprochés les uns des autres; la douleur de l'hypocondre droit, qui n'augmente pas par la pression, s'étend à l'épigastre, mais ne se propage pas à l'extrémité thorachique droite; la langue est recouverte d'un enduit verdâtre; les hoquets sont multipliés; la conjonctive est jaune et la peau, toujours chaude et sèche, ne tarde pas à prendre cette couleur.

265. La marche de l'hépatite aigüe est continue, cependant quelques médecins prétendent qu'elle peut être intermittente et se présenter sous le type tierce, quarte, etc., ainsi qu'on en trouve des exemples dans les auteurs; mais nous pensons que cette marche inter-

mittenté est plus particulière à l'hepatite chronique qu'à celle qui est aigüe.

266. Les symptômes que nous venons de décrire se prolongent ordinairement pendant quatre, sept, quatorze et même pendant vingt jours, sans acquérir une plus grande intensité, et finissent, à l'une de ces époques, par s'affaiblir peu à peu et par s'éteindre entièrement; dans d'autres circonstances ils s'exaspèrent, et à cette exaspération se joignent d'autres phénomènes qui indiquent l'altération simultanée du cerveau ou de quelques autres organes; enfin, d'autres fois, les symptômes de l'hépatite aigüe perdent de leur gravité, suivent une marche lente et se prolongent ainsi d'une manière indéterminée; de là, diverses terminaisons que nous allons examiner.

267. *Résolution.* Si l'hépatite doit se terminer par la résolution ou prochain retour de la santé, du quatrième au septième jour, et quelquefois plus tard, il survient une sueur générale qui teint en jaune le linge du malade; assez souvent c'est un epistaxis ou une autre hémorrhagie qui se déclare; ces phénomènes peuvent se montrer en même-temps, ou l'un des deux seulement; leur apparition est généralement suivie d'une diminution dans l'intensité des symptômes, du rétablissement des fonctions organiques; la teinte jaune de la peau disparaît, elle devient moite, moins âcre au toucher; les urines coulent en abondance, cessent de déposer et deviennent limpides; le malade ne tousse plus que de loin en loin, le pouls revient à son rhythme normal, etc.

268. *Mort.* Si les phénomènes de la phlegmasie aigüe du foie acquièrent plus d'intensité, il est fort rare de ne pas voir survenir des symptômes qui annoncent

une fâcheuse complication, tels que ceux de la gastro-entérite, mais plus particulièrement ceux qui sont propres à la meningite. Dans ces cas, le malade succombe dans des convulsions ou couvert de sueurs froides.

269. *Gangrène.* On a avancé que l'hépatite aigüe pouvait se terminer par la gangrène : nous pensons qu'une telle terminaison n'est rien moins que constatée, et les faits dont on s'appuie pour soutenir cette opinion nous paraissent insuffisans pour convaincre celui qui ne cherche que la vérité.

270. *Suppuration.* L'hépatite aigüe se termine quelquefois par la suppuration ; les signes qui indiquent cette terminaison sont des plus incertains ; néanmoins, on peut présumer qu'elle aura lieu toutes les fois que la maladie présentera des symptômes très-intenses, qui se prolongeront au-delà du septième ou du neuvième jour; cette probabilité acquerra quelque certitude lorsque la douleur cessera d'être vive et deviendra gravative, ou lorsqu'elle sera remplacée par un sentiment de tension, surtout si, en même-temps, on observe des alternatives irrégulières de chaleur et de frissons, une respiration gênée, un pouls fréquent et dur, que n'abattent point les saignemens de nez qui ont lieu par la narine droite; un mouvement fébrile chaque soir ; la coloration des pommettes, la sécheresse de la paume des mains, de la plante des pieds; enfin, s'il survient de l'œdème aux jambes, la diarrhée ou des sueurs visqueuses, etc. Mais ces phénomènes ne donnent point la certitude de la terminaison de l'hépatite par la suppuration, certitude que nous ne pouvons acquérir que lorsqu'elle est déjà établie, et que le pus, réuni dans un ou plusieurs foyers,

se montre sous les tégumens, ou lorsqu'il est expulsé par les crachats, le vomissement ou les selles.

271. Une difficulté non moins grande se rencontre lorsqu'on cherche à déterminer le lieu où la collection purulente s'est établie, ou, en d'autres termes, le siége de l'abcès qui se forme tantôt à la face convexe, tantôt à la face concave ou au milieu de l'organe hépatique. Aucun signe ne peut nous éclairer à ce sujet avant la sortie du pus, et, dans ce cas, souvent la nécropsie nous a démontré que nous avions erré en énonçant qu'il existait dans telle partie du foie, tandis que la collection purulente se trouvait dans tel autre.

272. Quelque soit le lieu où l'abcès se soit formé, la matière purulente se fraie généralement une issue. Les parois de cet abcès, dans quelques cas, contractent des adhérences avec les muscles et les tégumens du bas-ventre, alors on voit paraître à l'hypocondre droit une tumeur plus ou moins volumineuse, et dans laquelle on parvient à distinguer la présence d'un liquide dont la sortie a ordinairement lieu par une ouverture naturelle ou artificielle. D'autres fois, les adhérences se font avec le diaphragme, alors le pus s'épanche dans le thorax, et produit un empyème. Dans des circonstances moins fâcheuses, les adhérences que contracte l'abcès avec le diaphragme s'étendent jusqu'aux poumons, et dans ce cas, les crachats deviennent purulens. Quand les choses se passent ainsi, on peut présumer que la face convexe du foie est le siége de l'abcès, l'ouverture des cadavres ayant fréquemment confirmé les jugemens portés à cet égard.

273. Lorsque la collection purulente s'est formée à la face concave du foie, souvent le pus pénètre dans les

canaux biliaires, de là dans le duodénum qui l'expulse par les selles ou par le vomissement. Quelquefois aussi, les parois de l'abcès contractent des adhérences avec les intestins, et la matière purulente s'écoule encore par les selles. Ces évacuations, qui se renouvellent à des intervalles irréguliers et plus ou moins rapprochés, constituent ce qu'on nomme *hépatirrhée purulente*, enfin, quel que soit le siége de l'abcès, il peut s'ouvrir dans l'abdomen et donner lieu à une péritonite mortelle. Cette issue est plus commune lorsque l'abcès s'est formé à la face concave.

274. Si l'amas purulent est situé peu profondément, s'il s'est formé promptement, le pus est de bonne qualité; mais au contraire il est épais, d'une couleur rouge ou brune, et mêlé de filamens vasculaires et celluleux, quand il est situé fort avant dans l'organe, et quand il s'est établi avec lenteur.

275. Assez souvent l'hépatite aigüe passe à l'état chronique.

276. *Hépatite Chronique*. L'hépatite chronique survient communément à la suite de l'inflammation aigüe du foie, cependant elle peut s'établir sans avoir été précédée par les phénomènes de cette dernière maladie, ou au moins d'une manière sensible. Dans le premier cas, les symptômes de l'hépatite aigüe perdent de leur intensité, le sujet éprouve un mieux notable, les fonctions, qui avaient été supprimées ou dérangées, ne se rétablissent pas entièrement, seulement elles se rapprochent de leur état normal, et tout semble annoncer une prochaine guérison, néanmoins le retour des forces n'a pas lieu, les jambes restent faibles, la voix s'altère, elle se voile; la soif continue; par intervalles, un sen-

timent de pesanteur, de picottement et même de douleur se fait sentir à l'hypocondre droit; la respiration ne s'exécute pas librement; l'œil devient brillant, tandis que la conjonctive jaunit et qu'elle prend une couleur foncée. Plus tard, des irritations d'estomac se déclarent et se propagent sur le tube intestinal. Le malade éprouve du dégoût pour certains alimens; il se plaint de démangeaisons sur tout le corps, surtout lorsque l'ictère est déjà déclaré, de lassitudes spontanées, de refroidissement aux pieds, particulièrement la nuit; de temps à autres, il ressent des douleurs à l'hypocondre droit; son embonpoint diminue en même-temps que l'abdomen acquiert de l'accroissement. En général, les digestions deviennent de plus en plus pénibles et sont accompagnées de douleurs à l'épigastre qui aggravent celles de l'hypocondre droit, ordinairement sourdes, lancinantes et permanentes à cette époque de la maladie. Ces dernières correspondent au dos et s'étendent par-fois jusqu'à l'épaule. Chez quelques sujets, en petit nombre, il survient, sans cause appréciable ou après un léger accès de toux, des vomissemens d'une matière blanchâtre et écumeuse; chez presque tous, il y a constipation, et lorsque quelques féces sont expulsées, elles sont dures, grisâtres; les urines, peu abondantes, sont safranées ou oléagineuses; la respiration est laborieuse et même pénible, notamment lorsque le malade se couche sur le côté. L'amaigrissement fait de rapides progrès; la peau brunit et la conjonctive devient d'un jaune foncé; l'ascite se déclare, les extrémités inférieures s'œdématient; paraît ensuite l'anasarque, etc.; enfin la mort met un terme à une situation aussi déplorable. Il est néanmoins des cas où l'individu périt sans que l'hydropisie soit survenue, mais alors le marasme est porté au dernier point. Nous ne devons pas oublier que quand l'ascite reconnaît pour cause un état morbide du foie, l'engorgement œdémateux des pieds ne se déclare que lorsqu'il n'y a plus de doute sur l'existence de la collection séreuse effectuée dans l'abdomen, au lieu que quand cette hydropisie est due à une altération du cœur ou des gros vaisseaux, elle est toujours précédée par l'engorgement des malléoles, circonstances qui peuvent être d'une grande utilité dans certains cas douteux.

277. Lorsque l'hépatite existe à l'état chronique, sans avoir passé par l'état aigu, on ne saurait fixer l'époque de son invasion, cette maladie s'établissant d'une manière imperceptible; le sujet éprouve, pendant quelques mois ou même quelques années, un malaise dont la cause reste inconnue; il est en proie aux phénomènes de l'hypocondrie, à des irritations d'estomac et à une foule d'autres symptômes, et ce n'est que lorsque la maladie a jeté de profondes racines, qu'on parvient à la reconnaître.

278. Les symptômes que nous venons de décrire, quand ils sont bien dessinés, ne peuvent laisser d'incertitude sur l'existence de cette phlegmasie. Néanmoins nous ne devons pas négliger les signes que nous fournissent le *palper* et la *percussion*, seuls moyens qui puissent, dans une infinité de cas, nous faire découvrir que le foie est dans un état morbide.

279. Pour pratiquer le *palper*, le malade doit être placé sur le dos, les muscles de l'abdomen étant dans un état de relâchement par une faible élévation du tronc et des extrémités inférieures. On pose le bout des doigts sur l'hypocondre droit, au-dessous du bord libre

des fausses côtes, on presse convenablement cette partie, si le foie est dans l'état sain, il ne dépasse jamais le cartilage des côtes, au lieu que dans l'état maladif, il le déborde plus ou moins, et quelquefois de trois ou quatre travers de doigts. On aperçoit ordinairement une tumeur lisse; d'autres fois, on distingue une ou plusieurs bosselures d'un volume varié qui occupent tantôt le lobe supérieur de l'organe, tantôt son lobe inférieur. Le palper est toujours facile chez les sujets maigres; cependant, avec un peu de soin, on parvient à le pratiquer avec succès, chez les individus qui conservent de l'embonpoint.

280. Il est des circonstances où le palper fait découvrir un engorgement considérable de l'organe hépatique, sans que néanmoins cette altération soit annoncée par des douleurs. Ces cas, fort rares, ne se rencontrent que chez les individus dont la sensibilité est très-obtuse, chez lesquels la maladie ne s'est développée qu'avec une extrême lenteur et sans avoir donné lieu à l'irritation de la muqueuse de l'estomac, et à la sur-excitation du système circulatoire sanguin.

281. D'autres fois, on ne rencontre aucun engorgement, quoique l'individu présente d'ailleurs tous les phénomènes de l'hépatite chronique, et que la nécropsie confirme le jugement qu'on avait porté; mais le foie au lieu d'avoir acquis du volume s'est atrophié, ainsi que nous le verrons en décrivant les phénomènes anatomiques, et dans ce cas, la percussion est d'une grande utilité. On la pratique en frappant avec le bout des doigts réunis sur la partie inférieure du thorax, et le son produit sera ou très-mat ou clair. Dans le premier cas, il y aura hypertrophie du foie, préalablement

déjà reconnue par le palper, si cet organe dépasse les fausses côtes, mais ce moyen n'aura pu faire reconnaître la maladie, si l'accroissement du viscère a eu lieu de bas en haut, et qu'il soit remonté derrière les côtes. Cette circonstance doit être notée. Dans le second cas, c'est-à-dire lorsque la percussion donne un son clair et que les phénomènes de l'hépatite existent, on doit présumer que le foie est atrophié. Dans cette circonstance, la percussion médiate à l'aide du plessimètre de M. Piorry, peut conduire à la connaissance exacte de l'état de la glande hépatique.

282. Il est encore une autre remarque qui n'a point échappé au talent observateur de M. Bayle, c'est que les borborygmes sont plus ou moins fréquens, suivant l'altération de la muqueuse gastrite, de sorte que les individus chez lesquels l'estomac n'est pas ou n'est que peu irrité, en sont rarement incommodés.

283. La marche de l'hépatite chronique est ordinairement lente, quelquefois elle est intermittente, ce qu'on ne saurait révoquer en doute en lisant les observations publiées par des médecins de bonne foi. On en trouve des exemples remarquables dans le quatrième volume de la Clinique médicale de M. Andral.

284. L'hépatite chronique peut se terminer par la résolution, mais cette terminaison est des plus rares ; généralement, c'est par la formation d'abcès, et, dans ce cas, on observe les phénomènes que nous avons déjà indiqués (270). Mais ils sont encore plus obscurs, et quelquefois ils le sont tellement, que ce n'est qu'après quelques années, à la suite d'une ou de plusieurs hépatites aigües, qu'on parvient à découvrir la collection purulente, et lors même que tout concourait à per-

suader qu'il ne devait exister aucune trace de l'inflammation dont le sujet avait été frappé dans un temps éloigné.

285. Cette phlegmasie peut passer à l'état d'induration ou de squirrhe, pour nous servir de l'expression des anciens; alors le foie, considérablement durci, cesse toute fonction, celles des organes voisins même peuvent être interrompues, car il est possible qu'il les gêne, acquérant quelquefois beaucoup de volume; par suite une foule de phénomènes divers se déclarent, et le malade succombe après avoir traîné une misérable existence; d'autres fois, également durci, il est rapetissé et de même ne produit plus la sécrétion à la quelle il est destiné : le malade meurt hydropique ou après avoir passé par tous les degrés du marasme. Dans ce dernier cas, le palper ne nous est d'aucun secours pour le diagnostic, mais nous obtenons quelques lumières de la percussion, surtout de la percussion médiate.

286. D'après ce que nous avons dit, on pourra conclure que rien n'est fixe dans la durée de l'hépatite chronique, que cette maladie peut ne se prolonger que quelques mois, comme aussi elle peut durer plusieurs années.

287. *Pronostic.* Le pronostic de la phlegmasie aigüe du foie varie suivant l'intensité des symptômes, suivant ses complications, suivant, enfin, un grand nombre de circonstances particulières; mais, en général, il est peu fâcheux lorsqu'elle suit une marche régulière, lorsqu'au quatrième ou au septième jour les phénomènes qui la caractérisent perdent de leur gravité, et, suivant M. Broussais, cette maladie n'est mortelle que lorsqu'elle se complique avec la gastrite, etc. Dans le cas de suppuration, si l'abcès se forme sur la face

convexe de l'organe et que le pus se fraie une issue à travers les muscles et les tégumens abdominaux, le rétablissement de la santé est possible; il l'est encore, chez quelques sujets heureusement organisés, lorsqu'il s'évacue par les crachats; nous en dirons de même si la matière purulente s'est accumulée à la face concave, que son expulsion ait lieu par les selles ou par le vomissement. Mais que peut-on espérer lorsqu'elle s'est épanchée dans la cavité abdominale ou thorachique ?

288. L'hépatite chronique est un affection plus fâcheuse que l'aigüe parce que très-souvent, on la méconnaît à son début et que, quand on est parvenu à la reconnaître, on réussit difficilement à soumettre le malade au régime sévère qu'il doit observer pour se délivrer d'une maladie qui l'entraînera plus ou moins lentement au tombeau.

289. *Maladies qu'on peut confondre.* La plupart des phénomènes de l'hépatite étant communs à d'autres affections, si on n'apporte une scrupuleuse attention dans leur examen, on peut prendre une maladie pour une autre, et quelque fois, malgré une investigation sévère, on a cru à l'existence d'une péritonite ou d'une pleurésie, lorsqu'il existait une hépatite, et réciproquement. Cependant nous pensons qu'il est possible, dans la majorité des cas, d'éviter l'erreur en procédant par l'analyse; ainsi, dans la pleurésie, la percussion, l'auscultation de la poitrine nous aideront dans le diagnostic, et d'ailleurs, dans aucun cas de pleurésie, hors celui de complication avec l'hépatite, on n'a remarqué la couleur jaune de la conjonctive et de la peau, couleur qui s'observe généralement dans cette dernière mala-

die. Nous le répétons, l'erreur doit être fort rare si l'on compare les symptômes propres à ces phlegmasies et dont l'ensemble doit donnner une connaissance parfaite de celle qu'on a à combattre.

290. Il n'est peut-être pas aussi facile de distinguer la péritonite de la phlegmasie du foie, néanmoins en procédant encore par l'analyse, on parviendra à connaître la vérité; dans la première, la peau n'est pas jaune, au lieu qu'elle l'est dans la seconde; dans la péritonite, la face éprouve une altération particulière, ses traits sont tirés vers la racine du nez, et rien de semblable ne s'observe dans le cas d'hépatite; dans l'une comme dans l'autre maladie, le ventre est douloureux, mais seulement il est météorisé dans la péritonite; enfin, la douleur abdominale s'étend, dans le cas d'hépatite, au moignon de l'épaule et au bras droit, ce qui ne se remarque pas dans la péritonite.

291. *Complications*. Des observateurs irrécusables attestent que la maladie que nous décrivons peut exister en même-temps que l'inflammation de la muqueuse de l'estomac, des intestins, de la vessie; d'autres prouvent également que l'encéphalite, l'arachnoïdite, etc., compliquent assez souvent l'hépatite aigüe, et que, parfois, ces phlegmasies se déclarent pendant le cours de l'hépatite chronique et abrègent les jours du malade.

293. Lorsque l'inflammation de la muqueuse de l'estomac cœxiste avec la phlegmasie du foie on désigne cet état sous le nom de *gastro-hépatite*. C'est certainement à cette double phlegmasie, à un faible degré, qu'on doit attribuer ce que Pinel désignait sous le nom d'embarras bilieux.

294. On nomme *hépato-céphalite* l'inflammation

du foie qui s'observe en même-temps que celle des parties contenues daus le crâne.

295. Le mot *hépato-arachnoïdite* sert à désigner l'inflammation du foie qui existe simultanément avec celle de l'arachnoïde, et celui *d'hépato-encéphalite*, l'inflammation simultanée du foie et du cerveau.

296. Les phlegmasies des voies aériennes peuvent également existar avec l'hépatite, et particulièrement lorsqu'elle suit une marche chronique ; les observateurs en rapportent de nombreux exemples.

297. *Nécopsie*. Certains médecins anatomistes prétendent que dans l'hépatite aigüe, le foie n'augmente pas de volume, M. Martinet est de cet avis. Nous partageons cette opinion lorsque l'inflammation a été très-aigüe et lorsqu'elle a tué le malade en très-peu de temps, mais nous sommes fondés à croire le contraire quand la maladie s'est prolongée pendant deux ou trois septenaires. Nous avons vu un militaire qui a succombé à une hépatite après 17 jours de maladie, et dont le foie était d'un boñ tiers plus considérable que dans l'état ordinaire. Dans l'état normal, la portion du péritoine qui recouvre cet organe ou qui lui sert d'enveloppe est adhérente ; mais dans l'état morbide, cette membrane peut se trouver séparée de la surface du foie par une couche albumineuse, plus ou moins épaisse, concrète, dans quelques cas, formant des brides assez bien organisées. Lorsque cette enveloppe a été enlevée, la surface de l'organe hépatique paraît plus brune que dans l'état normal ; quelquefois, elle est rougeâtre, ou comme marbrée ; son tissu est d'autant plus friable que l'inflammation a été plus vive ; d'autres fois il est ramolli ; lorsqu'on l'incise, il suinte

des parties divisées du sang qui paraît être fourni par les granulations dont il est formé et non par les vaisseaux, ainsi que cela a lieu dans l'état sain. Ces granulations sont augmentées et d'une couleur jaune ou noire; lorsqu'elles sont jaunes, on les nomme *cirrhoses*; si elles sont noires, on les désigne sous le nom de *mélanoses*.

298. La couleur de la surface concave du foie est ordinairement ardoisée, noirâtre, mais cette couleur n'est pas générale, elle est disposée par plaques et quelquefois elle est jaune, pâle ou blanchâtre.

299. Lorsque la suppuration s'est établie, on rencontre un ou plusieurs foyers purulens; le pus est ou renfermé dans un kiste ou infiltré dans la substance de l'organe.

300. Si le malade a succombé à la suite d'une hépatite chronique, dans certains cas, rares cependant, son volume est beaucoup diminué, et alors, dans son parenchyme, on trouve des tubercules jaunes, de la grosseur d'un millet, et que nous avons dit être nommés *cirrhoses*; mais dans le plus grand nombre de cas, son volume est considérablement augmenté, il forme une tumeur lisse qui se prolonge dans l'hypocondre gauche, ou bien sa surface est couverte de bosselures. Si on incise le foie on voit çà et là, des tumeurs squirrheuses entourées de parties saines. Ces tumeurs sont ou dures ou ramollies; dans ce dernier cas, elles renferment une matière pultacée, renfermée elle-même dans un kiste plus ou moins épais qu'on peut facilement détacher de la substance du foie; mais aussi, quelquefois, le pus est comme infiltré dans le parenchyme de cet organe. Nous pensons

que c'est cet état de suppuration que les anciens désignaient sous le nom de *cancer du foie.*

301. L'organe hépathique a été trouvé transformé, en quelque sorte, en un tissu graisseux blanchâtre. Nous n'avons jamais observé une pareille dégénérescence, mais les auteurs en citent des exemples.

CALCULS BILIAIRES.

302. Outre les altérations dont nous venons de parler, à l'ouverture des cadavres des individus qui ont succombé à la suite des phénomènes de l'hépatite, on rencontre, chez quelques sujets, des corps étrangers renfermés dans le foie, tels que calculs biliaires, hydatides, etc. Sous le nom de *concrétions* ou *calculs biliaires*, on désigne des corps durs, qui se développent particulièrement dans la vésicule du fiel, et qu'on voit quelquefois épars, çà et là, dans la propre substance de l'organe hépatique. Ces corps sont généralement ovalaires; quelques-uns sont lisses, d'autres rugueux, et quelques autres présentent des surfaces articulaires plus moins étendues. Beaucoup de variétés s'observent relativement à leur poids, à leur grosseur, à leur couleur; ils sont insolubles dans l'eau, mais ils se dissolvent, dit-on, dans l'alcool bouillant quoique les matériaux qui les composent ne soient pas constamment les mêmes.

303. Les causes des calculs biliaires sont peu connus, cependant quelques pathologistes les attribuent à une alimentation acide, à l'atonie des organes digestifs, à l'*épaississement des tumeurs*, etc. Mais ce qu'il y a de plus certain c'est qu'on les observe souvent chez les individus d'un tempérament mélancolique; chez ceux qui se sont livrés, avec excès, aux travaux du cabinet, qui

ont mené une vie sédentaire, et surtout, malgré l'opinion de M. Rostan, chez ceux qui ont été fréquemment atteints d'hépatite, et qui ont conservé une couleur ictérique.

304. Le diagnostic des concrétions biliaires est des plus douteux; on peut seulement soupçonner l'existence de ces corps étrangers, lorsque l'individu accuse une douleur plus ou moins vive et profonde à la partie moyenne de l'hypocondre droit; lorsqu'il survient des phénomènes d'irritation gastrite ou intestinale, qui disparaissent tout-à-coup pour revenir ensuite avec la même intensité, surtout lorsque le sujet conserve une teinte ictérique. Ces symptômes sont loin de fournir une certitude; ils indiquent bien une altération du foie, mais non la présence des calculs biliaires dans cet organe, et ce n'est que lorsque le malade en a rendu soit par l'ouverture d'un abcès, soit par les selles, que tout doute disparaît à cet égard.

305. La membrane interne de la vésicule du fiel, qui renferme des concrétions, présente ordinairement des traces d'inflammation; cette phlegmasie est désignée aujourd'hui sous le nom de *cholécystite*. Aucun signe n'a pu jusqu'à ce jour nous la faire découvrir pendant la vie, excepté dans les cas où cette poche est tellement remplie, qu'elle forme une tumeur qu'on distingue par le palper, et qu'on assure même être sensible à l'œil, dans quelques circonstances. M. Piorry a, par des expériences bien faites, cherché à constater la présence dans la vésicule du fiel, d'une quantité plus ou moins considérable de bile; il croit la reconnaître par le son qu'il obtient à l'aide du plessimètre et qu'il nomme humorique. Il est à désirer que de nouvelles expériences con-

firment les résultats obtenus par ce médecin. Nous pensons que c'est à la suite de cette inflammation que surviennent les adhérences que contractent la vésicule du fiel avec les parties voisines, et qui donnent lieu aux fistules incurables qu'on voit s'ouvrir vers l'ombilic ou dans le tube intestinal, par où passent les calculs biliaires qu'on trouve sur la charpie ou dans les selles.

306. *Hydatides*. C'est ainsi qu'on nomme une tumeur enkistée, renfermant différentes sortes de vers. Nous ne parlerons que de celles qui se rencontrent dans le foie de l'homme et qu'on trouve tantôt dans le parenchyme de cet organe, tantôt au-dessous de la membrane qui le revêt, tantôt entre cette membrane et le péritoine. Jusqu'ici on n'a observé que les hydatides qui contiennent les cysticerques, vers presque cylindriques, un peu applatis, ridés, terminés d'un côté par une vésicule et de l'autre par une tête à plusieurs suçoirs; ou les acéphalocystes, entozoaires vésiculaires arrondis, ou ovoïdes, dont le volume varie beaucoup, et qui renferment un liquide limpide, etc. Ces hydatides se développent plus ou moins et augmentent le volume de l'abdomen; la secrétion de leur kiste donne lieu à une collection de liquide qu'on désigne sous la dénomination d'*hydropisie enkistée du foie*. On prétend qu'on doit reconnaître cette collection séreuse aux phénomènes suivans : tumeur remittente, peu ou point douloureuse, offrant une fluctuation obscure, ayant son siége à l'hypocondre droit ou à la région épigastrique, ne se déplaçant pas par les diverses positions qu'on peut faire prendre aux malades; décubitus impossible sur le dos et sur le côté gauche, etc. Mais ces symptômes sont des plus incertains; ils peuvent tout aussi bien faire soup-

çonner une collection purulente qu'une collection séreuse. Avouons-le donc, pendant la vie, il n'est aucun signe qui puisse nous faire découvrir la présence des hydatides ou l'hydropisie enkistée du foie, à moins que le kiste n'ait formé des adhérences avec les parties voisines, et que les entozoaires soient expulsés par une ouverture fistuleuse ou par les selles. Cependant l'auteur que nous venons de citer prétend que la présence des hydatides est annoncée par un son qui se rapproche de celui qu'il nomme humorique, et que le doigt qui frappe sur le plessimètre ressent une résistance élastique. Ces faits sont encore trop nouveaux, ils ont besoin de passer au creuset de l'expérience.

DE L'ICTÈRE, *s. m.*

307. Rien n'est plus curieux que de lire ce qui a été écrit par les anciens sur la coloration en jaune de la peau. Les médecins anatomistes de nos jours auraient tort de prétendre avoir, les premiers, dit que l'ictère n'est qu'un symptôme de l'hépatite; déjà Boerhaave avait reconnu l'identité qui existe entre la jaunisse et la phlegmasie du foie. Tout en étant persuadé que l'ictère ne constitue point une maladie particulière, mais que ce n'est qu'un phénomène propre à l'altération du foie et de l'estomac, nous le décrirons d'après les anciens, et nous tâcherons ensuite de prouver qu'il n'est qu'un symptôme de la gastro-hépatite.

308. *Causes*. Si nous voulions énumérer les causes auxquelles on attribue la coloration en jaune de la conjonctive et de la peau, nous devrions rappeler toutes celles qui produisent la gastrite (62) et l'hépatite (257). Nous éviterons cette répétition en renvoyant aux articles où

nous avons traité de ces maladies. Nous nous bornerons à faire observer que la colère, en modifiant le fluide bilieux, a une action très-puissante sur le développement de ce phénomène.

309. *Symptômes.* L'ictère se déclare ou subitement ou d'une manière lente et graduée. Dans le premier cas, il survient ordinairement après un accès de colère ou à la suite d'une vive émotion; tout-à-coup la sclérotique et la peau se colorent en jaune, et les phénomènes qui accompagnent la coloration se succèdent avec plus ou moins de rapidité et sans ordre. Dans le second cas, c'est-à-dire lorsqu'il survient lentement, la conjonctive jaunit d'abord, la teinte jaune gagne insensiblement l'angle des yeux, puis le front, les joues et les autres parties de la face, le cou, la poitrine, la paume des mains; les ongles s'entourent d'un cercle jaunâtre; les parties inférieures du corps jaunissent immédiatement après les supérieures. Néanmoins, il est des cas où la peau n'est jaune qu'à la face, au cou, à la poitrine et aux extrémités thorachiques; d'autres fois, un seul côté du corps est coloré tandis que le côté opposé conserve sa teinte normale. Mais cette dernière circonstance est infiniment plus rare que la première.

310. Cette couleur n'est point uniforme chez tous les individus; ses nuances sont infinies entre le citron clair et le jaune brun et même le noirâtre.

311. Chez tous les ictériques la peau est chaude, sèche, âcre au toucher; elle est le siége d'une vive démangeaison; chez le plus grand nombre, on y observe une multitude de petits boutons blancs qui fournissent une matière furfuracée.

312. Dans des circonstances rares, la sueur se manifeste et colore en jaune le linge du malade.

313. Tels sont les symptômes locaux de l'ictère, mais il en est encore d'autres qu'il ne faut pas négliger d'étudier, parce qu'ils servent à nous conduire à la connaissance de la cause de ce phénomène.

314. La langue est en général jaune, épaisse; la bouche est amère; il y a anorexie ou excès d'appétit; très-fréquemment soif inextinguible; dégoût pour les substances animales; rapports acides, nidoreux; vomissemens bilieux; constipation ou diarrhée. Dans le premier cas, qui est le plus ordinaire, le malade rend de loin en loin des matières dures, grisâtres ou noires; dans le second, les selles sont liquides, également grises ou noires; les urines, toujours jaunes, déposent un sédiment de même couleur, en général, mais quelquefois noirâtre.

315. Une autre série de phénomènes se fait remarquer : le malade accuse à l'épigastre et à l'hypocondre droit une douleur qui s'accroît par la pression; le côté droit est ordinairement tendu; la peau qui le recouvre est plus chaude qu'ailleurs; il ressent une sorte de stupeur au bras droit; sa tête est lourde; il est triste, mélancolique; ses nuits sont agitées; s'il s'abandonne au sommeil, il dort mal; ses idées sont exaltées; il craint le mouvement; sa respiration est gênée; il a une toux fatiguante et sèche; son pouls est dur, concentré, par fois cependant il est lent et faible, etc.

316. Si nous comparons les phénomènes que nous venons de décrire avec ceux que nous avons indiqués comme caractéristiques de la gastrite (65) et de l'hépatite (261), nous verrons que ce sont absolument les

mêmes ; que seulement la coloration de la peau est, dans quelques cas, moins intense, ce qui ne peut établir une différence : il faudrait donc se refuser à l'évidence pour ne pas considérer l'ictère comme un phénomène de la gastro-hépatite, et de vouloir en faire une affection *sui generis*, à l'exemple des anciens et de quelques écrivains modernes. Notre opinion, comme on va le voir, est encore corroborée par l'inspection cadavérique.

317. *Nécropsie.* En 1819, nous fûmes consulté par une femme âgée de quarante-six à quarante-sept ans, atteinte depuis quelques mois d'ictéricie. Cette femme, n'ayant pu supporter l'infidélité de son amant, s'est asphyxiée, et, si l'on en juge par le désordre dans lequel nous trouvâmes son lit, elle dut mourir dans de cruelles angoises. Appelé pour constater la cause de sa mort, nous la trouvâmes étendue sur le carreau, le visage bleuâtre, le reste de son corps nous parut moins jaune qu'il ne l'était la dernière fois que nous la vîmes. Les organes pulmonaires offraient les altérations qui s'observent à la suite de ces suicides. Le ventre était ballonné, une très-grande quantité de gaz s'est dégagée à l'instant où le scalpel eut pénétré dans cette cavité. Les intestins étaient injectés ; le foie, plus volumineux que dans l'état ordinaire, ne présentait rien de remarquable sur sa surface convexe, dont la couleur nous parut être normale ; mais, sur la surface concave, on voyait des taches ardoisées, entourées d'autres taches jaunâtres et disposées par plaques. Dans cette partie de l'organe, son parenchyme était ramolli, on l'écrasait facilement entre les doigts ; la vésicule du fiel contenait peu de bile, mais elle renfermait plusieurs calculs de la grosseur et de la forme d'un pois à cautère. L'estomac ayant été divisé,

la membrane muqueuse offrait des traces visibles d'inflammation, et cette rougeur anormale s'étendait fort loin dans le duodénum, dont les vaisseaux étaient très-injectés.

318. Chez d'autres individus, qui ont également succombé dans un état d'ictéricie, nous avons observé, dans le cours de la bile, des obstacles produits, chez les uns, par la présence des calculs, quelquefois assez nombreux; dus chez les autres, à la compression des canaux biliaires ou à leur oblitération plus ou moins complète; enfin, si nous voulions décrire toutes les altérations qu'on rencontre chez les ictériques, nous devrions rappeler toutes celles que nous avons notées aux articles gastrites (115, 152), hépatite (297, 302), etc.

319. Quant à la durée, à la marche, au pronostic, etc., de l'ictère, nous renvoyons à ce qui a été dit ailleurs (94, 96, 286, 287).

DE LA SPLÉNITE, *s. f.*

320. Les fonctions de la rate ont, jusqu'à ce jour, échappé aux recherches des physiologistes les plus distingués, et les plus habiles médecins ont souvent méconnu ses maladies. Manquant de faits propres pour nous éclairer sur la description de la phlegmasie de ce singulier organe, nous ne pouvons en donner qu'une histoire très-incomplète, et où le doute tiendra, trop souvent, la place de la certitude, si nécessaire pour arriver au résultat désiré par le médecin et par le malade.

321. *Causes*. Les causes de la splénite sont également peu connues; devons-nous rappeler ce qui a été dit, sans examen approfondi, par tous les écrivains, depuis Hippocrate jusqu'à nous, que cette affection se déclare,

particulièrement en automne, chez les individus qui habitent des lieux bas, humides et marécageux; qu'elle s'observe pendant la durée du scorbut, le cours des hémorrhoïdes, des fièvres intermittentes? Mais dans ce dernier cas, surtout, n'a-t-on pas pris la cause pour l'effet? Bornons-nous à citer, en ce moment, celles qui sont les plus communes, tels que les coups, les blessures à l'hypocondre gauche.

322. *Symptômes.* Le malade accuse à l'hypocondre gauche un sentiment de chaleur et de douleur fixe et profond; la douleur est ou aigüe, brûlante, pongitive, pulsative, ou obstuse; elle augmente ordinairement par la pression, quelquefois par la toux, ou même seulement par l'inspiration. Quelques médecins assurent qu'elle s'étend vers la mamelle, et qu'elle se prolonge derrière la clavicule gauche, et jusque sur le bras du même côté. Le coucher n'est pas possible à gauche, et, dans quelques cas, le malade ne peut se reposer sur aucun côté.

323. A ces symptômes locaux s'en joignent de généraux : la peau est verdâtre, particulièrement à la face; il y a dyspepsie, ardeur d'estomac, éructations acides, nausées, vomissemens bilieux ou sanguinolens, et parfois l'individu rejette du sang pur; les hoquets sont fréquents. Les évacuations alvines n'offrent rien de particulier; la toux est rare et sèche, le pouls est fébrile; des lypothimies succèdent aux vertiges; la tristesse est peinte sur le visage du malade, qui est d'une mélancolie extrême.

324. Tel est le groupe de symptômes qu'on prétend devoir indiquer l'inflammation de la rate; mais ces phénomènes ne nous paraissent pas empreints des caractères indispensables, pour constater l'existence de la

splénite. La douleur qui a son siége à l'hypocondre gauche peut être due à toute autre cause, ainsi que l'impossibilité de se coucher sur le côté ; ces deux symptômes ne suffisent donc pas pour détruire nos doutes. La couleur verdâtre de la face et les vomissemens sanguins seraient les seuls qui pourraient nous indiquer cet état, cependant nous ne saurions les considérer comme pathognomoniques, et d'ailleurs ils n'existent pas toujours. De ce qui vient d'être dit, nous pensons pouvoir conclure que rien n'est plus difficile que de constater l'existence de cette phlegmasie à l'état aigu, surtout lorsqu'on sait que la rate a présenté de graves altérations à l'ouverture des cadavres, sans qu'aucune douleur ne les ait annoncées pendant la vie.

325. Cette phlegmasie se termine par la résolution, par la suppuration, ou par son passage à l'état chronique.

326. Comme dans toutes les maladies, la résolution s'annonce par la diminution progressive des symptômes, par le retour de l'exercice des fonctions digestives, qui ont été plus ou moins dérangées, par l'apparition d'un épistaxis, du flux menstruel ou hémorrhoïdal, etc.

327. On soupçonne que la splénite se termine par la suppuration, lorsque ses symptômes se prolongent, en perdant néanmoins de leur intensité, lorsqu'il survient, à des heures régulières, un mouvement fébrile plus marqué que celui qui existe déjà, etc.; mais aucun signe ne l'annonce d'une manière précise, et souvent nous n'acquérons la certitude de cette terminaison qu'après la mort de l'individu, ou lorsque le pus s'est frayé une issue en dehors.

328. *Splénite chronique.* La splénite chronique est plus facile à reconnaître, quoique ses phénomènes généraux soient beaucoup moins intenses et plus incertains encore que lorsqu'elle est aigüe, parce que généralement le palper fait découvrir à l'hypocondre gauche, dans la région qu'occupe la rate, une tumeur plus ou moins volumineuse, et qu'on peut facilement circonscrire à l'aide de la percussion médiate. Cette tumeur est quelquefois très-considérable, et a parfois la dureté d'une pierre.

329. Nous ne pouvons rien affirmer sur la durée de la splénite, qui peut être indéfinie, et à laquelle nous attribuons quelques-unes de ces fièvres intermittentes qui se prolongent d'une saison et même d'une année à l'autre.

330. Les médecins qui se sont occupés de fièvres intermittentes, prétendent que c'est à ces affections qu'il faut attribuer la phlegmasie chronique de la rate, qu'ils désignent sous les noms d'*obstructions*, de *squirrhe*, etc. Loin de penser que ces maladies soient la cause de cet engorgement, notre opinion, au contraire, est que ce mouvement périodique de réaction du système vasculaire sanguin, qu'on nomme *fièvre*, est dû, dans un grand nombre de circonstances, à cette inflammation, d'abord méconnue, et ensuite traitée par des toniques de toutes espèces. Nous restons convaincu que ce que nous ne faisons qu'indiquer ici sera un jour généralement prouvé, et c'est ce que nous attendons des progrès de l'anatomie pathologique.

331. *Nécropsie.* Chez quelques individus, la rate est seulement ramollie, gorgée de sang; chez d'autres, son volume est considérablement augmenté et assez souvent

rempli de pus, lequel est ou accumulé dans un seul foyer, ou disséminé dans une infinité d'abcès renfermés dans de petits tubercules. Nous l'avons vue dure, ferme, comme cartilagineuse, et à un tel point, qu'on était obligé d'employer beaucoup de force pour la diviser avec le scalpel. La membrane externe qui la recouvre a été trouvée rompue ; d'autres fois, elle était comme osseuse.

DE LA PANCRÉATITE. *s. f.*

332. Les fonctions du pancréas, ou plutôt la nature du fluide qu'il secrète, ne sont pas encore entièrement connues, et les symptômes qui doivent caractériser ses altérations n'ont pas été étudiés avec succès ; aussi tout est obscurité dans cette partie de la pathologie interne. Cette glande, ainsi que tous les organes qui entrent dans la composition de la machine animale, peut s'enflammer, mais à quels signes reconnaîtrons-nous cet état morbide qu'on nomme *pancréatite* ? Attribuerons-nous cette phlegmasie à certains dérangemens des fonctions digestives qui se remarquent chez quelques sujets, sans qu'on observe d'autre signe de gastrite que le trouble des digestions ? Rapporterons-nous à la pancréatite les douleurs profondes qui ont leur siége à la droite de la rate, derrière l'estomac, entre les trois courbures du duodénum ? Ces phénomènes sont des probabilités sur l'existence de cette maladie, et doivent fixer l'attention du médecin, mais ils ne nous paraissent pas suffisans pour asseoir un traitement rationnel.

333. A l'ouverture des cadavres, nous avons trouvé le pancréas beaucoup plus volumineux que dans l'état ordinaire, plus dur, plus rouge; d'autres fois plus petit,

mou, pàle, grenu, criant sous le scalpel; quelques-uns renfermaient des kistes et même des portions osseuses. Ces altérations étaient accompagnées, chez la plupart des individus, de lésions plus ou moins profondes à l'estomac, aux intestins, au foie, etc. Ces désorganisations n'ont pu se développer sans avoir donné lieu à quelques phénomènes échappés à notre observation; il serait donc important de noter, avec un soin minutieux, tout ce qui s'est passé chez l'individu où l'on rencontre de telles désorganisations, c'est là le seul moyen de pouvoir parvenir à la connaissance des signes de la pancréatite.

334. L'analogie qui existe entre le pancréas et les autres glandes, semble indiquer qu'il doit en exister entre les maladies de ces organes; cependant personne, à notre connaissance, n'a encore examiné l'état du pancréas, à la mort des individus qui ont péri à la suite du carreau ou des scrophules.

335. Il est une infinité de fièvres qui suivent le type intermittent, dont on ne peut découvrir le point de départ, et qui pourraient bien ne reconnaître d'autres causes qu'une pancréatite à l'état aigu ou chronique. L'observation suivante paraît venir à l'appui de cette opinion, que nous soumettons aux réflexions des praticiens et surtout des médecins anatomistes, dont les utiles et courageux travaux tendent à reculer les limites de l'art.

Nous fûmes consulté par M. P***, sous-préfet, dont le fils, âgé de dix-sept ans, d'un tempérament scrophuleux, était atteint, depuis plus de trente mois, d'une fièvre intermittente quarte qui a résisté à tous les moyens prescrits par des médecins recommandables : *vomitifs,* *purgatifs, saignées, quinquina, vésicatoires, changement de climat*, etc., ont échoué. Nous tentâmes l'emploi des gouttes arsénicales, en prévenant toutefois que nous espérions peu de leur usage; en effet, elles ne produirent aucun résultat avantageux, et nous fûmes obligés de les discontinuer, en raison de l'irritation qu'elles portaient sur les organes digestifs. Ce jeune homme mourut trois mois après. Ayant obtenu, non sans peine, que l'ouverture du cadavre fût faite, nous y procédâmes, environ trente heures après sa mort, et voici ce que nous remarquâmes.

Peau verdâtre dans toute son étendue, maigreur extrême, grosseur des articulations, ventre ballonné.

Rien de particulier dans les organes de la respiration et de la circulation.

Dès que le scalpel eut divisé les muscles abdominaux, il s'échappa une certaine quantité de gaz fétide; l'estomac et les intestins étaient flétris, pâles; sur la muqueuse on voyait çà et là quelques taches superficielles bleuâtres. Le foie était très-petit, sa vésicule renfermait une assez grande quantité de bile verdâtre; son parenchyme n'offrait rien de particulier. Ayant enlevé l'estomac, nous vîmes le pancréas : il nous parut très-volumineux, bosselé en tous sens; l'ayant divisé, nous trouvâmes une infinité de tubercules de la grosseur d'une lentille et contenant une espèce de matière purulente. Le canal pancréatique renfermait un liquide analogue à du petit-lait, et en frottant cette matière entre les doigts, on éprouvait une sensation semblable à celle que produirait du sable très-fin. La rate était remplie d'une assez grande quantité de sang noir et n'offrait rien de remarquable.

336. Nous avons cru devoir rapporter à l'altération de cette glande tous les phénomènes morbides qui ont conduit ce jeune homme au tombeau. En publiant cette observation, nous espérons fixer l'attention des médecins sur un point qui doit apporter de grandes lumières sur la nature et les causes de certaines fièvres intermittentes.

QUATRIÈME SECTION.

DE LA PÉRITONITE. *s. f.*

337. L'inflammation du péritoine a été long-temps méconnue, et aujourd'hui, malgré les travaux de Corvisart, de Pinel, de M. Broussais, et autres, on est étonné de ce qu'il y ait encore quelques médecins qui nient son existence comme maladie primitive. Cette maladie, beaucoup moins fréquente chez les hommes que chez les femmes, se déclare chez ces dernières, surtout après un accouchement laborieux, et c'est particulièrement cette inflammation que les auteurs anciens décrivaient sous le nom de *fièvre puerpérale*. Cependant on aurait tort si l'on pensait que l'affection qu'ils nommaient ainsi était toujours une phlegmasie de la membrane péritonéale. En analysant leurs observations, on ne peut méconnaître, dans une infinité de cas, tantôt une gastro-entérite, tantôt une métrite aigüe, etc., simples, mais assez souvent compliquées d'arachnoïdite.

338. *Causes.* Cette phlegmasie a pour causes toutes celles auxquelles on attribue les autres inflammations. Ainsi la pléthore, l'habitation dans des lieux bas et humides, le passage d'une atmosphère chaude et sèche dans une froide et humide, le refroidissement de la peau, la suppression des sécrétions, des hémorrhagies, etc.,

sont considérés comme des causes propres à produire cette maladie. Mais il en est d'autres qui agissent d'une manière plus directe, tels sont le refroidissement des extrémités inférieures, de l'abdomen; la suppression des menstrues, des lochies; les secousses violentes, les frottemens du ventre, surtout les frictions inconsidérées que pratiquent les sages-femmes, pour hâter l'instant de la délivrance (1); les coups, les chutes sur cette cavité; les plaies pénétrantes; l'action de la chaleur chez les individus que leur état oblige de rester debout devant un grand feu; les souffrances d'un accouchement laborieux, une grossesse extrà-utérine; les phlegmasies des organes renfermés dans l'abdomen; les épanchemens d'alimens, de pus, de bile, et autres.

339. Des observations, qui paraissent ne laisser aucun doute, attestent que la péritonite a régné épidémiquement, mais ce serait une erreur grossière d'admettre, avec quelques écrivains, qu'elle est contagieuse.

340. *Symptômes*. La péritonite ne débute pas constamment de la même manière : elle s'établit quelquefois lentement; dans d'autres circonstances, elle se déclare tout-à-coup, mais le plus ordinairement elle est précédée par des frissons vagues, qui paraissent et disparaissent alternativement pendant deux, trois et même quatre jours, après lesquels on voit se développer deux séries de symptômes, les uns locaux et les autres généraux.

341. Les phénomènes locaux sont des douleurs abdominales qui n'occupent qu'un seul point ou toute

(1) En Allemagne, où cette pratique n'est point usitée, on n'observe peu de péritonite puerpérale, et leur fréquence, en France, doit être attribuée à cette imprudente manœuvre.

l'étendue du ventre, et qui augmentent par la pression, surtout lorsqu'on l'exerce latéralement. Dans quelques cas, elles sont si vives que le malade ne peut supporter le poids de la plus légère couverture ; le coucher sur le côté est impossible, et la flexion du corps en avant accroît ses souffrances. Si les douleurs sont fixes, elles sont lancinantes ; si elles sont mobiles, elles sont pongitives ou déchirantes ; l'abdomen, dont la peau est très-chaude, se distend ; dans quelques cas, il est sonore, il se ballonne, se météorise. Si la maladie s'est déclarée chez une nouvelle accouchée, les lochies se suppriment, les seins se flétrissent, le lait n'arrive pas aux mamelles, ou il les abandonne, si la phlegmasie survient chez une nourrice.

342. Les symptômes généraux se montrent souvent en même-temps que les locaux, ou à-peu-près : ce sont des nausées plus ou moins fréquentes auxquelles succèdent des vomissemens qui accroissent cruellement les douleurs abdominales ; l'éternuement, le hoquet, la toux, les efforts que le malade fait pour uriner ou pour aller à la selle, produisent les mêmes effets. La constipation, ordinaire dans cette maladie, est accompagnée d'un sentiment de pesanteur sur le rectum. La respiration est gênée, elle est grande et élevée ; le pouls est petit, dur, concentré, assez souvent fréquent ; cependant il est quelquefois rare. La peau est chaude à l'abdomen, tandis qu'elle est froide ailleurs, et notamment aux extrémités inférieures. Le malade se plaint de céphalalgie ; sa face est pâle, ses traits sont allongés, son visage est ridé, grippé, il annonce une souffrance interne, il a un aspect particulier aux individus affectés de péritonite.

343. Lorsque la péritonite s'est déclarée à la suite d'un coup sur l'abdomen, assez communément un épanchement sanguin a lieu dans cette cavité, et, suivant M. Broussais, on peut le prévenir quand il survient une violente douleur, quand l'agitation, l'anxiété sont extrêmes, quand le pouls, ordinairement faible et petit, se réveille par intervalles, quand au froid des extrémités se joint une altération considérable des traits de la face, et quand enfin la douleur diminue et revient ensuite avec la même intensité.

344. La péritonite aigüe peut se terminer par la résolution, par la suppuration, par la gangrène, par la mort, sans qu'elle ait été précédée par l'une de ces deux dernières terminaisons, mais alors, les phénomènes de l'arahcnoïdite se déclarent, et son passage à l'état chronique est assez fréquent.

345. *Résolution.* Lorsque la résolution doit avoir lieu, les symptômes de la maladie persistent en conservant à-peu-près toute leur intensité pendant quatre, cinq, sept ou huit jours, ensuite la douleur se calme insensiblement, la chaleur reparaît sur les parties qui en étaient privées; la peau devient moite; l'urine, qui était peu abondante, recommence à couler; par fois une légère diarrhée se déclare; les traits de la face se rapprochent de l'état normal; les vomissemens diminuent et finissent par cesser entièrement; la respiration devient plus libre; enfin, les fonctions se rétablissent et la santé renaît.

346. *Suppuration.* Les signes qui annoncent cette fâcheuse terminaison sont peu connus, il n'en est aucun qui l'indique d'une manière certaine; on ne peut que la présumer lorsque les symptômes perdent de leur in-

tensité, et qu'en même-temps il survient, à des heures régulières ou irrégulières, un mouvement fébrile plus ou moins marqué. La collection purulente qui s'effectue dans l'abdomen étant peu susceptible d'être absorbée, donne lieu à de graves accidens qui entraînent la perte du malade, ainsi que nous l'avons observé, en 1822, avec M. Ferrus, chez la fille d'un peintre de Rouen. Cette dame, après un accouchement des plus laborieux, parut d'abord se rétablir des fatigues de la parturition; cependant les seins ne se gonflèrent pas, le lait n'arriva pas aux mamelles qui se flétrirent de plus en plus. Le septième jour de l'accouchement elle éprouva des douleurs intolérables aux extrémités inférieures; dans la même journée, le ventre acquit plus de volume, il devint sensible à la pression et les lochies se supprimèrent. Quelques sangsues furent appliquées à la vulve et la malade fut immédiatement, après leur chûte, placée dans un bain tiède. Ces moyens ne produisirent aucun effet. Les douleurs persistèrent, la tuméfaction du ventre augmenta; le délire survint, les traits de la face se grippèrent en se retirant vers la racine du nez. Chaussier fut appelé en consultation. Les moyens mis en usage furent prescrits de nouveau et renouvelés. Le lendemain, la malade reprit l'usage de ses facultés intellectuelles, et resta languissante environ vingt jours. Quelques tracasseries accrurent le mouvement fébrile qui existait avec des redoublemens à la tombée de la nuit. Le ventre se météorisa de nouveau, les traits, qui n'avaient pas cessé d'être altérés, se flétrirent davantage; le délire se renouvela, puis il fut remplacé par le coma, et la malade s'éteignit le trente et unième jour après son accouchement.

A l'ouverture du cadavre, nous trouvâmes le péritoine rempli de granulations et inondé de pus, dont une très-grande quantité couvrait les psoas. L'estomac et les intestins n'offraient rien de particulier; quant à l'utérus, nous le trouvâmes légèrement infiltré. Le larynx était singulièrement développé, et c'est à ce développement que cette dame devait la beauté de sa voix. La tête et la poitrine ne furent pas ouvertes.

347. *Gangrène.* Cette déplorable terminaison est annoncée par la cessation subite de la douleur; le malade se trouve mieux, et cependant ses traits restent grippés, ils s'affaissent de plus en plus; sa peau se refroidit davantage; le pouls faiblit, il devient mou, intermittent, la prostration fait de rapides progrès, et le sujet s'éteint.

348. *Péritonite chronique.* Les phénomènes de la péritonite aigüe, dont nous venons de parler, perdent de leur intensité, après quelques jours de durée, puis ils semblent rester stationnaires; enfin, ils se prolongent d'une manière indéfinie, et c'est à cette prolongation qu'on donne le nom de péritonite chronique.

349. La péritonite chronique s'établit quelquefois sourdement, mais le plus généralement elle succède à la péritonite aigüe. Quel que soit son mode d'invasion, la douleur, d'abord peu vive, s'accroît par le moindre effort que fait le malade ou par la pression. Les fonctions digestives s'altèrent ou ne reviennent point à leur état normal; le pouls est fréquent, particulièrement le soir, époque à laquelle on observe un mouvement fébrile assez caractérisé. Le malade se plaint de dyspnée, il tousse assez fréquemment, surtout lorsqu'il est couché; son ventre se météo-

rise, en un mot, on voit paraître, mais à un faible degré, tous les symptômes de la péritonite aigüe. Ces phénomènes se prolongent plus ou moins long-temps, puis ils s'aggravent, et la maladie, dans quelques cas, semble prendre une marche aigüe et s'accompagner des phénomènes de l'arachnoïdite, ou, et cela a lieu plus généralement, l'hydropisie se déclare, particulièrement l'ascite, et conduit le malade au tombeau, après l'avoir fait passer par tous les degrés du marasme et de la fièvre hectique.

350. Il est impossible de fixer la durée de la péritonite chronique, parce que, d'un côté, on ignore l'époque de son invasion, et que, de l'autre, ses progrès sont plus ou moins rapides suivant la constitution de l'individu et une foule d'autres circonstances; enfin, parce qu'assez fréquemment, au moment où l'on croît le sujet hors de danger, la maladie revêt le caractère aigu et se complique d'arachnoïdite. Dans ce cas, le malade meurt au milieu de convulsions ou dans le coma, et parfois la mort arrive subitement.

351. *Pronostic.* La péritonite, soit à l'état aigu, soit à l'état chronique, est une affection très-grave, et nous ne craignons pas de dire qu'elle est, peut-être, la plus meurtrière de celles qui affligent l'espèce humaine. L'inflammation du péritoine qui se déclare à la suite d'un accouchement laborieux, laisse peu d'espoir de guérison, sur-tout chez les sujets lymphatiques. Chez ces derniers, lorsqu'elle passe à l'état chronique, ses phénomènes sont très-obscurs, et elle conduit le malade à l'hydropisie après avoir duré une ou plusieurs années.

352. *Maladies qu'on peut confondre.* La périto-

nite peut être confondue avec certaines coliques ; néanmoins, cette erreur ne saurait être souvent commise, si l'on fait attention que, dans les coliques dites *nerveuses*, on parvient toujours à apaiser les souffrances du malade en comprimant l'abdomen, tandis que, dans la péritonite, la pression la plus légère rend la douleur insupportable.

Une autre erreur peut avoir lieu, même en employant une investigation sévère, et faire croire à l'existence d'une gastro-entérite, tandis que le malade est atteint d'une péritonite, *et vice versâ*. Nous avons ailleurs (113) cherché à établir les signes distinctifs de ces deux maladies, nous n'y reviendrons pas. Nous nous bornerons à ajouter ici ce qui a été dit par MM. Broussais et Devergie. Le premier prétend qu'on distingue la péritonite de la gastro-entérite, par la présence dans l'abdomen d'une boule qui tournoie et qui tend à monter vers la gorge, ce qui ne s'observe pas dans la gastro-entérite. Le second assure que, dans le cas d'inflammation du péritoine, si l'on peut exercer une légère pression sur l'abdomen, on rencontre une résistance très-manifeste qui ne permet pas aux parois musculaires abdominales de céder localement ; leur dépression ne peut avoir lieu qu'à la manière d'une toile fortement tendue. Nous avons, dans une circonstance grave, reconnu la justesse de cette remarque.

353. *Complications*. La péritonite peut se compliquer avec d'autres phlegmasies, et entre autres avec la *pleurésie*, la *péricardite*, la *gastro-entérite*, la *métrite*, mais surtout avec *l'arachnoïdite*. C'est ordinairement du troisième au septième jour que cette com-

plication se déclare. Les symptômes de la péritonite prennent d'abord plus d'intensité, en même-temps qu'une foule d'autres se manifestent; le pouls devient très-fréquent, l'œil est brillant, fixe, hagard; le malade est agité, il est dans un état d'anxiété extrême; il ne peut dormir, il est découragé; généralement, le soir, ses idées s'altèrent, il délire même, et cette aberration des facultés morales finit par être continue : alors, bien que le malade ne se plaigne plus, son visage s'altère davantage; par intervalle, des mouvemens convulsifs se déclarent, lesquels ne tardent pas à s'étendre aux extrémités. D'autres fois, la perte de connaissance, le coma, se manifestent primitivement, et cette différence dans les phénomènes cérébraux dépend de la portion de l'arachnoïdite qui est enflammée. Enfin se développent successivement, et souvent sans ordre, les autres symptômes de l'arachnoïdite, phlegmasie non moins grave que celle qu'elle vient compliquer.

354. *Nécropsie.* Dès que le scalpel a divisé les parois de la cavité abdominale, il s'échappe une plus ou moins grande quantité de gaz, lequel est parfois inodore, mais généralement, il répand une odeur fade, nauséabonde ou fétide.

355. Lorsque la phlegmasie dont nous parlons a été promptement mortelle, assez souvent on ne remarque aucune altération sur la membrane péritonéale; mais d'autres fois, elle est rouge et parsemée d'un grand nombre de petits vaisseaux, grouppés çà et là, disposés en forme de plaques ou de larges bandes, et remplis d'un sang vermeil. Si la maladie a suivi une marche chronique, le tissu du péritoine est

mou, épais dans un ou plusieurs points, et quelquefois dans toute son étendue. Chez quelques individus, on rencontre des adhérences qui unissent les intestins entre eux, et parfois ces organes avec l'estomac. Ces adhérences sont, chez certains sujets, faciles à détruire avec le doigt seulement, tandis que, chez d'autres, on ne peut y parvenir. Il n'est pas rare d'observer sur la membrane péritonéale des tubercules blanchâtres, ramollis à leur centre, ou des masses, plus ou moins volumineuses, qui ont l'aspect du suif.

356. Dans la plupart des cas et toujours, suivant M. Deneux, l'abdomen renferme une certaine quantité de liquide de couleur variée, limpide, trouble, citrine et même bleuâtre, lequel a souvent l'apparence d'une bouillie albumineuse ou l'aspect laiteux, ce qui a fait dire aux anciens que dans la fièvre puerpérale, on trouvait du lait épanché dans le bas-ventre.

357. Si la péritonite est survenue à la suite d'un coup, il est assez ordinaire de rencontrer, dans la cavité abdominale, un épanchement sanguin; le sang est ou à l'état liquide ou coagulé sous la forme de couches membraniformes.

358. Quand la péritonite s'est terminée par la gangrène, on trouve le péritoine couvert de taches noires, d'une forme oblongue, circonscrites; cette membrane est friable et nage dans une sérosité brune ou fétide.

359. Lorsque la maladie s'est déclarée à la suite de la perforation de l'estomac, des intestins ou de la vessie, on trouve dans l'abdomen des alimens, des excrémens, des vers ou de l'urine. Si elle est la suite de l'ouverture d'un abcès formé dans le foie, la rate, le pancréas, les ganglions mésentériques,

ou dans la poitrine, on y rencontre du pus de diverse nature, suivant le lieu d'où il sort.

DE L'ASCITE, *s. f.*

360. Sauvages a créé un très-grand nombre d'espèces d'ascite; aujourd'hui M. Landré-Beauvais en admet encore trois: l'ascite *idiopathique*, la *symptomatique*, et la *métastatique*, qu'il divise en aigüe et en chronique, en active et en passive. Nous ne pouvons partager l'opinion du vénérable doyen de la Faculté de médecine de Paris. En lisant les détails dans lesquels nous allons entrer sur cette affection, on s'apercevra aisément des motifs qui noùs portent à penser autrement que cet illustre professeur. Après l'hydrocéphale, l'ascite, suivant les auteurs, est la plus fréquente des hydropisies.

361. *Causes.* On dit que l'ascite se déclare sous l'influence des causes qui produisent les hydropisies en général: telle est l'humidité prolongée de l'air, l'habitation dans des lieux bas, la privation d'alimens salubres; l'usage de l'eau froide, tandis que le corps est en sueur; la suppression d'une ancienne évacuation, la disparition spontanée d'un exanthème aigu ou chronique de la peau, comme la rougeole, la scarlatine, les dartres, etc. Bien que ces causes soient plus particulières à l'anasarque, elles produisent aussi quelquefois l'ascite, et, cela surtout chez les sujets disposés aux affections du péritoine, des intestins, et chez les femmes qui ont eu de fréquens accouchemens.

362. Il existe d'autres causes qui agissent d'une manière plus directe, et au nombre desquelles il faut compter toutes celles qui produisent l'inflammation aigüe ou

chronique du péritoine, du foie, des intestins, des reins, de la rate, des ovaires, de l'utérus, etc. Les phlegmasies chroniques de ces organes se terminent assez souvent par l'ascite, et il n'est pas rare de voir les affections du cœur ou des gros vaisseaux artériels être suivies de cette maladie ; dans ces cas, elle est presque constamment précédée d'anasarque. L'ascite est aussi très-souvent due à un obstacle de la circulation veineuse, comme l'a très-bien démontré M. Bouillaud ; l'oblitération du canal thorachique en est une des causes fréquentes, M. le professeur Dubois nous en a cité plusieurs exemples.

363. L'ascite est plus commune chez les vieillards, chez les adultes que chez les adolescens et surtout que chez les enfans. Néanmoins cet âge n'en est pas exempt, car nous l'avons rencontrée chez de très-jeunes sujets. Les hommes paraissent y être plus disposés que les femmes ; chez elles on la voit particulièrement se déclarer lorsqu'elles sont enceintes, ou à l'époque de la cessation des menstrues. Nous avons connu une dame de cinquante ans devenue ascitique à la suite de la suppression du flux menstruel occasionnée par la peur. On administrait journellement à cette dame, des purgatifs très-actifs, qui ne s'opposèrent point à l'accroissement de la collection séreuse, car son abdomen acquit, en très-peu de temps, un volume extraordinaire, et elle mourut suffoquée sans qu'on pût obtenir de faire pratiquer la ponction : on s'y refusa avec un entêtement inconcevable, en opposant des futilités à des raisons pratiques les mieux réfléchies.

364. *Symptômes.* Le diagnostic de l'ascite est des plus obscurs à son début, soit qu'elle succède à une autre maladie, soit qu'elle se déclare sans avoir été pré-

cédée par des phénomènes apparens d'une autre affection, parce que la collection séreuse qui la constitue ne se fait que lentement. Le liquide épanché se porte d'abord dans le fond de la cavité pelvienne, et ce n'est que lorsqu'il s'y est amassé en quantité, que nous pouvons constater sa présence. Le ventre augmente peu-à-peu de bas en haut, et il se forme à la région hypogastrique une tumeur qui s'accroît progressivement et qui devient quelquefois considérable ; la peau se distend, elle est luisante, et s'étend de plus en plus a mesure que la collection augmente ; des veines bleuâtres se dessinent sur l'abdomen, et on y voit des zigzags ou marbrures comme chez les femmes qui ont eu beaucoup d'enfans. La région ombilicale est plus soulevée que les autres parties du ventre, et si l'on frappe légèrement au-dessus, on entend un son analogue à celui que produit la percussion dans le cas de tympanite. M. Rostan croit être le premier qui ait décrit ce phénomène, mais c'est à tort ; nous lui devons néanmoins la justice de dire qu'il est entré, à ce sujet, dans des explications que nous n'avons trouvées nulle part. Si l'on fait coucher l'ascitique sur le dos, son abdomen s'applatit, tandis que les flancs s'élargissent ; s'il se place sur un côté, le côté opposé s'affaisse.

365. A mesure que la collection séreuse augmente, le ventre acquiert plus de volume, et, dans quelques cas, il est énorme. Cette augmentation ne peut avoir lieu sans que les parois abdominales éprouvent un certain tiraillement, et ce tiraillement produit un sentiment pénible ; mais on serait dans l'erreur si l'on pensait que les douleurs vives que ressentent quelques sujets sont dues à l'extension des muscles et de la peau de

l'abdomen ; on ne doit les rapporter qu'à l'état morbide du péritoine, ainsi qu'on peut s'en convaincre en réfléchissant sur ce qui se passe dans l'état de grossesse.

366. Dans la majorité des cas, les signes que nous venons de décrire suffisent pour constater l'existence d'une collection séreuse dans l'abdomen ; cependant nous ne devons pas négliger celui que nous fournit la percussion. Pour la pratiquer, il faut faire placer le malade sur le dos, les jambes et les cuisses fléchies en haut, tandis que le corps sera légèrement incliné en avant et de manière à ce que les muscles abdominaux soient dans un parfait état de relâchement; en suite on place la paume d'une main sur l'un des côtés du ventre, et avec les doigts réunis de l'autre, on frappe légèrement sur le côté opposé : s'il existe un liquide dans l'abdomen, il se déplace et va frapper directement la paroi abdominale sur laquelle est appuyée la main mise à plat ; le mouvement qui résulte du déplacement du liquide est désigné sous le nom de *fluctuation*. Plus la collection séreuse est abondante, plus il est aisé de la reconnaître, et le flot que la percussion produit offre d'autant plus de force et de volume. Chez quelques sujets, quoique le liquide épanché ne soit pas très-abondant, on peut parvenir à le découvrir; mais il faut pour cela avoir une grande habitude, et c'est ainsi qu'en 1825, nous reconnûmes l'existence de l'ascite chez un individu à qui nous donnions des soins conjointement avec M. le professeur Fouquier. Par la percussion médiate on peut constater l'existence dans l'abdomen d'une très-petite quantité de liquide et déterminer sa hauteur. On obtient, sur toute l'étendue occupée par la sérosité, un son mat en frappant sur le plessimètre ; ce son devient clair dès que

la percussion s'exerce au-dessus du niveau du liquide. Pour obtenir de cette percussion des résultats favorables, il faut avoir fait de nombreuses expériences, et avoir accoutumé son oreille aux divers sons qu'elle produit, pour les distinguer les uns des autres.

367. Outre les symptômes locaux dont nous venons de parler, on en observe encore beaucoup d'autres dépendant de l'étroite sympathie qui lie tous les organes dont se compose le corps humain; aucun ne saurait être lésé sans produire chez les autres quelques changemens dans l'exercice de leurs fonctions, et ces changemens sont plus ou moins sensibles suivant les rapports plus ou moins intimes qui existent entre eux.

368. La respiration est généralement gênée chez les ascitiques, et ce phénomène est dû au refoulement du diaphragme, lequel s'oppose au développement des poumons. La dyspnée existe quelquefois long-temps avant qu'on ait reconnu la fluctuation, et s'accompagne d'une petite toux sèche, peu prolongée, qui revient par quinte et qui augmente avec la collection séreuse; souvent l'orthopnée est tellement intense qu'elle va jusqu'à la suffocation et oblige le malade à rester jour et nuit dans une position verticale ou à-peu-près.

369. L'état du pouls offre, en général, peu de lumière, et les changemens qu'on observe dans la circulation sanguine sont plutôt les effets des dérangemens qu'amène l'ascite ou qui la produisent, que ceux qu'occasionne l'accumulation de la sérosité dans la cavité péritonéale.

370. Ordinairement, l'appétit se conserve pendant un temps assez long, mais il finit toujours par se perdre, et alors on voit se manifester tous les symptômes de la

gastrite ou de la gastro-entérite. Mais est-ce bien à l'ascite qu'il faut attribuer l'altération des organes gastriques ? Ne devons-nous pas, avec plus de raison, les considérer comme des effets de l'action des médicamens irritans qu'on a l'habitude de prescrire dans ces circonstances, et que prodigue une aveugle routine ?

371. La soif est un symptôme assez constant durant le cours de l'ascite, cependant chez quelques sujets, elle n'existe pas dans les premiers temps de la maladie, mais dans tous les cas, elle devient impérieuse sur la fin, et alors la langue se sèche, la voix est aigre ; les extrémités se refroidissent ; le pouls s'affaiblit, il reste néanmoins dur et serré ; les syncopes se succèdent avec plus ou moins de rapidité, etc.

372. Chez la plupart des ascitiques, les pieds s'œdematient dès le commencement de la maladie ; chez d'autres, cet engorgement ne survient que lorsque l'ascite a fait certains progrès. En général, l'œdème ne se borne pas aux malléoles ; il gagne les parties supérieures, on le voit paraître aux paupières, au dos des mains ; parvenue à ces parties, il annonce que la maladie a atteint un très-haut degré de gravité ; bientôt toute la face se bouffit, la peau qui la recouvre est luisante, les conjonctives sont elles-mêmes infiltrées et décolorées. La décoloration gagne les lèvres et les gencives ; la peau du corps est généralement sèche, aride, rapeuse ; elle a une couleur pâle et des taches jaunes, brunâtres, plus ou moins larges et irrégulières couvrent les avant-bras ; le scrotum ou les grandes lèvres acquièrent quelquefois un volume extraordinaire, et si l'individu est atteint d'exomphale, la hernie devient monstrueuse. Cependant à une certaine époque de la maladie, l'œdème disparaît

ordinairement et il est remplacé par un état de maigreur extrême, mais quelquefois il persiste jusqu'à la mort.

373. Quoiqu'on ne puisse, en général, provoquer la transpiration chez les ascitiques, leurs urines n'en sont pas moins rares; ce liquide a une couleur foncée, quelquefois brune; il est trouble, fétide, et il se couvre d'une pellicule hérissée ou il dépose un sédiment rose. Chaque jour sa quantité diminue, en même-temps il devient plus épais et d'une couleur plus foncée.

374. Pendant la durée de l'ascite, le malade est tantôt constipé, tantôt il est atteint de diarrhée; ce dernier phénomène persiste, lorsque l'affection tend à sa fin et s'accompagne de borborygmes souvent assez douloureux.

375. Le moral éprouve des changemens remarquables chez les individus atteints d'hydropisie péritonéale; ils sont presque toujours rêveurs, emportés, exigeans, ils craignent la mort, et pourtant ils font sans cesse des projets pour l'avenir.

376. L'ascite a une marche continue et progressive, cependant parfois elle est en quelque sorte intermittente et c'est ce qu'on observe surtout lorsque la collection séreuse est peu considérable; de sorte qu'après avoir duré quelque temps, elle disparaît pour reparaître de nouveau et ainsi de suite. Mais ces cas sont très-rares et ne sont qu'exceptionnels. Dans quelques circonstances, cette affection se termine assez promptement, dans d'autres elle se prolonge pendant des mois et même des années; de là la division de l'ascite en *aigüe* et en *chronique*.

377. Il y aurait une autre distinction extrêmement importante à établir, ce serait de déterminer si l'hydro-

pisie abdominale peut être quelquefois primitive, ou si elle est toujours symptômatique. Pour qu'elle fût primitive, la collection séreuse renfermée dans le péritoine ne devrait être le produit d'aucune phlegmasie, ce que semblent indiquer certaines nécropsies, puisqu'il est des cas où l'on ne rencontre aucune altération organique; mais comment supposer que cet amas de liquide soit l'effet d'une simple exhalation augmentée du péritoine, sans admettre que cette membrane soit encore ou ait été le siége d'une phlegmasie sensible ou latente? Les partisans de l'existence de l'ascite primitive vous disent que cette exhalation est le produit d'une irritation fixée sur le péritoine; mais quelle différence, si ce n'est du plus au moins, y a-t-il entre une irritation et une inflammation? La non-existence des phénomènes organiques ne peut nous permettre d'affirmer que l'ascite n'est pas due à une phlegmasie, puisque nous ne pouvons assurer que tel individu, qui a présenté à un très-haut degré les symptômes de la gastro-entérite, n'est pas mort de cette maladie, quoiqu'on n'ait rencontré aucun vestige d'inflammation à l'ouverture de son corps. On sait très-bien que, dans beaucoup de circonstances, les traces de la maladie disparaissent avec la vie. D'après ces considérations, nous pensons devoir partager l'opinion de M. Coze, qui n'admet pas d'ascite primitive, dans le sens qu'on doit attacher à ce mot. L'ascite, selon nous, n'est donc qu'une suite, une terminaison, une complication d'une autre affection. D'après cette opinion, que nous croyons fondée, nous allons essayer de rechercher l'altération organique à laquelle on devra l'attribuer.

378. Si l'ascite est due à une péritonite aigüe ou

chronique, le sujet éprouve des douleurs plus ou moins vives dans l'abdomen, et on observe les autres phénomènes de l'inflammation du péritoine, que nous avons décrits ailleurs (340). Ces phénomènes, souvent assez obscurs, le sont encore dans cette circonstance. Parfois les symptômes de la péritonite ont précédé de quelque temps l'apparition de l'ascite.

379. Lorsque l'hydropisie abdominale survient à la suite d'une hépatite chronique, une douleur plus ou moins vive existe à l'hypocondre droit; l'appétit est nul, les matières fécales ne présentent aucun vestige de bile, ou elles paraissent en être entièrement formées; la peau est jaune et, en prenant des renseignemens sur la situation antérieure du malade, on acquiert la conviction de l'existence de l'hépatite, dont plusieurs symptômes se montrent encore à un degré plus ou moins élevé (276).

380. Quand l'ascite a été précédée et qu'elle est encore accompagnée du trouble des digestions, du dépérissement du malade, de douleurs sourdes dans l'abdomen, qui n'augmentent pas sensiblement par la pression, d'une alternative de constipation et de diarrhée, et quelquefois de selles purulentes, etc., on est en droit de présumer qu'elle est due à une entérite chronique.

381. Si l'hydropisie péritonéale dépend d'une affection des reins, le malade rend depuis quelque temps des graviers, son urine est habituellement âcre; la sécrétion en est irrégulière, et, en outre, il accuse une douleur fixe dans la région lombaire.

382. Les affections chroniques de l'utérus ou de ses annexes, peuvent donner lieu à l'ascite, et on devra l'attribuer à cette cause lorsque l'hydropisie abdominale surviendra chez une femme dont le flux menstruel

éprouve des dérangemens, ou chez laquelle des fleurs blanches se sont supprimées spontanément, surtout, si à la suite de cette suppression, il s'est déclaré des douleurs dans les régions qu'occupent les ovaires ou la matrice elle-même.

383. Une observation qu'il ne faut pas négliger de faire, c'est que, dans les cas que nous venons d'indiquer (378, 379, 380, 381, 382), il arrive souvent que les symptômes des maladies primitives sont peu sensibles, et quelquefois même ils disparaissent entièrement; c'est pourquoi le médecin ne doit jamais borner ses recherches à l'état présent, mais qu'il doit toujours remonter plus haut, les antécédens pouvant, dans un grand nombre de circonstances, lui fournir des lumières importantes.

384. Les affections organiques du cœur ou des gros vaisseaux, amènent généralement l'anasarque, et celle-ci l'ascite; mais alors, ainsi que nous l'avons déjà dit, elle est toujours précédée par l'engorgement des pieds (276).

385. L'ascite ne se termine pas constamment par la mort; des cas, rares à la vérité, attestent que quelques ascitiques ont recouvré la santé, et lorsque cela a eu lieu, il est survenu, chez les uns, un flux de ventre très-abondant; chez les autres, des urines ou des sueurs copieuses; chez quelques autres, la sérosité s'est écoulée par une ouverture naturelle qui s'est faite à l'ombilic; enfin, par le retour des évacuations supprimées, ou des exanthèmes répercutés, etc.

386. Mais malheureusement la terminaison de l'ascite, par le rétablissement de la santé, n'est pas ordinaire; en général, la mort en est le terme. Cette affection,

après s'être prolongée pendant un temps indéterminé, cause du trouble dans les digestions, la diarrhée, des coliques fort vives, lesquelles s'accompagnent de borborygmes, de météorisme; les vomissemens se succèdent parfois avec assez de rapidité; l'oppression s'accroît, l'affaiblissement augmente; l'assoupissement se déclare ainsi qu'un délire taciturne; le hoquet survient, et annonce une destruction prochaine.

387. *Pronostic.* D'après ce que nous avons dit jusqu'ici, il est facile de voir que le pronostic de l'ascite est des plus fâcheux, et qu'on ne peut guère espérer de sauver le malade; ce bonheur arrive pourtant quelquefois, lorsque le sujet est jeune, et que la maladie primitive est peu ancienne, et l'organe peu profondément altéré.

388. *Maladies qu'on peut confondre.* Des auteurs ont prétendu que, dans quelques cas, on pouvait confondre l'ascite avec la tympanite; cette erreur nous paraît impossible, parce que, dans cette dernière affection, le ventre reste également ballonné, quelle que soit la position que prenne le malade; il est sonore dans tous ses points, au lieu que, dans l'ascite, il ne l'est que dans sa partie supérieure, au-dessus de l'ombilic; dans la tympanite, les phénomènes de la péritonite se dessinent assez bien, au lieu que, dans l'ascite, ils sont masqués; enfin, la percussion dissiperait tous les doutes, s'il pouvait en exister.

389. Nous ne pensons pas qu'on puisse confondre une hydropisie enkistée du foie ou de l'ovaire avec une ascite, si l'on apporte quelque attention dans ses recherches. Dans les premiers cas, la tumeur ne se développe que sur l'un des côtés; elle est circonscrite, elle

ne change pas de forme, quelle que soit la position qu'on fasse prendre au malade; la fluctuation est locale, très-obscure et souvent inaperçue; les urines sont peu rouges et coulent à-peu-près comme dans l'état normal; les autres fonctions sont moins lésées, aussi la respira- est-elle plus libre, la peau rarement sèche, etc. Chez les ascitiques, au contraire, la tumeur se développe également, elle n'est point circonscrite, le ventre change de forme suivant la position qu'on fait prendre au malade; la fluctuation est rarement obscure, si ce n'est dans les commencemens; les urines sont rouges, peu abondantes; la respiration est très-gênée, la peau sèche, etc. Ces phénomènes sont généralement assez sensibles pour qu'il ne soit pas possible de commettre de méprise à cet égard.

390. *Complications*. Assez souvent l'ascite cœxiste avec l'anasarque, l'hydrocéphale, l'hydrothorax, et ces complications sont plus communes qu'on ne le pense généralement, surtout avec cette dernière. La grossesse survient quelquefois pendant l'existence de l'ascite, et d'autres fois elle la précède. Cette complication, particulièrement au début de l'une et de l'autre, rend le diagnostic fort difficile; néanmoins, si l'on a égard aux circonstances qui ont précédé et qui accompagnent l'état actuel de l'individu, on parviendra toujours à se former une idée exacte des choses.

391. *Nécropsie*. Le ventre des ascitiques est mou, beaucoup moins élevé que pendant la vie, ordinairement déprimé d'un côté. La sérosité qu'il renferme présente une infinité de variétés dans sa quantité, sa couleur, etc. Quelquefois elle est limpide, salée, inodore; d'autres fois, elle exhale une légère odeur d'urine, ou

celle du sérum du sang. Dans ces cas, le péritoine ne paraît nullement altéré. Dans d'autres circonstances, la sérosité est trouble, citrine, sanguinolente, verdâtre, brunâtre, blanchâtre ou lactescente ; alors on y voit flotter des flocons albumineux, des débris de fausses membranes, des hydatides, etc. Chez quelques individus, ce liquide a la consistance et l'aspect du lait caillé, et même de la gélatine, et il répand une odeur plus ou moins fétide.

392. Dans la majorité des cas, le péritoine est altéré dans sa texture ; généralement, sur quelques points de son étendue, cette membrane est épaisse, opaque ou noirâtre ; sur d'autres, elle est rouge, et même la rougeur se remarque quelquefois sur toute l'étendue de sa surface, particulièrement lorsque la maladie a une marche aigüe, et qu'elle a été précédée et accompagnée par des symptômes évidens de péritonite. Chez quelques sujets, on voit çà et là des portions de fausses membranes, ou des couches de matière albumineuse ; chez d'autres, la membrane péritonéale est parsemée de petits points d'ulcération. Si la maladie s'est prolongée, on trouve des adhérences plus ou moins intimes entre les intestins, avec l'épiploon, ou la paroi interne de l'abdomen. Quelquefois le tissu sous-péritonéal est infiltré, et cela se voit surtout lorsque l'anasarque s'est jointe à l'ascite ou l'a précédée. Chez quelques individus, les ganglions mésentériques ne présentent aucune altération, tandis que, chez d'autres, ils sont volumineux, endurcis et même tuberculeux. Les vaisseaux lymphatiques sont très-développés dans la majorité des cas, et même sensibles à l'œil, et toujours remplis de sérosité.

393. On rencontre encore d'autres altérations, sui-

vant que l'ascite est due à l'état morbide de tel ou tel organe. Si nous voulions indiquer tous les caractères anatomiques qu'on observe à la suite de cette maladie, il nous faudrait rappeler ce que nous avons dit en décrivant les altérations organiques de la plupart des organes des voies digestives, et ce que nous dirons ailleurs en traitant des maladies de la poitrine, des organes de la reproduction, etc. Nous pensons qu'un pareil travail ne serait que fastidieux.

CINQUIÈME SECTION.

Résumé ou Description sommaire des causes, des symptômes, etc., des phlegmasies des voies digestives et de leurs annexes.

394. De ce que nous avons dit dans le présent chapitre, nous pouvons tirer les données suivantes et esquisser une histoire générale des phlegmasies ou inflammation des organes des voies digestives.

395. *Causes*. Il est des causes qui agissent immédiatement sur l'organe dont elles altèrent les fonctions; d'autres ne produisent leurs effets qu'après avoir porté leur action sur des parties plus ou moins éloignées. Les premières sont dites *directes*, les secondes *indirectes*, *générales* ou *sympathiques*.

396. Au nombre des premières on classe les coups, les chutes, les contusions, les dilacérations, la présence des corps étrangers introduits dans l'organe malade ou fixés aux environs.

397. Il est un certain nombre de causes qui sont tantôt directes, tantôt indirectes; tel est l'abus des alimens et des boissons, une nourriture mal saine ou trop suc-

culente. Chez les enfans, la privation du lait maternel; tel est encore l'usage de quelques substances dont l'action ne convient pas aux organes digestifs, comme l'emploi intempestif des vomitifs, des purgatifs, des toniques, des acides végétaux ou minéraux, ou seulement l'ingestion d'un liquide froid lorsque le corps est en sueur.

398. Les causes générales, proprement dites, sont beaucoup plus nombreuses; parmi ces causes on compte la malpropreté, l'habitation des lieux bas, humides, marécageux ou privés des rayons solaires; les émanations qui se dégagent des substances animales ou végétales en putréfaction; la répercussion de la goutte, du rhumatisme, des maladies cutanées; la suppression de la sueur, d'une hémorrhagie, et notamment des menstrues, du flux hémorrhoïdal; les grandes blessures, les brûlures étendues, une parturition laborieuse, font souvent éclore, dans un des organes de l'appareil digestif, une inflammation qui lui est aussi transmise par une autre phlegmasie ou par sa disparition; la suppression d'un écoulement muqueux ou purulent; les variations atmosphériques déterminent également des phlegmasies des voies digestives, ainsi que le refroidissement du corps ou seulement de quelques-unes de ses parties; les fatigues excessives ou l'inaction sont encore des causes très-fréquentes des maladies gastriques ou gastro-hépatiques, surtout lorsqu'à l'oisiveté on joint une nourriture trop substantielle.

399. Le moral influe singulièrement sur la production de toutes les maladies, et cette cause n'est pas la moins fertile pour contribuer au développement de

celles qui nous occupent. Il en est de même des travaux excessifs du cabinet, d'une vie trop sédentaire.

400. L'âge, le sexe, la constitution, la saison, etc., sont encore considérés comme causes des phlegmasies des voies digestives et de leurs annexes.

401. Les causes que nous venons d'énumérer ont été nommées, les unes *prédisposantes*, les autres *occasionnelles*, d'autres *formelles*, et quelques autres *déterminantes*, etc. Cette distinction, dont on ne pourrait tirer aucun avantage pour le traitement curatif des maladies, serait fort utile pour la prophylaxie, mais il nous paraît impossible de pouvoir l'établir avec succès, attendu que telle cause est *déterminante* dans une circonstance, et simplement *prédisposante* dans une autre, etc.

402. *Symptômes*. L'inflammation s'annonce généralement par des phénomènes précurseurs qu'on nomme *prodrômes*. Ils sont ou locaux ou généraux. Les premiers consistent dans une sorte de démangeaison, dans un sentiment de chaleur, de pesanteur, de gêne, de langueur, ou dans un surcroît d'activité de l'organe qui doit être le siége de la maladie. Les seconds sont des frissons irréguliers, un malaise général, des douleurs vagues à la tête, qu'accompagnent une soif plus ou moins vive et l'accélération du pouls. Mais il est des cas où ils ne se développent pas, c'est ce qu'on observe surtout lorsque la cause qui produit la maladie agit *avec force, lorsqu'elle frappe avec violence*. D'autres fois, les symptômes précurseurs sont si fugitifs qu'on les aperçoit à peine. Que la phlegmasie ait été annoncée, ou qu'elle se soit déclarée sans avoir été précédée par aucun des phénomènes dont nous venons de parler,

elle débute communément par un frisson dont la durée est indéterminée, à la suite duquel on voit se développer, plus ou moins régulièrement, une série de symptômes que nous allons successivement examiner.

403. Toutes les inflammations se caractérisent localement par quatre phénomènes qui sont : *la rougeur*, *la chaleur*, *la douleur*, et *la tuméfaction* de la partie où elle a son siége.

404. *De la rougeur*. Lorsqu'une phlegmasie existe dans un organe hors de la portée de la vue, nous ne pouvons voir la rougeur, un des phénomènes des plus constans de l'inflammation ; mais il nous est facile d'étudier cet état, toutes les fois que la phlegmasie a son siége sur la membrane muqueuse qui tapisse l'une des ouvertures extérieures du corps. Lorsque cette membrane est dans un état morbide, sa rougeur naturelle est augmentée, souvent très-foncée, et même quelquefois violette. Dans une infinité de circonstances, on n'observe qu'un simple réseau circonscrit, uniforme dans sa teinte; d'autres fois, il est beaucoup plus foncé dans son centre et plus clair à mesure qu'on s'en éloigne. Pendant le cours des inflammations chroniques, la rougeur est moins vive que lorsqu'elles sont aigües; elle prend une nuance terne, sale, ardoisée, et dans quelques cas, elle est d'un blanc jaune.

405. *De la chaleur*. La chaleur existe, en général, dans toutes les inflammations. On s'assure de son existence en posant la main sur la peau qui recouvre la partie phlogosée, et aussitôt une sensation plus ou moins brûlante, plus ou moins âcre, est transmise à la main exploratrice. Cependant quelquefois elle n'est pas facile à constater, et trop souvent ce n'est que compa-

rativement que nous pouvons en constater l'existence, et cette manière de la reconnaître ne peut dissiper toutes les incertitudes. Les médecins doivent donc s'attacher à étudier ce phénomène, le seul, dans un infinité de circonstances, qui nous indique le siége d'une phlegmasie dont les autres symptômes présentent beaucoup d'obscurité, surtout lorsque la maladie est chronique, parce qu'alors la douleur n'est pas même appréciable, parce que le changement de couleur qu'éprouve l'organe enflammé ne peut être observé, et parce qu'enfin la tuméfaction peut être remplacée par l'atrophie.

406. *De la douleur*. On serait dans l'erreur si l'on pensait que la douleur doit être d'autant plus vive que l'inflammation est plus intense : l'observation prouve au contraire que, dans certaines phlegmasies très-étendues, la douleur est obtuse, tandis qu'elle est des plus déchirantes lorsque l'inflammation est bornée, lorsqu'elle paraît peu grave, peu importante. En réfléchissant sur l'organisation des parties où elle se développe, on le concevra aisément. L'intensité de la douleur doit varier, suivant que la partie reçoit des nerfs encéphaliques ou des nerfs provenant du système ganglionaire, ou qu'elle est animée seulement par les filets de ces derniers ; en outre, si les nerfs qui transmettent ces impressions au cerveau sont très-nombreux, la sensation de ce qui se passe dans le tissu malade devra être plus vive qu'elle ne le serait si l'organe affecté en recevait très-peu. Cependant dans les phlegmasies chroniques, la douleur manque assez fréquemment, et elle est remplacée par un malaise général, quoique la partie malade reçoive beaucoup de nerfs.

407. *De la tuméfaction*. La tumeur qu'on observe

dans le cours d'une phlegmasie est due à l'afflux du sang dans l'organe enflammé : plus son tissu est pourvu de vaisseaux, plus il est lâche, dilatable, extensible, plus l'afflux est considérable, et par conséquent plus cet organe acquiert de volume. Dans les viscères denses, serrés, la tuméfaction n'est pas ou n'est que peu volumineuse; cependant ils se durcissent, et s'ils offrent des cellules, des vides, ces cellules, ces vides s'effacent plus ou moins. La tuméfaction est surtout remarquable dans les phlegmasies chroniques du foie, de la rate, etc., et c'est souvent à elle seule qu'on doit la connaissance de la maladie.

Les membranes muqueuses les plus minces s'épaississent également par l'effet de l'inflammation, ainsi qu'on peut s'en convaincre en examinant la muqueuse buccale et autres. Mais lorsque la membrane est située hors de la portée de la vue, nous ne pouvons constater cet état; nous l'admettons cependant par analogie, supposition que confirme d'ailleurs la nécropsie, si le sujet succombe.

408. Outre les quatre phénomènes locaux que nous venons de décrire, on en observe encore d'autres qui sont produits par la lésion de la fonction que l'organe enflammé est destiné à remplir. Dans l'état normal, toutes les parties qui entrent dans la composition du corps humain sont chargées de telles ou telles fonctions; tel viscère secrète un liquide plus ou moins abondant; telle membrane exhale seulement une matière séreuse, etc. Si l'un ou l'autre de ces organes devient le siége d'une phlegmasie, ses fonctions commencent d'abord par acquérir plus d'activité, c'est-à-dire lorsque l'inflammation n'existe encore qu'à l'état d'irritation; en-

suite leurs produits ne tardent pas, en général, à se supprimer. Cette suspension jette toujours du trouble dans les autres fonctions, dérange l'harmonie organique; de là une nouvelle série de phénomènes, qu'on nomme *sympathiques*.

409. Le sentiment vague de lassitude, de faiblesse qu'accusent les malades, annonce une perception confuse d'un commencement d'inflammation; mais à mesure que la phlegmasie augmente, elle accroît d'autant l'irritation cérébrale, de là sentiment de douleur et de chaleur dans la partie enflammée; ensuite douleur de tête sous-orbitaire, insomnie, sorte d'exaltation dans les idées, etc. Quelquefois ces symptômes acquièrent plus d'intensité et font craindre que l'encéphalite, l'arachnoïdite, etc., ne viennent compliquer l'inflammation existante.

410. L'irritation sympathique de l'appareil pulmonaire donne lieu à la dyspnée, à la toux, etc.

411. Lorsque l'inflammation est un peu considérable, le principal organe de la circulation est sympathiquement irrité; de là la fréquence et la force du pouls, la chaleur halitueuse de la peau. Si la phlegmasie prend de l'intensité, l'irritation du cœur s'accroît et le pouls devient faible, petit, concentré, même irrégulier, tout en conservant une sorte de fréquence, excepté dans le cas où l'irritation augmente vers l'encéphale; alors il est plus large et lent, et des lipothymies, des syncopes se succèdent avec plus ou moins de rapidité.

412. Lorsque l'estomac et les intestins sont irrités sympathiquement, il survient de l'anxiété, de la soif, des nausées, des vomissemens, de la diarrhée, un état de malaise dans ces régions. Si l'inflammation se pro-

page à ces organes, la langue devient rouge, l'épigastre douloureux et les vomissemens ou la diarrhée sont plus fréquens; enfin, on voit survenir tous les symptômes de la gastro-entérite.

413. Si le foie et la vésicule sont sympathiquement irrités, la langue est couverte d'un enduit jaune, verdâtre ou noirâtre; les matières fécales sont décolorées, la peau et les urines prennent une teinte jaune, rouge ou noire; enfin si l'hépatite vient compliquer la phlegmasie existante, on voit survenir les symptômes de cette affection.

414. Quand les reins sont irrités, l'urine est d'abord supprimée, ensuite elle devient plus abondante. Si l'inflammation se transmet à la vessie, il en résulte une rétention.

415. Lorsque l'utérus est sympathiquement irrité, il y a suppression des règles, des lochies, et chez les nourrices les mamelles se flétrissent, le lait n'y arrive plus.

416. L'irritation sympathique de la peau est annoncée par une chaleur halitueuse également répandue; si elle est portée à un très-haut degré, cet organe devient sec et la main qui le touche sent une sorte d'âcreté. Dans quelques cas, on observe des alternatives de sécheresse et de sueurs, soit dans toute son étendue, soit seulement sur quelques points de sa surface. Dans d'autres, la peau change de couleur; elle devient prurigineuse ou se couvre d'exanthêmes.

417. De l'irritation sympathique des articulations, naît un sentiment de tiraillement, de tension, de gêne dans les mouvemens, etc.

418. Ainsi que nous l'avons vu, en décrivant les diverses phlegmasies des voies digestives, tous les organes en-

flammés ne donnent pas lieu à la généralité des phénomènes sympathiques que nous venons de décrire, l'irritation n'étant jamais générale, un ou deux organes seulement, et rarement trois, se ressentent de l'inflammation de celui qui est dans un état de phlogose; de là des réactions nombreuses et multipliées qui ne sauraient pourtant envahir la totalité de nos viscères. Les réactions les plus fréquentes ont ordinairement lieu entre le cerveau, le cœur, les poumons et l'estomac.

419. *Marche.* La marche des phlegmasies des voies digestives et de leurs annexes, n'est pas constamment la même, souvent ces inflammations se développent avec rapidité, d'autres fois avec beaucoup de lenteur. Il est aussi des cas, où la maladie cesse tout-à-coup, au moment où rien ne semble indiquer sa disparition, pour reparaître et disparaître de nouveau. Quelquefois l'inflammation, après avoir occupé un organe, se transporte sur un autre plus ou moins éloigné de celui qui était primitivement affecté. Dans d'autres circonstances, elle semble suivre une sorte de régularité et se développer d'une manière graduée, parvenir à son plus haut degré d'intensité sans avoir laissé quelques instans de relâche; ou bien, on la voit périodiquement s'exaspérer chaque jour aux mêmes heures, et cet accroissement est, en général, précédé par des frissons semblables à ceux qu'on observe lors de son invasion. Quelques inflammations ont une durée bornée à quelques jours, d'autres se prolongent pendant plusieurs mois et même pendant des années; en un mot, elles sont continues, périodiques, rémittentes, intermittentes ou erratiques, fixes, mobiles, manifestes ou latentes, uniques ou multiples, aigües ou chroniques.

420. *Pronostic.* L'inflammation rapide dans sa marche, est ordinairement manifeste, son diagnostic est facile, son pronostic inquiétant, car elle menace l'organe d'une prompte et profonde altération. Elle exige un traitement actif, et elle doit être surveillée avec soin pour reconnaître les complications qui peuvent s'établir presque subitement et réclamer une médication active. Néanmoins lorsqu'elle est convenablement traitée, on en triomphe plus aisément que de toute autre.

421. L'inflammation lente dans sa marche est souvent latente, le diagnostic en est très-difficile; elle détermine des désorganisations dont on ignore long-temps l'existence, et auxquelles il n'est plus possible de remédier lorsqu'elles sont connues. Son pronostic est d'autant plus fâcheux que la phlegmasie est plus ancienne; et, en général, nos moyens thérapeutiques sont trop souvent insuffisans pour combattre des maladies entretenues par l'habitude.

422. L'inflammation aigüe menace aussi prochainement l'existence de l'organe et même celle du sujet, si cet organe est un de ceux qui sont essentiels à la vie, et surtout si la phlegmasie a été quelque temps méconnue, mais heureusement ces maladies sont manifestes, leur diagnostic est parconséquent facile. Quant à leur pronostic il varie, et il doit être fondé sur l'importance de la partie affectée, sur l'intensité du mal, sur la rapidité de sa marche, sur sa durée, sur la bonne ou mauvaise constitution du sujet, enfin, sur son âge, son sexe, etc.

423. Excepté dans sa première période, l'inflammation chronique est ordinairement latente, son diagnostic est donc toujours plus ou moins obscur, son pro-

nostic constamment fâcheux, et son traitement ordinairement infructueux.

424. L'inflammation continue, lorsqu'elle n'a pas son siége dans un organe essentiel à la vie, est de peu d'importance ; le diagnostic en est facile et le pronostic n'est fâcheux que lorsque la phlegmasie est très-intense et lorsqu'elle s'étend à d'autres parties. On en triomphe ordinairement en employant de bonne heure un traitement actif surtout si elle n'est pas une récrudescence d'une inflammation chronique.

425. L'inflammation rémittente doit être considérée de la même manière que la précédente, seulement les redoublemens qui la caractérisent peuvent fréquemment étendre le mal sur d'autres viscères. L'on doit se hâter d'en arrêter le cours par tous les moyens qu'indique la thérapeutique. Dans cette espèce d'inflammation, le diagnostic est aisé, mais le pronostic est moins rassurant que dans les phlegmasies continues et dans celles où l'on n'observe que de simples exacerbations.

426. L'inflammation intermittente a été méconnue par les anciens pathologistes; quelques médecins modernes nient encore son existence; cependant la nécropsie démontre chaque jour qu'à la suite de ces maladies on rencontre dans les viscères des altérations analogues à celles qu'on observe à la suite des phlegmasies continues, et nous avons cité, dans le cours de cet ouvrage, des faits qui prouvent évidemment que certaines inflammations suivent le type intermittent (329, 335). Nous n'émettons point ici une opinion, nous rapportons des faits. Il est vrai que très-souvent, pendant la vie, il est difficile et même impossible de déterminer le siége de la maladie, c'est surtout alors que le pronostic en est fâ-

cheux, et il peut même l'être encore lorsqu'on est parvenu à le déterminer, si la phlegmasie est fixée sur un organe chargé d'importantes fonctions et pour peu qu'elle soit intense.

427. Les inflammations erratiques paraissent à des époques irrégulières; elles sont ordinairement peu graves, par conséquent leur pronostic n'a rien de fâcheux.

428. L'inflammation locale n'est dangereuse que lorsqu'elle attaque un organe dont les fonctions ont pour objet de fournir les matériaux destinés à la nutrition, etc; si son diagnostic est généralement facile, son pronostic varie suivant l'espèce d'organe malade, suivant l'intensité de la phlegmasie, suivant l'âge, le sexe, l'idiosyncrasie de l'individu, etc.

429. L'inflammation mobile, sous le rapport du siége, offre un pronostic peu redoutable; cependant il peut devenir très-fâcheux, lorsque la phlegmasie se fixe sur un de nos principaux organes.

430. L'inflammation multiple est la plus dangereuse. On conçoit, en effet, que lorsque plusieurs organes sont enflammés en même temps, la vie est menacée prochainement, parce que chacun d'eux réagit sur ceux qui sont affectés de la même manière; alors, plusieurs fonctions nécessaires au maintien de l'existence s'exercent incomplètement ou sont suspendues. Ce qui rend encore très-fâcheux le pronostic des phlegmasies multiples, c'est le grand nombre de symptômes sympathiques qui se développent et qui masquent plus ou moins complètement les phénomènes locaux : par conséquent, le diagnostic est alors douteux et le traitement incertain.

431. L'inflammation manifeste est d'un diagnostic facile; on en triomphe, en général, aisément, parce qu'on

en reconnaît promptement le siége, l'étendue, l'intensité, et qu'on peut la combattre dès son apparition.

432. L'inflammation latente a été méconnue jusqu'à ces temps modernes : elle est la plus redoutable de toutes ; son diagnostic est des plus incertains. Très-fréquemment, à l'ouverture des cadavres, on remarque de profondes altérations, évidemment dues à l'inflammation, et que rien n'avait fait soupçonner pendant la vie. Cependant, quelque fois, on parvient à la reconnaître, mais c'est quand l'organe malade est déjà tellement altéré qu'on ne peut porter qu'un pronostic fâcheux.

433. *Terminaisons.* L'inflammation peut se terminer par *délitescence*, par *résolution*, par *gangrène* ; si l'une de ces terminaisons n'a pas lieu, la maladie peut déterminer l'*hémorrhagie*, la *suppuration*, le *ramollissement*, l'*induration*, diverses *dégénérescences*, *l'hydropisie.*

434. *Délitescence.* Nous n'avons pas fait mention de cette terminaison en décrivant chaque maladie en particulier, parce qu'elle est la plus rare, et que d'ailleurs on peut aisément la confondre avec la résolution. Nous croyons néanmoins devoir rappeler ici ce que les auteurs ont dit à son sujet. La délitescence est sans doute la terminaison la plus favorable des phlegmasies ; elle a lieu lorsque l'inflammation cesse tout-à-coup, que l'organe enflammé reprend tout de suite l'exercice de ses fonctions, et que la maladie ne se reproduit pas sur un autre viscère. Quand une phlegmasie cesse d'affecter un organe pour se porter sur un autre, il n'y a pas délitescence, mais *métastase* : la métastase n'est donc que le transport de la maladie d'un organe sur un autre organe. Aucun signe ne nous indique que la délitescence doit

avoir lieu, et nous aurions tort de présumer cette terminaison par la cessation des souffrances, parce que la disparition des douleurs précède également la résolution et annonce aussi l'existence de la gangrène. Ce n'est donc que le prompt rétablissement des fonctions dont est chargé l'organe qui nous indique que la délitescence est venue mettre un terme à la maladie. Cette terminaison ne peut s'effectuer que dans le cours de la première période de l'inflammation. On l'attribue à une stimulation accidentelle ou imprudente, à l'emploi prématuré des opiacés, des astringens, à une saignée générale très-abondante, à l'application de nombreuses sangsues sur l'organe enflammé ou tout près. Mais si ces causes peuvent quelquefois amener l'heureuse terminaison dont nous parlons, elle peuvent aussi produire une métastase funeste.

435. *Résolution.* Après la délitescense, dans les cas rares où elle n'est pas suivie de métastase, la résolution est la terminaison la plus désirable des phlegmasies; elle est toujours annoncée par une diminution progressive de la douleur, de la chaleur, de la rougeur, de la tumeur; par le rétablissement, également progressif des fonctions de l'organe malade, et par la disparition successive de tous les phénomènes sympathiques que l'inflammation avait développés.

436. Les anciens désignaient, sous le nom de critiques, les évacuations, les éruptions, etc., qui précèdent ou accompagnent la résolution, et ils les regardaient comme la cause de la guérison. Aujourd'hui, la majorité des médecins ne voient dans ces évacuations ou dans ces éruptions qu'un résultat de l'état morbide. Tantôt ces prétendus mouvemens critiques, se montrent sous la forme d'hémor-

rhagies, de sueurs, de flux d'urine, avec ou sans sédiment; de mucus, de salive, de larmes, de crachats, de déjections alvines plus ou moins abondantes; tantôt sous celle de phlegmasies locales, partielles de la peau, du tissu cellulaire, des glandes, etc.

437. *Gangrène.* La gangrène est la terminaison la plus redoutable de l'inflammation, parce qu'elle donne la mort à la partie ou à l'organe qui en est le siége, et qu'elle conduit ensuite le malade au tombeau; ce qui a généralement lieu lorsqu'elle frappe un viscère renfermé dans l'une de nos cavités. Plus l'inflammation est violente, plus la gangrène est à craindre; cependant on la voit encore survenir, lors même que la phlegmasie est peu intense, quand elle s'est manifestée chez un individu très-irritable, quand elle est due à une cause spéciale, telle que le charbon, le seigle ergoté, etc. Cette terminaison n'est annoncée par aucun phénomène précurseur, mais dès qu'elle s'est développée, la douleur et la chaleur cessent, et le rétablissement des fonctions de l'organe n'a pas lieu; le pouls faiblit, les traits de la face se décomposent, le malade exhale une odeur particulière, il s'éteint ou il meurt dans une convulsion.

438. Telles sont les trois principales terminaisons des phlegmasies. Maintenant, décrivons sommairement les divers accidens ou altérations qu'elles peuvent produire.

439. *Hémorrhagie.* L'inflammation peut donner lieu à une hémorrhagie, laquelle n'est pas toujours favorable; elle est, au contraire, généralement mortelle lorsque le sang s'épanche dans une cavité où il n'existe aucune issue. Ce fluide ne circulant plus dans ses canaux, n'étant plus soumis à la même action vitale, se

décompose ; de là divers phénomènes morbides des plus alarmans et qui font redouter la perte du malade. L'hémorrhagie peut encore être plus promptement mortelle lorsque l'organe qui en est le siége permet l'expulsion du sang ; c'est ce qu'on observe surtout quand ce liquide s'échappe d'un de nos principaux viscères, tels que l'estomac, les poumons, l'utérus, etc. Nous avons vu, dans le courant de mai 1826, sur le boulevart St.-Denis, périr un jeune enfant à la suite d'une hématémèse survenue pendant la durée d'une gastrite chronique Cet enfant est mort après avoir rendu quelques gorgées de sang. A l'ouverture de son corps, nous trouvâmes l'estomac rempli par ce liquide, déjà formé en caillots. La muqueuse était ramollie, d'un blanc sale dans presque toute son étendue, et corrodée près l'ouverture pylorique.

440. *Ramollissement*. On ne peut révoquer en doute, bien que quelques médecins prétendent le contraire, que le ramollissement ne soit un produit de l'inflammation. Cet état pathologique, qui consiste dans une diminution de cohésion de la partie qui en est atteinte, était peu connue avant les travaux de M. Lallemand. Les signes qui indiquent cette dégénérescence de l'inflammation n'ont encore été bien étudiés que pour l'encéphale et les organes pulmonaires ; nous manquons entièrement de signes pour constater son existence, pendant la vie, dans les organes des voies digestives. Cependant le ramollissement s'accompagne généralement d'hémorrhagies, lesquelles augmentent dès que la suppuration s'établit ; mais elles sont insuffisantes pour fixer nos doutes : le diagnostic de cet état est donc des plus incertains.

441. *Suppuration.* On donne le nom de suppuration à la sécrétion morbide dont un tissu enflammé devient le siége, après avoir été aride et doué d'un excès d'absorption. Le produit de cette sécrétion, quand il est liquide, blanc, opaque, crêmeux, inodore, a été nommé *pus.* D'autres fois, la sécrétion ordinaire du tissu enflammé est seulement augmentée, le liquide qui en résulte a plus de consistance, et sa couleur n'est pas celle qu'il a dans l'état normal; son odeur diffère également. Assez souvent, à ce fluide se trouve mêlé une matière qui a tous les caractères du pus. Ce n'est jamais dans la première période de l'inflammation que la suppuration s'établit: elle commence lorsque l'inflammation diminue, après avoir atteint un très-haut degré d'intensité. On ne peut donc, en général, fixer aucune époque à cet égard, parce qu'il est des tissus où le travail inflammatoire marche avec rapidité, tandis que dans d'autres il ne se fait qu'avec lenteur.

En traitant des diverses phlegmasies des voies digestives, nous avons dit que rien n'est plus incertain que les signes qui annoncent la formation de la suppuration; cependant on doit présumer qu'elle s'établit quand, à une certaine époque de la maladie, il survient des frissons, quand la douleur et la chaleur persistent, ainsi que les autres symptômes, et on supposera qu'elle existe dès que les phénomènes morbides auront perdu de leur intensité. Mais, nous le répétons, aucun signe ne peut nous donner la certitude du passage d'une phlegmasie à la suppuration lorsque l'organe enflammé est profondément situé, et nous n'acquérons cette certitude que quand le pus s'est, ou rassemblé dans un foyer et qu'on peut distinguer la fluctuation, ou lorsqu'il s'est fait jour à travers les tégumens, ou enfin, lorsqu'il est évacué par une ouverture naturelle, telle que la bouche, l'anus, etc.

Si le pus s'écoule au-dehors, l'inflammation, en perdant de son intensité, prépare la guérison; les lèvres de la solution de continuité se rapprochent peu à peu par ce travail de nutrition, qu'on nomme *cicatrisation.* Si la suppuration n'est pas réunie en un foyer, si le pus est seulement exhalé à la surface d'un tissu, la guérison est généralement très-rapide; cependant, il est des cas où la maladie se prolonge indéfiniment. Si l'exhalation purulente a lieu sur un organe renfermé dans l'une de nos cavités, il en résulte une accumulation qu'on nomme *épanchement;* elle occasionne alors des accidens graves, ordinairement suivis de la cessation de la vie, et dans des circonstances moins fâcheuses, de certaines adhérences souvent très-incommodes. Si le produit de l'exhalation n'est qu'une sérosité plus ou moins épaisse, elle donne aussi lieu à un épanchement qu'on nomme *hydropisie,* ou *ascite* lorsque la collection séreuse s'effectue dans l'abdomen.

442. *Ulcération.* L'ulcération est une solution de continuité, effet de l'érosion d'un tissu ramolli par l'inflammation, soit aigüe, soit chronique. Celle qui est produite par l'inflammation aigüe n'est pas, en général, de longue durée, excepté dans quelques tissus où elle est même incurable; et lorsqu'elle est l'effet d'une phlegmasie chronique, elle se guérit très-difficilement. L'ulcération est tantôt unique, tantôt multiple; chez quelques sujets, elle est superficielle, chez d'autres, elle est profonde; dans ce dernier cas, si elle existe dans un organe creux, la perforation peut en être la

suite. Lorsqu'un tissu enflammé s'ulcère, tous les symptômes locaux de l'inflammation s'accroissent, les fonctions de l'organe s'exécutent avec la plus grande gêne et sont même suspendues ; les phénomènes sympatiques redoublent d'intensité ; s'ils disparaissent quelquefois momentanément, c'est pour se montrer de nouveau avec plus de violence et avec une certaine régularité ; de là, ces fièvres *lentes, hectiques*, dont la marche est ou continue, ou intermittente, et par fois erratique. Mais tous ces phénomènes ne sont pour nous que des probabilités, et si l'organe est situé profondément, nous ne pouvons acquérir de certitude sur l'existence de la suppuration. Les anciens attribuaient l'ulcération à un travail *sui generis* autre que celui de l'inflammation ; mais les recherches des médecins modernes ont démontré qu'elle n'est due qu'au ramollissement des tissus, et comme il reste prouvé que le ramollissement est un produit de l'inflammation, on ne saurait attribuer l'ulcération à une autre cause. L'état d'ulcération est d'autant plus grave qu'il se développe dans un organe situé profondément et destiné à remplir des fonctions essentielles au maintien de la vie ; de là, la nécessité de s'opposer de tous ses moyens à une terminaison aussi fâcheuse.

443. *Induration.* Nous entendons par induration, l'altération que subit un organe enflammé qui acquiert de la dureté, et lorsqu'il s'agit de certain viscère, un accroissement de volume. On distingue l'induration en rouge et en blanche.

444. *Induration rouge.* L'induration rouge n'est que la réplétion du tissu enflammé par le sang qui y afflue avec impétuosité et d'une manière continue. Lorsque

cet état est aigu, et quelquefois quand il est chronique, il coïncide avec la diminution de cohésion, toutes les fois que l'organe n'est pas formé d'un tissu élastique propre à acquérir de la dureté par la réplétion. L'induration détermine constamment une grande altération dans l'organe, y éteint la vie après la cessation de la douleur, la diminution ou la suppression totale de ses fonctions, et surtout après avoir augmenté l'activité sympathique. La suppuration se manifeste quelquefois, mais aussi, il est des cas où l'induration conduit le malade au tombeau sans qu'elle se soit développée.

445. *Induration blanche.* Dans cette espèce d'induration, le tissu enflammé ne contient que peu de sang, mais beaucoup de liquide blanc. Les phénomènes locaux qui accompagnent cet état sont très-obscurs; ordinairement, c'est une tumeur dure, indolente, peu ou pas douloureuse; la chaleur ne s'y fait sentir que par intervalles; les fonctions de l'organe ne sont pas entièrement dérangées, à moins que la totalité de son tissu ne soit envahi; dans ce cas, elle ne tarde pas à passer à l'état de ramollissement et de suppuration: alors la vie de l'organe est menacée, et bientôt l'existence est compromise, ce qu'annonce une fièvre lente, à redoublemens réguliers ou irréguliers. C'est à la faiblesse que les anciens attribuaient l'induration blanche, aussi la combattaient-ils par les excitans, et l'on sait que ces moyens sont très-propres à hâter la suppuration; ils la désignaient sous les noms d'*obstructions*, de *dégénérescence lardacées*, *squirrheuses*, et ils confondaient encore sous ces dénominations, les tissus accidentels ou morbides, que quelques anatomistes considèrent comme de nouvelles productions organiques.

Ces productions sont de deux sortes : les unes consistent dans la transformation du tissu enflammé en tissus analogues à ceux qui entrent dans la composition de nos organes, telles sont les transformations *celluleuses*, *cutanées*, *muqueuses*, *fibreuses*, *cartilagineuses*, *osseuses*, etc. Les autres consistent dans une altération telle des tissus enflammés, qu'ils perdent tous les caractères qui les distinguent et dégénèrent à un tel point, qu'ils sont réduits à l'état que les anciens nommaient *cancéreux*, *squirrheux*, et que Lænnec a appelé *encéphaloïde*, *mélanose*. Ces dénominations ne paraissent pas justes à M. Nauche, et voici comment il s'est expliqué à ce sujet, dans une des séances de la Société de Médecine-pratique : « Le cancer, dit-il, se déclare d'abord sous « la forme de ganglions rouges, durs, qui constituent « une sorte d'inflammation latente. Ces ganglions pas- « sent à un état d'inflammation, se ramollissent, de- « viennent blancs, et se convertissent en un pus concrêt « qu'on a improprement appelé tissu *encéphaloïde*; « quelquefois, ils deviennent gangreneux, et donnent « lieu à des dégénérescences, qu'on a aussi mal-à-propos « désignées sous la dénomination de *mélanose*. Enfin, « ils se convertissent en ulcérations rebelles.

« D'autres fois, le cancer affecte primitivement tout « un tissu, lequel est alors dur et rouge, se ramollit « pour devenir blanc, se convertit parfois en matière « putride et noire, ou passe à un état d'ulcération. » Nous trouvons dans ce peu de mots, une explication claire et précise de ce qu'on doit entendre par cancer.

Les anciens pensaient que les fluides étaient arrêtés dans l'organe qui subit l'induration : les progrès de l'anatomie pathologique et de la physiologie ne permettent guère de partager l'opinion de nos devanciers. Mais quelle est la cause qui produit les altérations dont nous venons de parler ? Quelques pathologistes les attribuent à l'atonie, d'autres à l'inflammation. Nous partageons cette dernière opinion, et nous pensons que l'atonie peut suivre l'inflammation, lorsque l'altération est portée à son plus haut degré. Mais encore, quelle est la cause matérielle de l'induration ? Serait-ce un dépôt dans l'organe ? Nous n'osons le nier, cependant nous sommes plutôt porté à croire qu'il n'y en a pas, et nous nous bornons à reconnaître le fait, sans vouloir en expliquer la cause.

Le début des diverses altérations de texture, qu'elles proviennent d'une inflammation aigüe ou chronique, n'est pas marqué par des phénomènes locaux qui puissent nous les faire reconnaître, et nous avons, en traitant de chaque maladie en particulier, fait remarquer ceux qui peuvent éclairer nos doutes. En général, lorsqu'une altération de structure, portée à un très-haut degré, est survenue dans un organe, elle est annoncée par le retour de l'inflammation, si elle s'était éteinte, et les fonctions de l'organe sont d'autant plus lésées, que l'altération est plus profonde, plus étendue ; la fièvre lente se déclare, le marasme ou l'hydropisie survient, et l'on voit ensuite se reproduire les phénomènes sympathiques qui accompagnent les inflammations aigües, c'est-à-dire, qu'ils se montrent de la même manière et affectent les mêmes organes.

446. Pour compléter le résumé que nous venons de faire, il faudrait parler des hydatides, de l'ascite, des vers, que quelques médecins regardent comme un produit de l'inflammation ; mais, ayant traité de ces ma-

tières, avec assez d'étendue, dans le cours de cet ouvrage, nous y renvoyons le lecteur, et nous allons maintenant passer à la thérapeutique des maladies des voies digestives.

SIXIÈME SECTION.

Thérapeutique des phlegmasies des voies digestives et de leurs annexes.

447. Après avoir décrit les diverses phlegmasies des voies digestives et de leurs annexes, nous sommes arrivés à cette partie de l'étude de l'homme malade, qui a pour objet de rétablir l'harmonie dans l'exercice des fonctions animales. Cette branche des connaissances humaines, est connue sous le nom de *thérapeutique*. La thérapeutique n'est donc que la partie de la science médicale relative au traitement des maladies. Elle a été divisée en *générale* et en *spéciale*; cette première division en a subi d'autres : on la nomme *active* ou *agissante*, *expectante* ou *contemplative*, suivant l'action ou l'inaction du médecin ; s'il fait usage de médicamens, on l'appelle *médicamenteuse*; s'il n'emploie que des alimens, on la connaît sous le nom d'*alimentaire* ou *diététique*; enfin, elle a reçu celui de *chirurgicale*, elle-même subdivisée en *manuelle* ou *instrumentale*, si la chirurgie est mise à contribution. Nous ne suivrons pas les auteurs dans ce qu'ils ont dit sur ces diverses divisions, nous nous contentons de les indiquer, et nous nous bornerons à traiter des moyens qu'elle oppose aux inflammations. Ces moyens sont très-nombreux, et leur ensemble constitue ce qu'on nomme assez improprement *traitement antiphlogistique*.

448. *Des émissions sanguines*. On soustrait du sang par

divers procédés; par l'artériotomie, par la phlébotomie, par l'application des sangsues, et par les ventouses scarifiées.

449. *De l'artériotomie*. L'artériotomie n'est guère pratiquée de nos jours, quoiqu'elle produise des effets plus marqués que ceux des autres saignées générales, en opérant une prompte déplétion du système sanguin artériel. On la recommandait surtout dans les affections du cerveau, et nous pensons qu'on devrait y recourir plus souvent dans les attaques d'apoplexie. Cette saignée ne saurait se pratiquer qu'aux artères temporales superficielles et auriculaires postérieures, parce que leur position permet de pouvoir aisément en faire l'ouverture, et surtout d'arrêter facilement le sang par la compression.

450. *De la phlébotomie*. La phlébotomie est l'opération généralement connue sous le nom de *saignée*. Elle se pratique aux veines du bras, de la main, du pied, aux ranines. Ce mode d'extraire le sang doit être employé toutes les fois que le médecin se propose d'affaiblir, d'opérer un vide considérable et subit. La saignée convient donc dans toutes les inflammations un peu intenses, et qu'il importe de faire cesser le plus promptement possible.

451. *Des sangsues*. Ces espèces d'annéléïdes, dont Thémisson de Laodicée a le premier parlé, se posent sur toutes les parties du corps et procurent aussi une déplétion du système vasculaire sanguin, mais beaucoup moins abondamment et plus lentement que ne le fait la saignée générale; aussi doit-on préférer l'application des sangsues lorsqu'on craint d'affaiblir trop promptement, lorsque l'inflammation est bornée et qu'elle n'a pas produit une forte réaction du système circula-

toire, lorsqu'il convient particulièrement de dégorger les capillaires, enfin, lorsqu'on cherche en même-temps à produire une dérivation. Dans ce dernier cas, on tâche de les faire prendre, autant que possible, très-près les unes des autres : plus leurs piqûres sont rapprochées, plus leur action rubéfiante est marquée.

452. *Des ventouses scarifiées.* Comme déplétives, les ventouses scarifiées ne peuvent être utiles dans les inflammations des organes des voies digestives, parce que dans aucune circonstance, elles ne peuvent fournir une assez grande quantité de sang. Comme moyen révulsif, on peut en faire usage dans quelques cas; mais, dans d'autres, elles peuvent aggraver le mal. Nous indiquerons ceux où elles sont employées avec avantage.

453. *Des boissons.* En thérapeutique on fait usage de boissons pour apaiser la soif, et pour porter dans la circulation diverses substances médicamenteuses. Dans les maladies qui nous occupent, on les emploie comme rafraîchissantes, tempérantes, etc. On se sert à cet effet de dissolutions, d'infusions, de décoctions, plus ou moins chargées d'acide, de mucilage, de là, la division des boissons en acidulées, en émollientes, mucilagineuses, etc. L'eau forme la base de toutes ces boissons, et, peut-être dans beaucoup de cas, à elle seule appartiennent les propriétés dont on dit qu'elles jouissent.

454. La limonade crue ou cuite est une des boissons acidulées qu'on préfère à toutes les autres, parce qu'elle est plus agréable au goût, et plus facile à se procurer dans toutes les saisons. Ses propriétés, non contestées, sont de diminuer la chaleur animale, de ranimer la sensibilité en humectant et en assouplissant les tissus; de favoriser la transpiration et l'exhalation reinale.

Mais dans quelques cas, elle ne convient pas, particulièrement aux personnes très-irritables, chez lesquelles elle provoque des spasmes plus ou moins violens, des tiraillemens d'estomac, et quelquefois la diarrhée. L'eau et le sirop de groseille, et autres acides très-étendus ont des propriétés analogues à celles de la limonade.

455. Au nombre des boissons mucilagineuses et émollientes, se range le sirop d'orgeat, la solution et le sirop de gomme arabique. Ces boissons sont éminemment calmantes, adoucisssantes, relâchantes, c'est pourquoi elles conviennent dans les diverses phlegmasies. La décoction de certaines graminées, telles que l'orge, l'avoine, le chiendent; l'infusion de certaines fleurs ou feuilles, sont également employées à cet effet, telle est la fleur de mauve, de guimauve; la feuille de bourrache, de lierre-terrestre, etc. Le règne animal nous fournit l'eau de veau, de poulet, le petit-lait. Toutes ces boissons ont été considérées comme *sudorifiques*, *diurétiques, tempérantes, sédatives*, *délayantes, humectantes, relâchantes,* etc. Elles conviennent donc dans toutes les inflammations. Cependant, selon les circonstances, il faut préférer les unes aux autres; lorsque, par exemple, la soif est très-intense, les boissons acidulées doivent être prescrites; dans le cas contraire, on fera usage des mucilagineuses.

456. *Des émolliens appliqués à l'extérieur.* Les émolliens sont employés avec succès dans le traitement des phlegmasies des voies digestives et de leurs annexes, ce sont les anti-phlogistiques locaux par excellence. On se sert, à cet effet, de cataplasmes, de fomentations, de bains, de lavemens.

457. *Des cataplasmes.* Les anciens ne se servaient

de cataplasmes émolliens que pour combattre les tumeurs inflammatoires qui surviennent à l'extérieur du corps; aujourd'hui leur usage est infiniment plus étendu : on les emploie avantageusement dans toutes les inflammations situées profondément et dans celles des organes renfermés dans le thorax ou l'abdomen. Les cataplasmes émolliens, bains locaux qu'on peut employer à volonté sans déplacer les malades, sont ordinairement faits avec une décoction de racines, de feuilles, de guimauve, dans laquelle on délaye une certaine quantité de farine de graines de lin jusqu'à ce que le mélange ait acquis la consistance d'une bouillie plus ou moins épaisse. Ces topiques doivent être renouvelés assez fréquemment pour conserver le même degré de chaleur à la partie sur laquelle on les applique. Plus ils sont épais, plus ils conservent leur chaleur, mais alors, ils ont l'inconvénient de fatiguer les malades, c'est pourquoi, dans beaucoup de circonstances, il vaut mieux les renouveler plus souvent ou leur substituer les fomentations.

458. Les cataplasmes, ainsi que nous venons de le dire, sont d'excellens anti-phlogistiques locaux, mais il ne faut pas en abuser, il convient de savoir les supprimer à temps, parce que si l'on en prolonge l'usage, une fois que l'inflammation est dissipée, ils ont l'inconvénient de faciliter l'engorgement du tissu malade pour peu qu'il y soit prédisposé.

459. Ces topiques se font encore avec une décoction de têtes de pavots dans laquelle on délaye également de la farine de graine de lin. Ainsi composés, ils joignent aux propriétés des premiers, une action sédative très-marquée, ce qui doit les faire préférer toutes les fois que la douleur est vive ou seulement lorsque la sensibilité est exaltée.

460. Nos ancêtres, et encore quelques modernes, conseillent des cataplasmes composés avec la mie de pain et le lait, et ils les croient beaucoup plus calmans, plus adoucissans que ceux que nous venons d'indiquer, mais c'est une erreur, parce que le lait ne tarde pas à s'aigrir et contracte des propriétés irritantes qui peuvent nuire dans beaucoup de cas.

461. *Des fomentations*. Par fomentations on entend l'application, sur une partie enflammée, d'un linge, d'un morceau de laine, d'une éponge, trempés dans une décoction émolliente ou narcotique chaude ou d'une vessie remplie. Comme les cataplasmes, elles sont employées dans le traitement des phlegmasies internes dans le but de calmer la douleur et de modérer la chaleur animale; dans beaucoup de cas, elles doivent leur être préférées, parce qu'étant moins lourdes, elles ne fatiguent pas les malades. Chez quelques individus très-irritables, on est même forcé d'abandonner ces deux moyens parce que loin de diminuer la douleur, ils l'exaspèrent en augmentant la sensibilité.

462. *Des bains*. Le bain tiède jouit éminemment d'une propriété anti-phlogistique et sédative. Personne ne contestera qu'il ramollit la peau, facilite la transpiration, ralentit la circulation et la respiration, et enfin qu'il provoque au sommeil. Il convient donc dans les phlegmasies des voies digestives, et c'est de l'analogie qui existe entre la peau et les membranes muqueuses, que vient l'idée de l'employer dans ces maladies; il convient également dans les phlegmasies chroniques et toutes les fois que la suppuration s'est établie.

La durée du bain doit varier dans une infinité de circonstances : quelquefois il ne conviendra d'y laisser le malade qu'une demi-heure; d'autres fois il pourra y rester avec avantage, pendant une ou deux heures, et même une journée entière. C'est à la sagacité du médecin, à son expérience d'en fixer la durée, les préceptes généraux, à cet égard, ne sauraient remplacer ce qu'enseigne la pratique. Quant à leur température, elle doit toujours être au-dessous de la chaleur animale, et, en général, on doit consulter le malade pour connaître le degré dans lequel il se trouve le mieux. Pendant qu'il est dans le bain, il faut avoir soin qu'il ne reçoive aucune action de l'air ambiant, on lui couvrira donc les épaules; il serait bien aussi de couvrir la baignoire et d'ajouter de l'eau chaude à mesure que le bain se refroidit. Les plus grandes précautions doivent être prises à la sortie de l'eau, le malade sera promptement essuyé avec des linges chauds et placé dans un lit convenablement chauffé pour diminuer autant que possible la durée du frisson que tout individu éprouve en sortant du bain, ces précautions sont surtout indispensables lorsqu'il a été élevé à un très-haut degré de chaleur.

463. *Des lavemens.* L'introduction dans le rectum d'un liquide simple ou qui tient en dissolution ou en suspension une ou plusieurs substances, est nommée *lavement* ou *clystère*. Les lavemens, suivant leur composition, peuvent être *toniques, astringens, émolliens, narcotiques, évacuans,* etc.

464. Comme les fomentations, les lavemens émolliens et narcotiques se composent de décoction de racines, de feuilles, de graines, qui contiennent une substance mucilagineuse ou sédative. Ces moyens agissent directement sur la muqueuse intestinale, en diminuant la chaleur, l'irritabilité, et jouissent encore de la propriété de faciliter la transpiration cutanée et les fonctions de l'encéphale.

Les lavemens évacuans sont faits avec une décoction de certaines substances purgatives, ou seulement avec de l'eau dans laquelle on a fait dissoudre une quantité déterminée de sel purgatif. On les emploie pour débarrasser les gros intestins des matières fécales qui ne peuvent être expulsées, et dont la présence dans ces organes produit assez souvent des dérangemens qui, dans quelques cas, aggravent la maladie existante; dans d'autres, en prolongent la durée, ou enfin, déterminent de légers accidens vers le cerveau.

Les lavemens purgatifs sont aussi révulsifs.

La dose du lavement, ordinairement d'une livre, le degré de chaleur qu'il convient de lui donner, ne sont pas des choses indifférentes.

Suivant l'âge, la dose doit varier; on conçoit aisément qu'elle ne doit pas être la même pour un enfant d'un an que pour celui de six; que, chez l'adulte, on peut injecter dans le rectum, sans inconvénient, une assez grande quantité de liquide et qu'une quantité bien inférieure convient seule au jeune âge. On aura aussi égard à l'état d'irritation de la muqueuse intestinale: s'il y a inflammation, il faut n'administrer que la moitié ou même le quart de la dose ordinaire, dans la crainte d'accroître l'irritation ou l'inflammation, effet que produirait nécessairement la distension provoquée par le liquide.

Quant au degré de chaleur, il doit être bien inférieur à celui de la température animale; il faut que le lavement ne soit que *tiède*, pour nous servir du mot vulgaire. Les lavemens chauds sont irritans; les froids ont une action astringente qui peut beaucoup nuire dans quelques maladies du tube digestif.

Sous la forme de lavement, on peut administrer une

très-grande quantité de médicamens et remplir diverses indications. Ce serait donc à tort que Molière aurait ridiculisé un moyen dont un médecin habile peut tirer de grands avantages, si l'on n'en eût abusé ; mais de quoi n'abuse-t-on pas ?

465. *Des dérivatifs et des révulsifs.* Ces deux mots expriment pour nous la même chose, c'est-à-dire, il nous semble qu'on s'en est servi pour désigner des médicamens qui ont la propriété d'attirer sur une partie plus ou moins éloignée une irritation fixée sur un organe. L'action de ces médicamens a été nommée *dérivation* ou *révulsion.*

466. Un très-grand nombre de substances sont considérées comme révulsives sans en avoir les propriétés ; nous n'en parlerons pas. Mais il est d'autres agens thérapeutiques qui produisent une révultion très-marquée, et que nous diviserons en moyens révulsifs externes et en internes. Au nombre des premiers, on classe les cataplasmes sinapisés, les sinapismes, les vésicatoires, la pommade d'Authenrieth, celle de M. Gondret ; le moxa, les ventouses, les pédiluves, etc. Parmi les internes, on place les vomitifs, les purgatifs, les diurétiques. Nous allons successivement examiner l'action particulière de ces moyens.

467. Nous avons, à dessein, omis de parler de l'action révulsive de la saignée et des sangsues ; celles-ci ont une action révulsive bien manifeste, ce dont il est aisé de se convaincre en examinant la rougeur qui ne tarde pas à se montrer après leur chute. Quant à l'effet révulsif de la saignée, on peut le contester jusqu'à un certain point, surtout dans les maladies qui nous occupent.

468. *Des cataplasmes sinapisés. Des Sinapismes.* Nous appelons cataplasmes sinapisés les cataplasmes

ordinaires soupoudrés avec la farine de moutarde. Ces topiques ont une action bien inférieure aux sinapismes. Ceux-ci se composent avec de la farine récente de moutarde et du vinaigre, et quelquefois seulement avec de l'eau en quantité suffisante pour former une bouillie assez épaisse. Afin de les rendre plus actifs, on y incorpore une certaine quantité de sel ammoniac. Les uns et les autres sont ordinairement placés à la plante des pieds, mais il est plus convenable de les poser sur le coude-pied, parce qu'ils agissent plus promptement, et parce que la rougeur et quelquefois l'excoriation qu'ils occasionnent ne s'oppose pas à la marche lorsque le malade se rétablit. Les effets locaux des sinapismes tardent peu à se faire remarquer, particulièrement chez les enfans, chez les femmes, chez les individus irritables; ils consistent en une rougeur plus ou moins vive, quelquefois en un effet vésicant assez prononcé. La durée de l'application de ces topiques varie beaucoup : chez les enfans, on doit les retirer plus promptement que chez les vieillards; chez les sujets irritables, il faut le laisser moins long-temps que chez ceux dont la sensibilité est obtuse. Mais, en général, on les laisse de deux à quatre heures. Toujours faut-il avoir égard à l'irritabilité du sujet, car on a vu des inflammations graves suivre de près l'application des sinapismes, et ces inflammations dégénérer en gangrène et enfin causer la mort. En un mot, ces moyens, toujours fort douloureux, incontestablement utiles dans une infinité de circonstances, nuisent souvent dans les affections des organes digestifs, quand on les emploie imprudemment.

469. *Des vésicatoires*. L'emplâtre vésicatoire est le révulsif par excellence, on ne saurait, dans beaucoup de circonstances, le remplacer par un autre moyen. Il

se compose ordinairement avec de la poix blanche, de la thérébentine et de la cire jaune, dont on forme un mélange dans lequel on incorpore une certaine quantité de mouches cantharides pulvérisées. On étend ensuite ce mélange sur de la peau ou du linge, d'une grandeur variée et on le soupoudre avec des cantharides également pulvérisées. Les vésicatoires se placent sur presque toutes les parties du corps, où on les laisse de douze à vingt-quatre heures. Ordinairement, après les douze premières heures, leurs effets locaux se manifestent, la peau rougit d'abord, se soulève, fait place à une certaine quantité de sérosité qui s'y accumule et qui remplit une espèce de vessie, laquelle s'étend plus ou moins; elle se rompt quelquefois et laisse échapper une matière séreuse et rougeâtre; d'autres fois, cette vésicule ne se déchire pas, elle se conserve entière jusqu'au lever du premier appareil. Selon l'effet qu'on veut produire, on pique seulement la vessie pour donner issue à la sérosité qu'elle renferme, ou on l'enlève entièrement. Dans ce dernier cas, on observe une plaie plus ou moins étendue, généralement rouge, mais quelquefois, ce qui indique une altération profonde, elle est blanchâtre. La sérosité qui s'est échappée est assez souvent sans odeur, mais aussi, parfois, elle en a une repoussante.

470. Les vésicatoires, avons-nous dit, sont des révulsifs puissans et difficiles à remplacer, mais leur emploi est toujours suivi de vives douleurs et de l'inflammation du tissu sur lequel on les applique; c'est pourquoi ils ne conviennent pas dans les inflammations de l'encéphale, et qu'ils nuisent également dans quelques maladies des voies digestives, surtout lorsque l'inflammation occupe la muqueuse gastro-intestinale dont on

connaît l'étroite sympathie avec la peau et dont elle ne paraît être qu'une continuation. Dans les phlegmasies chroniques des voies digestives, les vésicatoires peuvent être utiles en ramenant l'inflammation à l'état aigu ou en la déplaçant ; mais lorsqu'elle occupe la muqueuse gastro-intestinale, il ne faut employer ces moyens qu'avec beaucoup de ménagement et enlever ces topiques plus promptement que dans d'autres circonstances.

471. Nous ferons les mêmes remarques sur la pommade d'Autenrieth et sur celle de M. Gondret. La première se compose de quatre ou cinq parties d'axonge sur une d'émétique, dont on frictionne la partie sur laquelle on veut attirer une fluxion. La seconde est composée de suif et d'ammoniaque.

472. *Des ventouses.* Dans les inflammations aigües, les ventouses sont toujours dangereuses, mais on peut en retirer quelques avantages dans le traitement des phlegmasies chroniques des voies digestives et surtout de leurs annexes.

473. *Du moxa.* Ce moyen révulsif, dont abusent quelques praticiens, est peu employé dans les maladies qui nous occupent.

474. *Des pédiluves.* Les pédiluves sont ce qu'on nomme vulgairement bains de pieds, dont les médecins instruits savent retirer de grands avantages. Les pédiluves ne sont guère employés dans les maladies que nous venons de décrire, cependant on ne devrait pas en négliger l'usage, et ne les prescrire, ainsi qu'on le fait, que dans les inflammations de l'encéphale ou du thorax, car dans plusieurs circonstances, ils nous ont été très-utiles pour obtenir une révulsion salutaire, et qui ne laisse jamais rien à redouter après elle.

475. *Des révulsifs internes.* Toutes les fois qu'on veut obtenir un effet révulsif en employant des médicamens qui ont une action immédiate sur la muqueuse gastro-intestinale, il convient de s'assurer de l'état de cette membrane; si elle était irritée elle-même, il serait imprudent d'y introduire des substances capables de provoquer une sur-excitation. Dès-lors, les purgatifs, les vomitifs, les diurétiques, etc., médicamens qui n'agissent qu'en irritant, ne sauraient convenir dans l'œsophagite, la gastrite, l'entérite, etc.; mais sagement administrés leur utilité est démontrée dans certaines périodes de l'angine, de l'hépatite, et autres, surtout lorsque ces phlegmasies sont à l'état chronique.

SEPTIÈME SECTION.

Médication antiphlogistique générale.

476. Après avoir fait connaître la plupart des agens thérapeuthiques que le médecin emploie pour combattre les phlegmasies des voies digestives et de leurs annexes, nous allons exposer les règles qu'il convient de suivre dans leur administration.

477. L'étude des causes d'un état morbide, son diagnostic, sa marche, ses terminaisons présumables, nous font connaître la nature de cet état, et par conséquent le moyen que nous devons lui opposer, de là un jugement qui devient *indiquant*, l'agent mis en usage, est dit *indiqué*; les rapports qui existent entre l'indiquant et l'indiqué constituent l'*indication*; enfin, l'effet produit par l'indiqué est nommé *médication*. Le sens attaché à ces mots étant bien déterminé, poursuivons notre tâche, et voyons quelles sont les indications qu'il y a

à remplir, lorsque nous avons à combattre l'une des maladies décrites dans ce chapitre.

478. Dès que le médecin est arrivé auprès du malade, il doit s'assurer, par une sévère investigation, de son état; déterminer, autant qu'il lui est possible, le siége, la nature, la période de la maladie qu'il est appelé à combattre. Pour parvenir à ce but, on éprouve souvent beaucoup de difficultés, cependant, il est des médecins qui prétendent pouvoir établir, au premier coup-d'œil, le diagnostic d'une maladie. Nous savons très-bien que l'habitude, une certaine disposition d'esprit, donnent, à quelques hommes privilégiés, une facilité singulière pour arriver promptement et avec sûreté à la connaissance du diagnostic, mais aussi nous avons été témoins des erreurs où sont tombés ceux qui ne sont pas doués de ce génie médical qu'on ne rencontre que très-rarement. Nos relations avec les praticiens les plus éclairés de la capitale, tels que les Dubois, les Marc, les Broussais, les Husson, les Nauche, etc., nous ont prouvé que la précipitation est une source féconde d'erreurs. Consultant avec ces médecins justement renommés, nous les avons vus employer des soins minutieux pour arriver à établir un diagnostic propre à fixer toutes les incertitudes. Que penser alors de la jactance de quelques hommes!

479. Le diagnostic de la maladie étant établi, le médecin doit s'informer de l'âge du malade, reconnaître sa constitution, s'assurer de ses habitudes, de sa manière de vivre, etc.; circonstances qui apportent de grandes modifications dans le traitement, modifications que ne peuvent enseigner des règles générales de thérapeuthique, et qu'on apprend seulement à connaître

au lit du malade, puisqu'elles peuvent varier autant que les individus.

480. Ces connaissances étant acquises, le médecin n'a plus qu'à remplir les indications qui se présentent. La première est de prescrire le repos général du corps et celui de l'organe malade ; s'il ne le peut, il cherchera à diminuer l'action de ses stimulans naturels. Il doit ensuite ordonner une abstinence complète, pour peu que l'inflammation soit intense. Il éloignera la cause qui a donné lieu à la phlegmasie, ainsi que toutes les autres causes irritantes qui pourraient se présenter.

481. Dans toutes les phlegmasies il y a irritation et afflux de sang vers la partie enflammée : il convient de faire cesser l'un et l'autre, le plus promptement possible, pour obtenir la résolution de la maladie. Pour atteindre ce but, il faut, d'une part, s'opposer à ce que le sang arrive en abondance vers l'organe malade, et, de l'autre, diminuer l'irritation de ce même organe, irritation qui y appelle sans cesse un fluide qui accroît son état morbide. Pour remplir ces indications, deux principaux moyens sont à notre disposition, la saignée générale et la saignée locale.

482. La saignée générale doit être préférée toutes les fois que l'inflammation est intense, lorsqu'elle a donné lieu à des phénomènes sympathiques nombreux, surtout à une vive réaction du système vasculaire sanguin, laquelle est annoncée par la force, la fréquence, la dureté du pouls (411). La saignée générale, disons-nous, est indiquée lorsque l'inflammation est intense, lorsque les phénomènes locaux et sympathiques se montrent avec violence ; mais quelle est la quantité de sang qu'il convient d'extraire ? c'est ce que nous ne pouvons indiquer

à *priori*. On conçoit que cette quantité doit être relative à l'intensité de l'inflammation, à la constitution, à l'état pléthorique, de force ou de faiblesse du sujet, etc. Par exemple, un sujet épuisé par la fatigue ou par des privations ne pourra supporter une saignée copieuse, tandis qu'un individu fort et vigoureux s'en trouvera bien. C'est encore au lit du malade que ces règles s'apprennent, et non dans les ouvrages de médecine. Les plus grands praticiens ne peuvent, à cet égard, donner des préceptes généraux desquels on ne saurait s'écarter. La saignée sera renouvelée, quelques heures après, si la douleur persiste avec la même intensité, si les symptômes sympathiques ne diminuent pas; enfin, on y reviendra tant que la maladie conservera le même degré de violence, sans toutefois oublier que Sauvages a dit qu'il ne fallait pas saigner jusqu'au point d'affaiblir les forces vitales, si l'on voulait obtenir la résolution.

483. Quand on est parvenu à faire tomber la fièvre, et que les autres phénomènes sympathiques ont perdu de leur intensité, si les symptômes locaux persistent, il convient de les attaquer par des émissions sanguines locales, surtout lorsque la douleur semble se rapprocher de la peau. Pour les pratiquer, il faut, en général, préférer les sangsues à tout autre moyen, et on les applique le plus près possible de l'organe malade. Mais quel est le nombre qui doit être employé? Ici se renouvelle la question que nous avons posée relativement à la saignée générale, et la réponse se trouve être la même, c'est-à-dire, que le nombre des sangsues doit varier suivant l'intensité de la douleur, de la chaleur; suivant l'âge, la constitution, etc., du malade. En général, c'est entre une et deux, quarante ou cinquante, que le méde-

cin a à choisir ; il est rare qu'on soit obligé de dépasser ce nombre, lorsque leur application a été précédée par des saignées générales.

484. Les émissions sanguines locales doivent aussi être renouvelées suivant les circonstances, c'est-à-dire, tant que la douleur persiste, toutefois en diminuant progressivement la quantité des sangsues, en raison de la diminution des souffrances. C'est ainsi qu'on obtient la résolution d'une phlegmasie, qu'on évite la suppuration ou autre facheuse terminaison.

485. En même-temps qu'on emploie les émissions sanguines, on prescrit encore d'autres antiphlogistiques: on calme la soif avec des boissons acidulées ; si elle n'existe pas, ce qu'on observe parfois, malgré une vive chaleur générale, on remplace ces boissons par une décoction, une infusion, une dissolution de substances mucilagineuses, en cherchant autant que possible à se rapprocher du goût du malade. On conçoit combien il serait ridicule de se refuser, quand on le peut, d'accorder à l'individu souffrant une boisson qui lui plait, pour le forcer à en prendre une qui lui répugne ; satisfaire le goût du malade, dans ces circonstances, est d'autant plus facile, qu'une infinité de substances peuvent être substituées les unes aux autres (455).

486. Ici se présente naturellement la question de savoir s'il convient d'administrer les boissons froides ou chaudes ? Nous sommes loin de vouloir la résoudre, parce qu'elle nous entraînerait au-delà des bornes qui nous sont prescrites par le titre même de cet ouvrage. Nous nous bornerons aux remarques suivantes : 1° Dans les temps froids, il est toujours prudent de faire prendre les boissons chaudes ; 2° pendant l'été, on peut, sans in-

convénient, les administrer à la même température que celle de l'atmosphère ; 3° quelle que soit la saison, si la peau tend à se couvrir de sueurs, il convient de faciliter la transpiration en obligeant les malades à boire chaud. La transpiration est un puissant antiphlogistique que la nature emploie pour seconder les efforts de l'art; il ne faut donc pas que celui-ci s'oppose, par une médication intempestive, aux heureux effets que peut produire cet auxiliaire, et c'est souvent pour n'avoir pas su en profiter, qu'on a vu des phlegmasies passer à l'état chronique, ou se terminer d'une manière plus fâcheuse encore.

487. D'autres agens thérapeutiques sont également employés, conjointement avec les émissions sanguines et les boissons rafraîchissantes : nous voulons parler des bains généraux et locaux, des cataplasmes, des fomentations émollientes et narcotiques, qu'on applique sur le point douloureux. Nous ne reviendrons pas sur ce que nous avons dit relativement à ces antiphlogistiques locaux, nous renvoyons aux sections précédentes (de 456 à 463).

488. La constipation s'observe assez souvent dans le cours des maladies des voies digestives ou de leurs annexes. Ce phénomène pouvant aggraver l'état du malade, il convient donc d'y remédier, et le médecin y parviendra, en général, en prescrivant des lavemens. Ces moyens réunissent à l'avantage de remplir l'indication dont nous venons de parler, celui d'agir encore comme antiphlogistiques; ainsi donc, suivant les circonstances, on les prescrira, en se conformant à ce que nous avons dit ailleurs (464).

489. Tels sont les moyens rationnels qu'on met en usage pour combattre une inflammation aigüe et pour

parvenir à en obtenir la résolution. Mais il est encore d'autres agens bien moins efficaces, selon nous, qui néanmoins jouissent de quelque crédit, ce qui nous engage à les énumérer et à faire quelques réflexions sur leur emploi.

490. On prétend pouvoir triompher de l'inflammation en lui opposant les révulsifs externes, c'est-à-dire, en appelant l'irritation à l'extérieur; on se sert à cet effet de rubéfians, de vésicans, de ventouses, etc. : ces moyens réussissent quelques fois, lorsque la phlegmasie est peu intense, lorsqu'elle a son siége sur un organe peu important; mais nous les croyons insuffisans et même dangereux quand l'inflammation est violente, quand elle a son siége dans un viscère essentiel à l'existence; dans ces cas, les révulsifs externes nous ont toujours paru augmenter la maladie au lieu de la diminuer, et favoriser une terminaison fâcheuse. En un mot, les révulsifs externes ne doivent jamais, selon nous, être employés dans le cours des phlegmasies aigües des voies digestives, hors certains cas particuliers que nous signalerons.

491. Une autre classe de médicamens est mise à contribution pour opérer la révulsion, ce sont les sudorifiques, les vomitifs, les purgatifs, les diurétiques, Ces moyens peuvent quelquefois déplacer l'inflammation, aucun doute ne doit exister à cet égard, mais ils ne la déplacent qu'en la portant sur des organes essentiels au maintien de la vie; d'après cela, on conçoit qu'il faut abandonner l'emploi d'agens qui ne font que transporter une inflammation sur des organes destinés à remplir quelqu'une des principales fonctions de la vie animale. Une autre considération doit encore faire rejeter

l'usage de ces moyens : si la muqueuse gastro-intestinale était irritée elle-même, n'y aurait-il pas plus que de la témérité de mettre cette membrane en contact avec des corps irritans ? On sent combien un tel procédé serait absurde et indigne d'un homme réfléchi.

492. Les partisans de l'emploi des révulsifs internes vous disent qu'ils administrent ces moyens comme anti-phlogistiques, que les évacuations qu'ils produisent sont affaiblissantes ; nous en convenons, mais comment agissent les vomitifs, les purgatifs ? en irritant ; donc ils ne peuvent rationnellement être mis en rapport avec un organe déja irrité. Il est possible qu'ils affaiblissent l'inflammation, mais ils la font passer à l'état chronique et occasionnent d'autres effets désastreux, qui les rendront toujours suspects à l'homme de l'art qui médite sur les moyens dont il fait usage. Enfin, nous terminerons ces remarques en rappelant que, dans toutes les circonstances, il y a toujours du danger à vouloir opérer une révulsion de la circonférence au centre.

493. Une troisième méthode est mise en usage pour combattre l'inflammation. Cette méthode, nommée *perturbatrice*, consiste dans l'emploi du froid, des astringens, des acides, qu'on applique sur la partie phlogosée elle-même, à l'effet d'opérer la répulsion. Les inconvéniens de cette méthode sont trop évidens pour que nous nous arrêtions à les faire ressortir ; nous dirons seulement qu'aujourd'hui tous les bons esprits la rejettent, lorsqu'il s'agit du traitement de l'inflammation d'un viscère.

494. De ce que nous avons dit de l'emploi des méthodes révulsive et perturbatrice, nous pouvons conclure qu'il n'existe réellement qu'une seule manière ration-

nelle de s'opposer aux progrès de l'inflammation : et elle consiste dans l'usage bien ordonné et combiné des émissions sanguines, des émolliens appliqués à l'extérieur et des boissons tempérantes. C'est donc sur cette seule médication qu'il faut insister pendant la première période d'une phlegmasie, et c'est encore dans son emploi qu'il faut persévérer lorsque la maladie parvient à la seconde. Mais une fois que l'inflammation a atteint sa troisième période, on peut encore espérer d'obtenir la résolution, en insistant sur l'usage des bains, des cataplasmes ou fomentations émollientes, et enfin, sur les boissons tempérantes.

495. Lorsque l'inflammation est des plus violentes, lorsque le sujet est fort, pléthorique, il arrive quelquefois qu'on ne peut en arrêter le cours, et que, parvenue à un certain degré, elle passe à l'état gangréneux. Lorsqu'elle s'est ainsi terminée, nous ne connaissons aucun moyen propre à arrêter les progrès du mal ; la mort du sujet est inévitable. Nos ancêtres, dans ces cas déplorables, avaient recours à l'emploi des toniques, mais aujourd'hui on les abandonne parce qu'on sait que loin de s'opposer à la catastrophe, ils ne font qu'en hâter l'instant.

496. Si la phlegmasie se termine par une hémorrhagie, on laissera couler le sang toutes les fois qu'il ne s'échappera pas en trop grande quantité et qu'il ne sortira pas d'un organe essentiel, tel que le poumon, l'estomac, etc., hors ce cas, il faut employer pour l'arrêter tous les moyens prescrits par l'art.

497. Les phlegmasies aigües peuvent se terminer par la suppuration et par l'ulcération. Mais comme ces terminaisons sont plus fréquentes dans les inflammations chroni-

ques que dans les aigües, après avoir parlé du traitement des premières, nous indiquerons ce qu'il convient de faire en pareil cas.

498. Que l'inflammation chronique ait succédé à l'aigüe, ou qu'elle se soit établie d'une manière lente et imperceptible, les indications à remplir sont les mêmes, c'est-à-dire qu'il faut éloigner les causes qui l'ont produite, mettre l'organe malade dans un état de repos, et s'opposer à l'afflux du sang. Pour remplir les deux premières indications, le médecin doit, d'une part, s'attacher à reconnaître les causes de la maladie, et de l'autre, à éloigner de l'organe tous les stimulans naturels ou accidentels capables d'entretenir l'irritation. Comme dans les phlegmasies aigües, on s'opposera, dans celles qui sont chroniques, à l'afflux du sang en employant les émissions sanguines, mais dans ces circonstances, les saignées générales sont rarement utiles, parce qu'il n'y a que peu de réaction du système vasculaire sanguin; les locales réussissent beaucoup mieux. Pour les pratiquer, on préférera les sangsues à tout autre moyen, mais une seule application est presque toujours insuffisante pour obtenir l'effet désiré, on est souvent obligé d'y revenir à plusieurs reprises. En général, il convient d'insister sur ces applications tant que la douleur et la chaleur persistent, et que les fonctions de l'organe malade ne se rétablissent pas. Toutefois, en suivant les règles déjà prescrites qui consistent à en déterminer le nombre d'après l'intensité de la douleur, la constitution de l'individu, etc.

499. Les émissions sanguines ne sont pas les seuls moyens qu'on oppose aux phlegmasies chroniques, il en est d'autres dont l'utilité est incontestable, et c'est

avec beaucoup de succès qu'on prescrit les cataplasmes, les lotions émollientes et narcotiques ; les bains tièdes, de vapeurs, et intérieurement les boissons délayantes, mucilagineuses, rafraîchissantes ; c'est encore avec un très-grand avantage qu'on emploie les révulsifs, tant internes qu'externes, dans le traitement des inflammations chroniques : parmi les révulsifs externes on se sert des sinapismes, des vésicatoires, des ventouses, du moxa. Il n'est pas indifférent de faire choix de l'un ou de l'autre des agens que nous venons d'indiquer, il est des circonstances dans lesquelles on doit préférer celui-ci et dans d'autres celui-là. Si l'on ne veut obtenir qu'une révulsion de peu de durée, on aura recours aux sinapismes ou aux ventouses ; si cette action a besoin d'être prolongée, ou même si l'on veut établir à l'extérieur une irritation permanente, on emploiera les vésicatoires ou le moxa. Ces révulsifs agissent quelquefois en augmentant l'inflammation existante, c'est-à-dire, en la faisant passer à l'état aigu ; ce passage peut faciliter la guérison, mais parfois il aggrave la maladie. Un praticien attentif saura en prévoir les effets, dans la majorité des cas, en calculer les résultats, ainsi donc, suivant telles ou telles probabilités, il les prescrira ou il les rejettera.

500. Les révulsifs externes conviennent surtout dans les phlegmasies chroniques qui paraissent être dues à la rétrocession d'un exanthême, ou qui sont survenues à la suite de la suppression d'un rhumatisme, de la goutte, d'un ancien ulcère, etc.

501. Quant aux révulsifs internes, ils sont administrés avec succès, toutefois s'il n'existe aucune irritation sur la muqueuse gastro-intestinale, chez les vieillards,

chez les individus lymphatiques ; mais dans tous les cas, on s'abstiendra des drastiques, et l'on n'administrera que les évacuans classés par les auteurs de matière médicale, parmi les laxatifs. Nous pensons également qu'il ne convient pas d'employer des sudorifiques et des diurétiques âcres.

502. Quelquefois les douleurs sont si vives, tellement insupportables, qu'on est obligé de chercher les moyen de les calmer. A cet effet, on prescrit les opiacés, mais ces substances, tout en ayant une propriété sédative assez prompte, ont l'inconvénient d'accélérer la circulation, ce qui les contre indique généralement. Aujourd'hui on leur préfère justement l'acétate de morphine qui réunit tous les avantages de l'opium, du laudanum liquide, sans en avoir les inconvéniens. Quelle que soit la substance calmante qu'on met en usage, dans quelques cas, elle paraît contribuer à la guérison de la maladie ; dans d'autres, elle semble la rendre stationnaire, et enfin, trop fréquemment, ce n'est qu'un palliatif momentané, et que l'habitude rend sans action.

503. Quelques médecins prétendent encore aujourd'hui qu'il faut combattre l'inflammation chronique par les répulsifs, les astringens, les toniques. Cette opinion n'est pas la nôtre. Nous savons que sous l'influence de pareilles médications, des phlegmasies chroniques ont disparu, mais combien de victimes n'ont-elles pas fait ? Ce sont des agens thérapeutiques que le praticien prudent doit rejeter et abandonner à l'empirisme. Relativement aux toniques, les partisans de ces remèdes vous disent que ce n'est point contre un état de stenie qu'ils vous proposent d'administrer le quinquina, le vin et

autres médicamens fortifians, mais pour combattre l'asthénie qui succède à l'inflammation. Nous voyons ici une erreur patente; pour la prouver et pour expliquer notre pensée prenons un exemple : lorsque la pharyngite chronique est passée à l'état que les anciens nommaient cancer du pharynx, ou phthisie pharyngée. qu'observons-nous ? D'abord une altération organique, ensuite une fièvre lente, un marasme plus ou moins complet, etc. Si dans ce cas, où la faiblesse générale est évidente, vous employez les toniques, qu'arrive-t-il ? La chaleur animale s'accroît, par conséquent la circulation s'accélère; comme il existe un point d'irritation vers le pharynx, on l'augmente ainsi que l'afflux du sang, et l'on aggrave l'état du malade, dont les douleurs ne tardent pas à devenir plus aigües. L'expérience journalière nous prouve ces faits d'une manière péremptoire, quel est donc le médecin qui voudra employer les toniques lorsqu'il sera convaincu de cette vérité !

504. On a proposé, pour arrêter les progrès de l'inflammation, la ligature des vaisseaux qui distribuent le sang à l'organe malade. Il serait oiseux de discuter ici sur les avantages et sur les inconvéniens de ce moyen, la ligature étant impraticable dans les maladies qui nous occupent.

506. Nous avons dit que les phlegmasies suivent quelquefois une marche intermittente. Dans cette circonstance quelle est la médication qu'il faut adopter ? Doit-on se borner à l'emploi de la méthode anti-phlogistique, ou mettre en usage celle qui a été préconisée jusqu'à ces temps modernes, et qui consiste dans l'emploi des médicamens *spécifiques* qu'on nomme *fébrifuges*, ou enfin, faut-il simultanément se servir de

l'une et de l'autre? Pour répondre à ces questions, il faut considérer : 1° quelle est la période de la maladie à l'époque où l'on est appelé; 2° sa nature; 3° sa marche présumable; 4° l'état de la muqueuse intestinale; 5° enfin, il convient d'établir une distinction entre le traitement à employer pendant le paroxysme, et celui qu'il faut mettre en usage durant l'apyrexie.

507. Il est évident que dans les cas où le médecin n'est appelé que lorsque la maladie est parvenue à son plus haut degré d'intensité, quand cette maladie est de la nature de ces fièvres qu'on désigne sous le nom de *pernicieuses, d'insidieuses,* dont la terminaison présumable est la mort, si l'on ne parvient à supprimer promptement les paroxysmes, il est évident, disons-nous, qu'il faut, toute considération à part, se hâter d'arrêter, ou au moins de changer la nature du prochain accès, en employant le seul moyen dont les heureux résultats sont constatés par une longue expérience; si, au contraire, la maladie ne fait que paraître, et qu'on puisse se permettre, sans danger, de faire usage de la médication antiphlogistique, lorsqu'une irritation la réclame, il est plus prudent de prescrire d'abord les émissions sanguines, surtout lorsque la muqueuse gastrique est irritée, irritation toujours augmentée par le contact du sulfate de quinine avec cette membrane. Si l'estomac après l'emploi des émissions sanguines, n'était pas dans une disposition convenable pour recevoir cette substance, on devrait la donner en lavement. Dans plusieurs occasions nous avons réussi en l'administrant de cette manière, n'imitant pas toutefois, la conduite de M. Broussais, qui ne l'a prescrite qu'à la

dose de six grains en deux fois ; nous en avons porté la quantité jusqu'à vingt grains.

508. Il est encore un autre mode d'employer le sulfate de quinine, qui paraît avoir obtenu des succès, et qui consiste à placer un petit vésicatoire sur une des extrémités, d'enlever la vésicule qu'il produit, et de soupoudrer la plaie avec cette substance. Ce mode a quelquefois l'inconvénient, ainsi que nous venons de l'observer récemment sur un enfant de sept ans, de produire l'inflammation de la partie sur laquelle le sulfate de quinine a été mis, mais cet accident se dissipe bientôt, et ne doit pas nous empêcher d'en faire usage quand la muqueuse gastrite est enflammée, ou lorsque la répugnance du malade est invincible.

509. Quelle que soit la période de la maladie, si les soins du médecin ne sont réclamés qu'au moment du paroxysme, il ne devra jamais administrer le quinquina; s'il existe des signes d'irritation, d'une congestion quelconque, il ne doit pas craindre de prescrire les émissions sanguines, tant générales que locales, et il profitera de l'instant de la cessation de la fièvre pour faire prendre le sulfate de quinine, et s'opposer ainsi au retour de l'accès.

510. D'après ce qu'on vient de lire, on serait dans l'erreur si l'on nous supposait l'idée de croire que toutes les fièvres intermittentes ne sont dues qu'à une inflammation ; il est vrai que la majeure partie de ces affections ne reconnaissent pas d'autre cause, mais il en est aussi qui ne doivent être attribuées qu'à une altération morbide du système nerveux, altération qu'on peut appeler, si l'on veut, *irritation nerveuse ;* et ces sortes de fièvres intermittentes s'aggravent sous l'influence d'une

médication antiphlogistique, tandis qu'elles disparaissent promptement lorsqu'on administre le quinquina ou quelques-unes de ses préparations. Cette opinion pourra paraître paradoxale aux partisans outrés de la doctrine physiologique; ce n'est point à eux que nous la soumettons, c'est à son auteur, à l'homme de génie qui a enrichi la médecine de tant de vérités utiles.

511. Pendant la durée d'une inflammation chronique, il faut donner quelques alimens aux malades; il leur serait impossible de supporter l'abstinence qu'on exige dans les maladies aigües, mais, tout en se soumettant à cette nécessité, il faut savoir faire un choix parmi les substances nutritives, et ne permettre que les moins irritantes. Il en est de même des boissons, le malade devra s'abstenir de toutes celles qui contiennent de l'alcool, ou quelques principes aromatiques.

512. Lorsque, par une médication convenable, on est parvenu à détruire une inflammation aigüe ou chronique, il faut soumettre le convalescent à un régime approprié; on ne lui accordera d'abord que peu d'alimens, et on aura soin de n'en augmenter que progressivement la quantité. On s'opposera, avec instance, à ce qu'il reprenne trop tôt ses habitudes; on cherchera même à les changer, si elles sont de nature à contribuer au développement de la maladie dont il vient d'être guéri, ou de toute autre; enfin, on éloignera les causes irritantes qui pourraient donner lieu à une rechute. Dans quelques cas, il est convenable d'établir une irritation, à l'extérieur, sur une partie éloignée de l'organe qui a été le siége de la maladie, et quelquefois sur le lieu même qu'occupait un exanthème, une plaie, une dartre, un rhumatisme, etc., qu'on pré-

sume avoir contribué au développement de la phlegmasie; dans ces circonstances, un vésicatoire fixe ou un cautère sera utilement posé.

513. Mais malheureusement, et malgré une médication des plus rationnelle, les phénomènes de la maladie se prolongent, la fièvre lente se déclare, et d'autres sypmptômes indiqués ailleurs font craindre le passage de la phlegmasie aigüe à l'état chronique, et de celui-ci à l'état de ramollissement, d'ulcération, de suppuration, etc. Quelle doit être, dans ces derniers cas, la conduite du médecin, lorsqu'il a acquis la certitude de ce passage, ou même seulement lorsqu'il le redoute? Jusqu'ici on a été réduit à chercher à appaiser les souffrances du malade, en administrant à pleines mains les préparations de l'opium ou de ses composés, qui, dans un trop grand nombre de cas, restent sans effet. Dans ces circonstances, nous ne pensons pas devoir conseiller les toniques employés par quelques médecins, parce qu'ils nous ont toujours paru aggraver la position du malade au lieu de l'améliorer.

514. Il est un des passages fâcheux des phlegmasies qui laisse encore quelque espoir de salut, c'est celui de la suppuration : dans ce cas, le pus peut s'accumuler dans une partie et former un abcès; si cet abcès est placé sous la peau, on cherche à enflammer son tissu pour en obtenir le ramollissement et la rupture. Quelquefois il convient de devancer cet instant, en donnant issue à la matière purulente par une ouverture, qu'on pratique, soit avec l'instrument tranchant, soit avec la pierre à cautère, et l'on emploie ensuite les moyens indiqués pour en opérer la cicatrisation. D'autres fois, l'abcès ne se fixe pas sous les tégumens, il se forme dans

un viscère, et alors il peut se faire jour et se vider par les crachats, le vomissement, les selles, ou par les urines; et enfin, après s'être ainsi vidé, il se cicatrise par les seules ressources de la nature, car l'art ne saurait en rien y contribuer, le mal n'étant pas à la portée des moyens chirurgicaux. Mais trop fréquemment, ces ouvertures restent fistuleuses, continuent à fournir du pus, qui épuise le malade, et le conduit plus ou moins promptement au tombeau.

HUITIÈME SECTION.

Médications antiphlogistiques particulières.

515. *Inflammations des gencives.* Quelques gargarismes adoucissans suffisent ordinairement pour faire cesser l'inflammation des gencives, lorsqu'elle est produite par la malpropreté. Si elle est entretenue par la carie d'une dent, il suffit de l'ôter pour faire disparaître la phlegmasie; si elle est due à des concrétions salivaires, en les enlevant, on guérit la maladie; en un mot, il faut rechercher la cause qui l'a produite, l'éloigner, et l'inflammation ne tarde pas à se terminer.

516. *Aphthes.* Presque toujours les aphthes cèdent à un traitement local : des injections émollientes, dans l'intérieur de la bouche, suffisent, dans la généralité des cas, pour dissiper l'inflammation; ensuite, on touche les points ulcérés avec de la charpie imbibée d'eau légèrement aiguisée avec un acide, le sulfurique, par exemple. Les aphthes sont quelquefois très-douloureux; dans ce cas, on calme promptement les douleurs en les touchant avec une décoction mucilagineuse, dans laquelle on a jeté quelques gouttes de laudanum de Rousseau.

Il est fort rare que cette inflammation réclame les émissions sanguines, cependant si elle était vive, il ne faudrait pas craindre d'y recourir, et ce serait avec avantage qu'on placerait quelques sangsues sous le menton.

517. *Glossite*. Après avoir employé le traitement antiphlogistique que nous avons indiqué, si l'inflammation persiste, on pratique sur la langue des scarifications plus ou moins profondes, mais peu étendues. Si cette maladie passe à l'état chronique, on renouvelle les incisions, qu'on multiplie selon le besoin. S'il se forme des abcès, on les ouvre dès qu'ils sont constatés; s'il survient des ulcères, on les touche d'abord avec des substances mucilagineuses, et aussitôt que l'inflammation a disparu, on se sert de l'acide sulphurique étendu d'eau, ou on les cautérise avec le nitrate d'argent fondu.

518. *Angines*. Suivant l'intensité des symptômes, on insiste plus ou moins sur le traitement antiphlogistique général; on multiplie les pédiluves, on couvre le cou avec des cataplasmes émolliens, on prescrit des injections, des gargarismes de même nature. Si malgré l'emploi de ces moyens on n'obtient pas la résolution, et que les amygdales passent à l'état de suppuration, on facilite l'ouverture de l'abcès, en continuant l'usage des injections et des gargarismes émolliens; on l'ouvre même avec l'instrument tranchant, et on provoque la sortie du pus en faisant de fréquentes injections. Si la gangrène s'est déclarée, il convient de ne pas abandonner l'emploi des antiphlogistiques locaux, jusqu'à ce qu'elle se soit bornée, et de joindre à leur usage celui des révulsifs; lorsqu'on sera parvenu à arrêter les effets de cette dégé-

nérescence ou terminaison, on facilitera la chûte des escarres en employant les gargarismes acidulés.

519. Depuis quelques temps, on a proposé, pour combattre les angines, particulièrement celle qu'on a désignée sous les noms d'*angine gangréneuse*, d'*angine maligne*, d'*angine couenneuse*, d'*affection pelliculaire*, de *diphthérite*, etc., les insufflations avec le sulfate d'alumine et de potasse. Ce moyen, si préconisé, ne subira-t-il pas le sort de tant d'autres qui n'ont eu qu'une existence éphémère ? Dans des cas aussi fâcheux que celui de l'angine gangréneuse, il faut tout mettre en usage pour sauver, s'il est possible, la vie du malade ; ainsi, les insufflations ne doivent pas être négligées, et l'expérience constatera leur utilité ou leur inutilité.

520. L'inflammation des amygdales passe assez souvent à l'état chronique ; ces organes deviennent squirrheux, ils ne remplissent plus leurs fonctions, ils gênent la déglutition, etc. Le meilleur moyen, dans ce cas, de guérir le malade, est d'en faire la resection, opération généralement suivie de succès.

521. *Gastrite*. Le traitement de la gastrite ne saurait être toujours le même, il doit varier suivant la nuance sous laquelle elle se présente ; ainsi, lorsque cette phlegmasie n'existe qu'à un faible degré, elle cède ordinairement à l'abstinence, à l'usage des boissons acidulées ou mucilagineuses. Cependant il est des cas où les symptômes n'indiquent qu'une inflammation peu intense, et qui néanmoins ne cesse pas par l'usage des moyens indiqués, et réclame l'emploi des émissions sanguines. Dans ces circonstances, il suffit, pour voir disparaître tous les phénomènes morbides, d'appliquer quelques sangsues sur l'épigastre, et de continuer,

pendant quelques jours, la diète et les boissons rafraîchissantes; en un mot, suivant l'intensité de la maladie, on agira avec plus ou moins d'activité, et, si la gastrite est très-grave, on déploiera toute l'énergie du traitement antiphlogistique. Quelques médecins ne prescrivent pas la saignée pour combattre l'inflammation de la muqueuse gastrique, quel que soit son degré d'intensité, et ils pensent qu'on doit se borner à appliquer, sur l'épigastre, un plus ou moins grand nombre de sangsues, et à réitérer cette application selon le besoin. Nous avons indiqué les cas qui réclament la saignée préférablement à toute autre émission sanguine (450, 482), nous persistons dans cette opinion, toutefois en disant qu'il est moins utile de la renouveler dans la gastrite que dans toute autre maladie; qu'elle n'est point indispensable chez les sujets lymphatiques, ou affaiblis par des privations ou par des maladies antérieures; chez ceux où cette maladie revêt les caractères que Pinel attribuait à ses fièvres muqueuses; dans cette dernière circonstance, on triomphe ordinairement de l'inflammation, en appliquant seulement un petit nombre de sangsues sur l'épigastre, et en rubéfiant légèrement la peau.

522. De graves discussions ont eu lieu pour savoir s'il est préférable de poser les sangsues à l'anus ou sur l'épigastre. Nous n'entrerons pas dans la lice, nous dirons seulement que l'anatomie semble appuyer l'opinion de ceux qui veulent qu'elles soient appliquées sur les vaisseaux hémorrhoïdaux, mais que la pratique journalière est contraire à cette opinion. Ici, comme dans une infinité de circonstances, il faut que la théorie cède le pas à l'expérience.

523. Pendant la durée d'une gastrite, la constipation, phénomène qui indique une légère irritation intestinale, est très-ordinaire; pour la combattre, ce qui est toujours nécessaire, il faut se garder d'employer les évacuans, on ne doit lui opposer que l'usage des lavemens émolliens, des lotions de même nature et les bains.

524. Soit que la gastrite ait été légère, soit qu'elle ait été intense, dès que ses signes ont disparu, et que les fonctions de l'estomac se rétablissent, il convient de donner des alimens aux malades, en choisissant ceux qui, sous un faible volume, contiennent le plus de substance nutritive, sans être irritans, et qui puissent se digérer facilement. On commence, en général, par permettre une décoction de pain, convenablement édulcorée; on passe ensuite à l'usage du bouillon de veau ou de poulet, à celui des chocolats de la fabrique de MM. Debauve et Gallais (1), et ce n'est que lorsque la convalescence est assurée qu'on essaie le bouillon de bœuf, lequel, pris trop tôt ou en trop grande quantité, renouvelle la rougeur de la langue et les douleurs de l'épigastre. Dès la réapparition de ces phénomènes, il faut prescrire de nouveau une abstinence complète, et ne laisser reprendre de nourriture que lorsque la langue n'est plus rouge, et que la pression ne provoque plus de douleur à l'estomac; enfin, on évitera les rechûtes en ne permettant, avec la plus grande réserve, que des alimens doux et faciles à digérer.

525. *Gastrite chronique.* Ainsi que nous l'avons

---

(1) Ces chocolats conviennent particulièrement dans les convalescences des maladies aigües et notamment ceux qui sont préparés au salep.

déjà dit, dans les maladies chroniques, on ne peut pas exiger, comme dans les aigües, une abstinence complète. Forcé, dans ces maladies, de permettre l'usage de quelques alimens, il faut les choisir dans la classe de ceux qui sont les moins irritans, au nombre desquels se trouve la crême de pain, d'arrowroot, de semoule, de sagon, de salep, de gruau; la fécule de pomme de terre, la bouillie, etc.; bien que ces substances soient peu excitantes, elles irritent cependant quelquefois l'estomac, et provoquent des exacerbations; on conçoit qu'il faut alors en faire cesser l'usage, prescrire une abstinence de quelques jours, se borner à l'emploi des boissons délayantes, et ne permettre de nouveau l'alimentation indiquée qu'avec beaucoup de ménagement.

526. Il est une substance qui peut tenir lieu de nourriture et de boisson, c'est le lait; mais ce produit animal occasionne, chez quelques sujets, la diarrhée, et chez d'autres, la constipation, ce qui ne permet pas de l'employer généralement. On peut bien remédier à cette dernière, soit en coupant le lait, soit en insistant sur l'emploi des lavemens; mais comment remédier à la diarrhée, à moins d'en supprimer la cause? Quelle que soit l'alimentation qu'on prescrive aux malades, il importe de la varier à l'infini, parce qu'un aliment qui passe un jour peut, le lendemain, produire de la gêne, tandis qu'un autre se digère facilement.

527. La diète, qui est la base du traitement de la gastrite chronique, est insuffisante pour guérir cette maladie, qui réclame de temps à autre l'emploi des émissions sanguines, lesquelles sont indiquées chaque fois qu'il survient un accroissement dans ses phéno-

mènes. Dans ce cas, on préfère extraire du sang à l'aide des sangsues qu'on pose, en petit nombre, sur l'épigastre, et qu'on laisse saigner jusqu'à ce que le sang s'arrête de lui-même; on en facilite même l'écoulement en couvrant les piqûres de ces animaux avec des cataplasmes de farine de graines de lin, ou mieux encore, en mettant le malade dans un bain aussitôt qu'ils sont tombés. Tous les praticiens conviennent des avantages qu'on retire de ces moyens.

528. Pendant le cours d'une gastrite chronique, on prescrira les bains tièdes, les bains de vapeurs, qui seuls ont suffi, dans quelques cas, pour guérir des malades dont on désespérait. En résumé, la gastrite chronique doit être combattue par un régime sévère, par l'application, plus ou moins souvent réitérée, de sangsues à l'épigastre, par l'emploi des bains, et surtout par des bains de vapeurs, par des boissons rafraîchissantes, et, dans certains cas, par l'usage des révulsifs, particulièrement lorsqu'on soupçonne que la maladie est due à la répercussion de quelques affections chroniques de la peau.

529. Le traitement rationnel que nous venons d'indiquer est loin d'être toujours couronné de succès; dans un trop grand nombre de cas, la maladie continue à faire des progrès, le marasme ou l'hydropisie se déclare, et l'individu termine une carrière dont la fin a été des plus douloureuses, heureux encore lorsqu'on a pu calmer ses souffrances, mais malheureusement les opiacés sont souvent inefficaces. Dans des cas semblables, et surtout lorsqu'ils soupçonnaient un état squirrheux ou d'ulcération de l'estomac, les anciens employaient les toniques. Nous ne reviendrons pas sur ce sujet, nous avons fait connaître les inconvéniens qui résultaient de l'emploi

d'une telle médication (503), et c'est sur notre expérience, sur nos connaissances en anatomie pathologique que notre opinion est fondée.

530. *Entérite.* L'entérite légère, sans évacuation, ne réclame aucun moyen thérapeutique proprement dit; cette affection disparaît après deux ou trois jours de durée, lorsque le malade a observé une abstinence complète, lorsqu'il a fait usage de bains tièdes et de boissons rafraîchissantes.

531. L'entérite que nous avons désignée, à l'exemple de beaucoup de médecins, sous la dénomination de phlegmoneuse, exige un traitement antiphlogistique actif, tel que les chirurgiens l'emploient dans les cas de hernie étranglée, c'est-à-dire, saignées générales et locales, renouvelées suivant l'intensité des symptômes; applications émollientes sur l'abdomen, bains prolongés, boissons mucilagineuses, lavemens de même nature.

532. Dans les variétés de l'entérite que nous avons décrites sous les noms de diarrhée et de dysenterie, il faut employer une médication antiphlogistique plus ou moins active, suivant l'intensité de la maladie; ainsi lorsque dans la diarrhée les évacuations sont peu fréquentes, et que dans la dysenterie les tranchées ne se rapprochent pas beaucoup les unes des autres, l'abstinence, les boissons mucilagineuses, quelques demi-lavemens, les bains, les fomentations, suffisent pour les combattre. Mais si dans le premier cas, le ventre est chaud, si dans le second, les tranchées sont vives, les envies d'aller à la selle sont fréquentes, si les matières excrétées contiennent beaucoup de sang, et si, dans l'un et l'autre cas, le pouls est fréquent et dur, il convient

d'ajouter aux antiphlogistiques indiqués, l'emploi de quelques sangsues, qu'on placera sur le bas-ventre dans le cas de diarrhée, et à l'anus dans celui de dysenterie. En général, on triomphe de ces deux variétés de l'entérite par cette médication, et quelquefois par la seule abstinence, quand on a affaire à des malades qui entendent bien leurs intérêts.

533. L'eau de riz a joui, pendant long-temps, de beaucoup de réputation pour le traitement des maladies qui nous occupent, mais elle ne la doit pas aux propriétés astringentes qu'on lui suppose; ses succès, si elle en a obtenu, doivent être attribués à l'eau et aux principes mucilagineux qu'elle contient. La rhubarbe, ainsi que quelques autres amers et astringens, ont également eu leur vogue : aujourd'hui ces substances sont généralement abandonnées, et les hommes instruits savent très-bien que l'abstinence, nous le répétons, est le souverain remède de la diarrhée, comme de la dysenterie. On a encore beaucoup vanté l'usage des opiacés : ces agens thérapeuthiques peuvent être utilement administrés, unis aux mucilagineux lorsque les douleurs intestinales sont vives, toutefois, si la force et la fréquence du pouls n'indiquent pas une forte réaction de la part du système vasculaire sanguin.

534. *Entérite-chronique.* C'est sous la forme de diarrhée ou de dysenterie qu'on observe l'entérite chronique. Cette maladie réclame rarement l'emploi des émissions sanguines, on la combat plus avantageusement par une diète aussi sévère que possible, par l'usage des boissons que nous avons indiquées pour l'entérite aigüe, par des frictions sèches sur la peau, par des bains tièdes ou de vapeurs. Le médecin conseillera au

malade de se couvrir de laine, appliquée immédiatement sur la peau; il aura soin de lui recommander la plus grande propreté, ainsi que l'exécution de toutes les lois de l'hygiène. Si, malgré l'emploi de tous ces moyens, la maladie ne cesse pas, on administre quelques préparations opiacées, dont on peut obtenir d'heureux résultats pour la guérison, et qui toujours retardent les progrès du mal, appaisent les souffrances atroces que les malades disent éprouver. En Egypte, M. Desgennettes a employé, avec succès, les vésicatoires sur l'abdomen pour combattre la diarrhée qui faisait de grands ravages dans l'armée. Pourquoi n'essayerait-on pas ce moyen, lorsque l'abdomen n'est ni chaud, ni douloureux?

535. Dans la diarrhée, comme dans la dysenterie, on prescrivait autrefois l'ipécacuanha, les toniques de toutes espèces; aujourd'hui ces moyens ne sont plus employés que par l'aveugle empirisme.

536.. *Gastro-entérite*. La gastro-entérite doit être traitée par les mêmes agens et d'après les mêmes règles que la gastrite et l'entérite. Ce serait donc se répéter inutilement que de les exposer de nouveau.

537. *Choléra-morbus*. Le choléra-morbus, selon nous, n'est qu'une gastro-entérite des plus aigües, ou un phénomène de cette maladie. Le traitement qu'il convient de lui opposer est le même, par conséquent: boissons acidulées en petite quantité, sangsues à l'épigastre, bains, etc. Lorsque les vomissemens commencent à se calmer, on prescrit avec avantage les opiacés incorporés dans une potion gommeuse.

538. Si le choléra-morbus se présentait sous la forme intermittente, on ne devrait pas hésiter d'employer le

quinquina pour éviter le retour d'un nouvel accès, après toutefois avoir mis en usage les émissions sanguines.

539. *Carreau.* Les praticiens sont divisés relativement au traitement qu'il convient d'employer dans la mésentérite. Cette division nous paraît devoir être attribuée à la manière peu méthodique avec laquelle quelques médecins envisagent encore cette maladie, ou plutôt à cette manie de système dont les esprits les plus sages ont de la peine à se garantir. Puissions-nous ne mériter aucun de ces reproches.

540. Pour traiter convenablement le carreau, il ne suffit pas d'en reconnaître les phénomènes, il faut encore en rechercher les causes, pour les éloigner, et les complications, pour les combattre. Si la mésentérite est accompagnée des symptômes de l'entérite, c'est-à-dire, si les bords de la langue sont rouges, si le ventre est douloureux, si la peau est chaude et le pouls fréquent, on doit prescrire le traitement antiphlogistique, mais avec ménagement; en conséquence, on fera poser un très-petit nombre de sangsues à l'anus ou sur l'abdomen; en même temps, le malade observera une abstinence aussi complète que le permettra sa docilité, et fera usage des bains tièdes, des boissons acidulées ou mucilagineuses, des lavemens émolliens; son ventre sera couvert de cataplasmes ou de fomentations de même nature. Dès que l'irritation aura disparu, à l'exception des sangsues, on continuera l'emploi des mêmes moyens, et l'on permettra l'usage de quelques alimens légers, doux, dont on augmentera progressivement la quantité. Cette médication continuée avec persévérance pendant tout le temps nécessaire, suffit pour la guérison de cette maladie, lorsqu'elle n'est pas parvenue à ce degré de gra-

vité où les ressources de l'art deviennent insuffisantes.

541. Pendant la durée de cette affection, la constipation est assez ordinaire : le médecin cherchera à en diminuer les effets en prescrivant de l'eau miellée ou une légère décoction de pruneaux ; si ces moyens sont insuffisans, il emploiera quelques légers laxatifs, s'il n'existe plus de chaleur morbide à la peau, mais il ne doit jamais se permettre d'administrer les drastiques, dont les effets sont toujours dangereux.

542. La méthode de traitement que nous venons d'exposer ne convient pas aux enfans lymphatiques, à ceux qui ont été nourris avec des alimens aqueux, qui ont vécu dans une atmosphère viciée, qui sont faibles, pâles, et chez lesquels on n'observe aucun signe d'entérite. Il faut faire respirer à ces malades un air pur, sec, les vêtir chaudement, leur donner une nourriture animale proportionnée à leur âge, et, pour boisson, de l'eau légèrement rougie avec du vin vieux. Dans ce cas, comme dans le précédent, la constipation fatigue le malade ; on cherchera donc à la combattre, en lui faisant faire usage d'une infusion de rhubarbe, et on entretiendra ou on rétablira les fonctions de la peau en pratiquant des frictions sèches sur toute l'étendue du corps, en prescrivant des bains sulfureux ou aromatiques, et un exercice convenable au grand air.

543. Dans le cas dont nous venons de parler, aux moyens indiqués, M. Guersent ajoute l'emploi de l'extrait de cigüe uni à l'acétate de potasse. Nous avons fait usage de ce mélange dans plusieurs cas, et nous croyons lui être, en partie, redevable des succès que nous avons obtenus.

545. Le traitement tonique que nous avons décrit,

doit être prescrit avec ménagement, dans la crainte d'irriter la muqueuse intestinale; si malgré toute la réserve possible apportée dans son emploi, il survient quelques signes d'entérite, il faut sur-le-champ supprimer cette médication, et recourir à l'usage des antiphlogistiques.

546. Quelle que soit l'espèce de carreau qu'on ait à traiter, quelle que soit la méthode qu'on ait employée, la maladie peut faire des progrès et conduire le sujet au tombeau. C'est donc avec raison que tous les écrivains s'accordent à considérer cette affection comme fort dangereuse, et recommandent un traitement prophylactique. Ce traitement consiste dans l'observance des règles de l'hygiène, desquelles on ne saurait s'écarter, dans la première enfance, sans s'exposer à parcourir ensuite une carrière remplie d'infirmités ou à mourir prématurément. Sinibaldi, dans son *Anthropologie*, dont nous avons publié une traduction en 1818, sous le titre de *Traité d'éducation physique*, a donné de sages préceptes relativement à la manière d'élever les enfans, de leur éviter des maladies, et de leur former une constitution robuste. Cet ouvrage conservera long-temps une certaine supériorité sur tous les livres de ce genre, publiés jusqu'ici, et sera consulté avec intérêt, non-seulement par les médecins, mais par tous ceux qui s'occupent de la première éducation de l'homme.

547. *Hématémèse.* L'hématémèse réclame un traitement antiphlogistique actif, la saignée devra donc être pratiquée sur-le-champ, et renouvelée selon le besoin. Après une ou deux émissions sanguines générales, si le vomissement de sang diminue seulement sans se tarir, il faut recourir à l'application de quelques sangsues sur

l'épigastre, qu'on placerait plus convenablement à la vulve ou à l'anus, si la maladie était survenue à la suite de la suppression des menstrues ou du flux hémorrhoïdal. En même temps, le malade doit être mis à l'usage des boissons acidulées, prises froides, et l'abstinence la plus complète sera prescrite. Si, malgré l'emploi de ces moyens, l'hémorrhagie continuait, on essayerait les boissons à la glace, une décoction de rathania, les eaux ferrugineuses conjointement avec les bains.

L'hématémèse reparaît quelquefois à des époques fixes, et parfois elle remplace un autre écoulement sanguin; dans ce cas, on peut en prévenir le retour en pratiquant une saignée générale, à l'époque présumée où la gastrorrhagie doit se renouveler, et en cherchant à rappeler l'hémorrhagie primitive.

548. *Hémorrhoïdes*. La conduite que doit tenir le médecin dans le traitement des hémorrhoïdes, n'est pas clairement tracée par les auteurs : les uns prétendent qu'il faut les respecter, parce que, disent-ils, *c'est un brevet de longue vie*; les autres, au contraire, veulent, et c'est ce qui est fort du goût des hémorrhoïdaires, qu'on emploie tous les moyens possibles pour les supprimer. Essayons de rendre les idées que nous avons acquises à ce sujet.

549. Nous avons distingué les hémorrhoïdes en *fluentes* et en *borgnes*. Dans le premier cas, si l'écoulement est peu abondant, s'il a lieu chez un sujet pléthorique, disposé à des congestions cérébrales, pulmonaires, ou à quelques inflammations, il y aurait du danger à chercher à le supprimer; on doit simplement se borner à prescrire un régime convenable. Mais si cet écoulement était très-abondant, il pourrait devenir

dangereux; alors, il convient de mettre en usage tous les moyens possibles pour l'arrêter, ou au moins pour le diminuer. On prescrira, en conséquence, un régime sévère, on ne permettra que des alimens doux, qui ne fournissent que peu de résidu, car plus le malade va à la selle, plus s'augmente la fluxion existante; en même temps, l'hémorrhoïdaire sera mis à l'usage des boissons rafraîchissantes, des fruits aqueux, acidules, des demi-lavemens, des bains, etc. Quelquefois les lavemens sont insuffisans pour dissiper la constipation, toujours nuisible dans ces circonstances; alors on a recours à l'emploi de légers laxatifs, tel que le tartrate acidule de potasse. Mais ce régime est souvent insuffisant pour diminuer le flux hémorrhoïdal, surtout chez certains individus pléthoriques. Chez eux, il ne faut pas craindre de pratiquer une saignée générale, et si l'on n'en obtient pas l'effet qu'on en attend, on doit poser quelques ventouses aux lombes, ou à la partie antérieure et supérieure des cuisses, ou placer des vésicatoires sur ces parties; en même temps, le malade fait usage de bains froids, de douches, de suppositoires à la glace, ou de compresses imbibées de décoction astringente, dont il couvre l'anus. A l'aide de ces moyens, on parvient, en général, à arrêter l'écoulement hémorrhoïdal; mais si on ne réussissait pas, on emploierait la compression, la cautérisation avec le fer rougi à blanc, ou d'autres agens chirurgicaux.

550. Lorsque les hémorrhoïdes sont borgnes, c'est-à-dire non-fluentes, elles sont généralement accompagnées de l'inflammation du pourtour de l'anus, ce qui occasionne des élancemens, et même d'assez vives douleurs. On combat cet état en employant le régime indi-

qué plus haut, les bains de siége avec une décoction émolliente et narcotique; en couvrant l'anus avec des cataplasmes faits avec la farine de graine de lin délayée dans la décoction dont on se sert pour les bains; enfin, si les symptômes d'irritation persistaient, on pratiquerait une saignée, ce qui devra toujours être fait lorsque les tumeurs hémorrhoïdales seront nombreuses ou étranglées. A ces moyens on joindra l'application de quelques sangsues, non sur les hémorrhoïdes elles-mêmes, mais à quelques travers de doigts de l'ouverture anale, et on aura soin de ne point arrêter l'écoulement, ni de provoquer la sortie du sang en plaçant le malade sur la vapeur de l'eau chaude.

551. Nous ne parlerions pas de l'emploi des onguens, si cette pratique routinière n'était pas aussi répandue; loin d'en conseiller l'usage, nous recommandons de s'en abstenir, parce que l'huile ou la graisse, qui en forme la base, ne tarde pas à se rancir et à augmenter l'irritation.

552. La compression a été proposée pour la guérison des hémorrhoïdes : ce moyen mécanique peut, momentanément, faire disparaître les tumeurs, mais dès que son action a cessé, elles ne tardent pas à revenir si l'on n'a pas détruit la disposition ou cette espèce de constitution hémorrhoïdale qu'on observe chez quelques sujets. Nous en dirons de même de l'extirpation et autres moyens mis en usage par les chirurgiens.

553. Les tumeurs hémorrhoïdales peuvent devenir cancéreuses; cette dégénérescence est ordinairement accompagnée de cruelles souffrances, qu'on chercherait en vain à appaiser par d'autres moyens que par l'extirpation.

554. Nous n'avons point parlé du traitement des hémorrhoïdes qui surviennent aux femmes enceintes et en couches, parce qu'elles se dissipent toujours après la fièvre de lait, parce qu'elles ne réclament d'autres soins que ceux de propreté et l'usage des lavemens.

555. Enfin, nous terminerons cet article sur le traitement des hémorrhoïdes, en conseillant aux hémorrhoïdaires de ne jamais porter de vêtemens serrés, de se tenir chaudement, de se coucher sur des matelas de crins, de rester assis le moins possible, et de ne pas s'asseoir sur ces ronds trop généralement en usage.

556. *Hépatite.* Cette phlegmasie, comme toutes les autres, réclame un traitement antiphlogistique : ainsi, au début, saignées générales réitérées suivant l'intensité des symptômes, la persévérance de la douleur et des phénomènes généraux. En prescrivant la saignée, le médecin ne doit pas oublier que le foie reçoit une très-grande quantité de sang, et que par conséquent la soustraction de ce fluide doit être plus abondante, toutes choses égales d'ailleurs, que dans les autres inflammations, excepté dans le cas de pneumonie. Le malade sera mis à l'usage d'une boisson acidulée ou mucilagineuse, à son choix ; on prescrira des lavemens qui, pour me servir de l'expression d'un médecin anglais, sont de véritables fomentations internes ; on couvrira le côté avec des cataplasmes, ou avec des compresses imbibées de décoction émolliente et narcotique. Il est inutile de répéter qu'une abstinence rigoureuse doit être observée. Si, malgré la médication dont nous venons de parler, la douleur persiste, on doit appliquer un plus ou moins grand nombre de sangsues, et réitérer cette application suivant la persévérance de la douleur. Ces animaux ne

sauraient toujours être posés dans le même endroit : si la douleur n'est pas très-profonde, si elle se rapproche de la peau, on doit les mettre au-dessous des côtes asternales droites; mais si, au contraire, le sentiment de douleur paraît partir de la profondeur du foie, si les phénomènes indiquent que l'inflammation a son siége à la face concave de l'organe hépatique, si enfin on présume que la phlegmasie s'est propagée aux canaux biliaires, les sangsues seront avantageusement appliquées à l'anus. Loin de chercher à arrêter le sang, après leur chûte, il faut en faciliter la sortie : si elles ont été mises sous les côtes asternales, on couvrira les piqûres avec des cataplasmes, ou avec des compresses imbibées d'une décoction émolliente; si elles ont été posées à l'anus, on exposera cette partie à la vapeur de l'eau chaude. A ces moyens, on ajoutera l'usage des bains tièdes, des pédiluves. On préférera ces derniers, toutes les fois qu'on aura quelques raisons de craindre que l'inflammation hépatique se transmette au cerveau ou à ses annexes, transport que les bains chauds peuvent faciliter.

557. On a encore conseillé, dans l'hépatite aigüe, l'emploi des ventouses et celui des vésicatoires. Le premier de ces moyens est réellement nuisible, et nous sommes étonnés qu'un médecin accoutumé à réfléchir et à observer puisse les prescrire. Quant aux vésicatoires, ils peuvent être utiles seulement lorsque tous les phénomènes de réaction du côté du système circulatoire ont disparu.

558. Les Anglais prétendent obtenir de grands succès de l'administration du proto-chlorure de mercure, uni au jalap ou à d'autres substances végétales purgatives;

mais les essais faits en France n'ont pas justifié les éloges donnés au calomelas par nos voisins, et plus d'une fois nous avons pu vérifier que leurs assertions étaient trompeuses.

559. Dans l'hépatite aigüe, il convient de s'opposer à la constipation ; on fait usage, à cet effet, de lavemens émolliens, qu'on peut rendre laxatifs en y faisant dissoudre une quantité déterminée de sel purgatif ; mais pour employer ces agens, il faut que la muqueuse intestinale ne participe aucunement à l'inflammation du foie, car, pour peu qu'elle fût irritée, les purgatifs ne tarderaient pas à augmenter cette irritation, et à la faire passer à l'état d'inflammation.

560. Quoiqu'on ait employé avec persévérance le traitement antiphlogistique que nous venons d'indiquer, l'hépatite peut passer à l'état de suppuration. Ces cas, malheureusement trop fréquens, ne laissent que peu d'espoir de guérison ; l'abcès qui se forme étant hors de la portée de nos moyens, il ne nous reste qu'à attendre les effets des efforts conservateurs d'une nature souvent impuissante.

561. *Hépatite chronique.* L'hépatite chronique doit également être traitée par les antiphlogistiques, mais il n'est pas nécessaire de recourir à la saignée, si ce n'est dans certaines circonstances, c'est-à-dire, lorsqu'il survient quelques phénomènes qui indiquent une réaction du système vasculaire sanguin ; hors ces cas, il faut employer les sangsues, qu'on réappliquera tant que la douleur persistera. Pour le choix du lieu où elles doivent être posées, il faut suivre les règles que nous avons établies en parlant du traitement de l'hépatite aigüe. Pendant la durée de l'hépatite chronique, on ne doit pas

oublier les préceptes de l'hygiène : régime bien ordonné, alimentation aussi peu abondante que possible ; frictions sèches sur toute l'étendue du corps, bains, lotions simples et aromatiques, pour maintenir ou rappeler les fonctions de la peau.

562. Dans l'inflammation chronique du foie, on fait usage des révulsifs avec succès, ainsi on prescrit des vésicatoires volans qui, cependant par fois, loin d'améliorer l'état du malade, aggravent ses souffrances ; dans ce cas, il faut les supprimer. Les purgatifs, dont on abusait tant autrefois, ont le double avantage de produire une révulsion salutaire et de vider les intestins ; mais ces médicamens ne peuvent être donnés dans tous les cas, deux conditions sont indispensables pour pouvoir les administrer avec succès : il faut d'abord que la muqueuse gastro-intestinale ne soit nullement irritée ; en second lieu, que la réaction du système vasculaire sanguin n'existe pas. Dans le cas où les purgatifs ne pourraient être employés, on s'opposera à la constipation, en prescrivant des lavemens émolliens, qu'on rend laxatifs en y faisant dissoudre quelques substance salines, ou en y délayant du miel.

563. On conseillait beaucoup, autrefois, l'usage des eaux minérales, pour combattre cet état qu'on désignait sous le nom d'*obstruction du foie* ; aujourd'hui, que la nature de cet état est mieux connu, on n'emploie guère ce moyen que dans la vue d'éloigner un malade qu'on ne peut guérir, et dont on ne saurait soulager les souffrances, même en lui administrant l'opium à haute dose.

564. Les anciens avaient coutume de couvrir l'hypocondre droit des individus atteints d'hépatite chronique, avec divers emplâtres tel que celui de vigo ou de cigüe ;

ces moyens sont abandonnés de nos jours par tous les médecins expérimentés, qui ne cherchent à calmer les douleurs qu'en prescrivant les opiacés, les cataplasmes émolliens et narcotiques chauds, dont les effets ne sont pas douteux.

565. Dans les Indes, où cette maladie est très-commune, dit-on, on la traite, suivant P. Frank, par les frictions mercurielles; en même temps, on prescrit le calomelas à l'intérieur. L'emploi des mercuriaux est précédé par une légère émission sanguine, et après la deuxième ou troisième friction, on pose un vésicatoire sur l'hypocondre droit, et on pratique les frictions sur le côté gauche. Ce traitement est continué, avec persévérance, jusqu'à ce que la maladie soit guérie. Si la salivation survient, les médecins anglais s'en inquiètent peu, ils la regardent comme d'un bon augure; cependant lorsqu'ils la croient trop abondante, ils prétendent la modérer en associant le quinquina ou l'opium aux mercuriaux.

Nous avons employé cette médication, et les résultats que nous en avons obtenus sont loin d'être aussi avantageux que ceux que les médecins anglais lui attribuent. Cependant, nous pensons qu'après avoir largement extrait du sang, après avoir mis en usage tous les antiphlogistiques connus, on peut, lorsqu'il n'existe pas de fièvre, employer les frictions mercurielles chez un sujet qui a une inflammation chronique du foie avec accroissement de volume de cet organe; mais il importe beaucoup, malgré l'opinion des médecins anglais, de les cesser dès que la salivation paraît, pour les reprendre ensuite lorsque cet accident aura disparu.

566. Quelques auteurs assurent avoir observé, sous

le type tierce ou quarte, des gonflemens à l'hypocondre droit; ces gonflemens existaient avec ou sans douleur locale, et s'accompagnaient d'un mouvement fébrile qui parcourait toutes les périodes qu'on observe dans le cours d'un paroxysme des fièvres dites *intermittentes*. Si pareil cas se présentait, nous pensons qu'après que l'irritation inflammatoire aurait été détruite par les émissions sanguines, rien ne saurait s'opposer à l'administration du quinquina pour prévenir un nouvel accès.

567. *Ictère*. Nous avons prouvé (307 et suivant) que l'ictère n'est point une maladie *sui generis*, que ce n'est absolument qu'un phénomène qui se manifeste pendant la durée d'une hépatite ou d'une gastro-hépatite, en conséquence, il ne réclame aucun traitement particulier.

568. *Splénite*. L'inflammation de la rate exige le traitement antiphlogistique que nous venons d'indiquer pour l'hépatite; ainsi, saignée générale, et principalement application de sangsues à l'anus; boissons rafraîchissantes, bains tièdes, abstinence. Dans l'état chronique, émissions sanguines modérées, dérivatifs de la peau, etc.

569. *Péritonite*. Le traitement de la péritonite est celui de toutes les phlegmasies, et il doit être des plus actifs, attendu le danger qui accompagne cette maladie: à son début, saignée générale et copieuse, application de nombreuses sangsues sur le point douloureux. Cette application doit être réitérée tant que la douleur persiste, et c'est après quelques heures qu'une seconde application doit avoir lieu si la première n'a pas enlevé la douleur, et ainsi de suite tant qu'elle résistera, à moins

cependant qu'il survienne des symptômes non équivoques d'une mort prochaine. Les sangsues devront être placées à l'anus si l'on a à traiter un hémorrhoïdaire, ou à la vulve lorsque la péritonite est survenue à la suite de la suppression du flux menstruel ou des lochies. Il est à remarquer que fort souvent, posées sur ces parties, les sangsues n'enlèvent pas la douleur, laquelle disparaît ensuite après qu'elles ont été réappliquées sur l'abdomen. Les autres agens antiphlogistiques doivent être prescrits conjointement avec les émissions sanguines, on couvrira donc l'abdomen avec des cataplasmes émolliens et narcotiques, ou mieux, avec des flanelles trempées dans une décoction de racines de guimauve et de têtes de pavots; ce ne sera qu'en petite quantité, dans la crainte de distendre les intestins et la vessie, qu'on permettra des boissons mucilagineuses.

570. La constipation, ordinaire dans la péritonite aigüe, ne doit pas être combattue par les lavemens, et encore moins par les purgatifs; cet état cède presque toujours à l'emploi des bains de siége, et aux applications émollientes sur le ventre; d'ailleurs la péritonite aigüe n'est point de longue durée; il n'y a donc aucun inconvénient à ce que le malade reste quelques jours sans aller à la selle, et il y en aurait beaucoup à distendre les intestins par les lavemens, ou à les irriter par l'usage de quelques purgatifs.

571. Les révulsifs, de tous genres, ont été recommandés contre la péritonite aigüe, mais ils ne sont jamais employés avec succès; ne pouvant agir qu'en augmentant la douleur, ils doivent accroître l'inflammation du péritoine, si nous en exceptons les frictions mercurielles, et c'est à ce moyen, suivi d'une forte salivation,

que M. le professeur Desormeaux attribue la guérison d'une violente péritonite puerpérale, dont il a rapporté l'observation à l'une des séances de l'Académie.

572. Les narcotiques, tant préconisés il y a quelques années, sont inutiles et même nuisibles, parce qu'ils accélèrent la circulation que tous nos efforts doivent, au contraire, tendre à diminuer; ils nuisent encore parce qu'en calmant l'intensité de la douleur, ils peuvent nous induire en erreur sur la gravité de la maladie, gravité que nous n'estimons souvent que d'après l'intensité des souffrances.

573. Enfin, on a été jusqu'à proposer l'emploi de la glace pour combattre la péritonite. Dans nos *Considérations sur quelques maladies de l'Encéphale et de ses dépendances*, etc., nous avons dit que l'action de cet agent avait été mal étudiée par ceux qui en conseillent l'usage dans les phlegmasies aigües, et n'est-ce pas ici le cas de rappeler ce que nous avons si justement avancé? Sans sortir du cercle des maladies des voies digestives, nous pouvons prouver que la glace, ou les applications froides sur l'abdomen, sont dangereuses. Ne les voyons-nous pas produire des coliques, la diarrhée, l'inflammation de l'utérus, de la vessie, etc. Si, chez un individu bien portant, la glace ou des topiques froids peuvent occasionner de tels phénomènes, comment oser les employer pour combattre une inflammation? Les partisans de ces moyens ne manquent pas de raisons spécieuses pour convaincre ceux qui ne pensent pas par eux-mêmes, mais le praticien ne se laisse pas séduire par de brillantes théories, il veut avant de les adopter que l'expérience les ait sanctionnées.

574. *Péritonite-chronique*. Comme dans la péritonite

aigüe, on emploie les émissions sanguines dans celle qui est chronique, mais dans ce dernier cas, il est extrêmement rare qu'on soit obligé de recourir à la saignée générale, les sangsues suffisent et doivent être posées en petit nombre et de loin en loin.

Le médecin devra s'occuper de la constipation, dans la péritonite chronique; s'il prescrit des lavemens pour la combattre, il ne doit en donner qu'un quart ou tout au plus une moitié, pour éviter de distendre les intestins; il évitera également d'irriter ces organes, s'il fait usage des purgatifs, les laxatifs seuls doivent être employés, et encore parmi eux, il doit choisir les plus doux, tel que l'huile de ricin.

Les bains de vapeurs ont été prescrits avec succès dans la péritonite chronique, c'est un moyen qu'on ne doit pas négliger. Quelques médecins assurent avoir obtenu de bons effets de l'emploi des vésicatoires et des frictions mercurielles. Nous n'avons pas été à même de vérifier ces assertions.

575. Nous avons suffisamment combattu l'opinion de ceux qui proposent l'emploi de la glace dans le traitement de la péritonite aigüe; ce moyen est aussi dangereux dans la péritonite chronique, parce qu'il peut produire une recrudescence, ramener la maladie à l'état aigu, et conduire ainsi promptement le malade au tombeau. Nous persistons à dire qu'il faut s'abstenir de semblables médications.

576. Nous omettons à dessein de parler des autres moyens qu'on recommande dans la péritonite chronique, parce que si l'on peut espérer quelques succès dans le traitement de cette maladie, comme dans toutes les affections chroniques, il faut les attendre du régime, de

la stricte exécution des lois de l'hygiène, et non de l'emploi de cette foule de médicamens vantés par le charlatanisme.

577. *Ascite.* Le médecin appelé près d'un ascitique doit rechercher la cause prochaine de l'affection dont il est atteint, et si la maladie qui l'a produite existe encore, il emploiera, pour la combattre, toutes les ressources de l'art. Après avoir satisfait à cette première indication, sans laquelle il ne saurait se promettre de succès, il mettra en usage tous les moyens prescrits pour détruire la collection séreuse renfermée dans la cavité du péritoine. Ces moyens sont très-nombreux; les uns agissent sur la muqueuse intestinale, les autres sur les reins et d'autres sur la peau; enfin, il en est un qui n'a aucune action sur les organes dont nous venons de parler, et qui consiste dans une opération qu'on nomme *paracenthèse.*

578. Les purgatifs, administrés par les médecins de tous les âges, sont les agens les plus nombreux qu'on ait employés, et ce sont eux qui forment la base de la plupart des remèdes vantés par les prétendus *guérisseurs* d'hydropisies. Les praticiens habiles font également usage des purgatifs, non pour combattre la maladie qui a donné lieu à la collection séreuse, mais dans la vue d'activer l'action des absorbans du tube intestinal. Parmi ces purgatifs, on choisit ordinairement ceux qu'on désigne sous le nom de drastiques, tels que l'aloës, la bryone, la coloquinte, la gomme gutte, la gratiole, l'ellébore, le nerprun, etc.; mais de tels médicamens ne sauraient être prescrits, si l'inflammation, cause prochaine de l'ascite, existe encore, et si la muqueuse gastro-intestinale est dans un état d'irritation. Générale-

ment aujourd'hui on préfère le calomel aux substances que nous venons d'énumérer, parce que le proto-chlorure de mercure est non-seulement évacuant, mais parce qu'il a encore la propriété d'exciter les glandes salivaires, excitation qui paraît avoir une influence salutaire dans le traitement de cette maladie ; et, en outre, ce métal semble pousser fortement, vers les muqueuses, l'action secrétoire du péritoine. Que le praticien traite son malade avec les drastiques ou avec le calomelas, il ne doit pas continuer ces moyens trop long-temps, il doit savoir les abandonner à-propos, les remplacer par des laxatifs, et reprendre l'usage des premiers, lorsque ces derniers restent sans effet.

579. Tout en administrant les purgatifs, il faut chercher à activer la sécrétion des urines, ce qu'on se gardera de faire, cependant, si l'on soupçonne que les reins soient dans un état morbide. Pour parvenir à accroître l'activité reinale, on prescrit certaines substances connues, en matière médicale, sous le nom de diurétiques, et parmi lesquelles on recommande particulièrement les préparations scillitiques, la digitale, le colchique, l'asperge, l'écorce de sureau, la pariétaire, la busserole, le genièvre, le nitre, etc. Ces médicamens doivent être administrés très-rapprochés, et non-étendus dans une grande quantité de véhicule, ainsi qu'on le pratiquait autrefois ; c'est sous la forme de rob, d'oximel, de pilules, qu'on doit les ordonner. Il est des cas où ces remèdes ne produisent aucun effet, quelle que soit la forme sous laquelle on les administre à l'intérieur, mais où ils agissent dès qu'on les emploie en frictions. Le praticien devra donc savoir varier à propos le mode d'administration de ces médicamens.

580. Dans une maladie aussi grave que l'ascite, il faut employer tous les moyens que l'expérience et le raisonnement conseillent pour la combattre; l'un et l'autre indiquent que les excitans de la peau ont été prescrits avec utilité. Ces médicamens sont administrés à l'intérieur ou à l'extérieur. Intérieurement, on recommande l'usage de l'acétate d'ammoniaque, ainsi que l'opium, dont la propriété sudorifique ne saurait pas plus être contestée que sa propriété narcotique. A l'extérieur, sur la peau elle-même, on pratique des lotions chaudes, toniques, soit avec le vin, le vinaigre ou l'alcool; on expose le corps aux vapeurs aqueuses ou aromatiques. Si l'organe cutané est aride, rugueux, on le couvre de linges chauds et humides; si, au contraire il est mou et flasque, les linges seront secs et chauds, ou imprégnés de vapeurs aromatiques. Dans quelques circonstances, on excite la peau à l'aide des sinapismes, des vésicatoires ou des cautères : ces derniers moyens ne doivent pas être omis lorsque l'ascite est survenue à la suite de la suppression d'un exanthème, d'un ulcère ou d'un exutoire. Si ce dernier existait aux extrémités inférieures, on conçoit qu'on ne devrait pas le rétablir dans ces parties, mais le transporter aux extrémités thorachiques. Autrefois on conseillait l'arénation, l'urtication, l'insolation, etc.; ces moyens ne sont guères employés de nos jours, et peut-être est-ce à tort. Les lavemens purgatifs, les vomitifs, étaient également administrés, mais on les a abandonnés avec raison.

581. Pendant la durée de l'ascite, il est quelquefois utile de recourir aux émissions sanguines quoiqu'il n'existe aucun symptôme d'irritation locale. Ces évacuations nous paraissent indiquées lorsqu'on a à traiter un

jeune sujet, un homme robuste, qui éprouve une chaleur intérieure, et chez lequel le pouls est dur, plein, et surtout quand la maladie est survenue à la suite de la suppression d'une évacuation sanguine; et enfin, elles sont particulièrement indiquées si le sujet accuse des douleurs sourdes dans différentes parties du corps.

582. Les amers doivent-ils être employés pour combattre l'ascite? Nous ne chercherons point à résoudre cette question, seulement nous dirons que lorsque l'individu atteint d'hydropisie abdominale a éprouvé des privations, lorsqu'il est chétif, lorsqu'il a été long-temps exposé à l'action de l'humidité, et enfin, lorsqu'il n'existe aucun signe d'irritation, on peut sans inconvénient, et même utilement, lui prescrire les amers et les ferrugineux, en même temps on fait usage des stimulans de la peau. Pendant l'administration de ces moyens, il faut exercer une surveillance exacte pour en suspendre l'emploi dès qu'ils paraissent devenir nuisibles.

583. Après avoir, pendant un temps plus ou moins long, mis en usage les diverses médications que nous venons d'indiquer; si l'on n'a pu changer la direction de l'action secrétoire du péritoine, il faut pratiquer la ponction, qui, il est vrai, ne remédie point à la maladie, mais elle apporte toujours un soulagement sensible. Cette opération a été le sujet de graves discussions. Des auteurs estimés pensent qu'on ne doit jamais y recourir; d'autres, non moins recommandables, disent, au contraire, que la paracenthèse doit être pratiquée, et que ses succès sont nombreux. Le jeune médecin, que l'expérience n'aura point encore éclairé, ne saura quelle opinion il doit embrasser; c'est donc au praticien qui a déjà parcouru une longue carrière dans l'exercice épi-

neux de la médecine, à l'éclairer, et voici ce que nous pensons devoir dire à cet égard :

1° Lorsqu'on a employé sans succès les agens thérapeutiques indiqués, il faut recourir à la ponction ; très-souvent après cette opération, en continuant la médication rationnelle que nous venons de décrire, il se déclare un flux d'urine, ou des selles abondantes, et l'ascite disparait ;

2° Cet heureux résultat ne s'obtient pas toujours à la suite d'une première ponction, et ce n'est quelquefois qu'après deux ou trois opérations qu'on réussit à délivrer le malade ;

3° Pour obtenir des succès, il ne faut pas trop temporiser ; la paracenthèse doit être pratiquée lorsque l'individu n'est épuisé ni par l'action des médicamens, ni par la longueur de la maladie ;

4° Il est vrai qu'à la suite de cette opération, quelquefois la collection se forme de nouveau avec rapidité, et semble même devenir plus abondante et en réclamer une autre, plus ou moins promptement. Dans ce cas, on n'a pu détruire la cause prochaine de la maladie, ou elle a été méconnue ; l'ascite est alors au-dessus des ressources de l'art ;

5° Cette opération n'offre jamais de graves accidens, mais toujours elle est suivie d'une amélioration dans la situation du malade, et prolonge son existence si elle ne contribue pas à sa guérison.

De ce que nous venons de dire, nous concluons qu'il y aurait de l'inhumanité à laisser périr un malade dans de cruelles angoisses, faute de lui avoir fait une opération, sous le vain prétexte qu'il faudrait ensuite la renouveler plus ou moins fréquemment..

584. *Complications.* Nous n'avons point cru devoir parler à chaque traitement des maladies des indications que présentent les complications qui viennent en entraver la marche ; la conduite à tenir dans ces circonstances étant toujours la même, nous serions sans cesse tombés dans des répétitions fastidieuses. Nous dirons donc que, toutes les fois qu'il y a une complication, il faut l'attaquer conjointement avec l'affection principale. Cette complication exige qu'on remplisse les mêmes indications que si la maladie existait dans son état de simplicité, seulement il convient d'apporter dans la médication certaines modifications que commandent les circonstances, et dont on n'acquiert la connaissance qu'au lit du malade.

CHAPITRE DEUXIÈME.

DES IRRITATIONS NERVEUSES, OU DES MALADIES DÉCRITES PAR LES AUTEURS SOUS LE NOM DE NEVROSES DE LA DIGESTION.

PREMIÈRE SECTION.

DE LA DYSPHAGIE, *s. f.*

585. La difficulté ou même l'impossibilté de la déglutition, est un phénomène qu'on nomme *dysphagie*. Cet état anormal est dû à une infinité de causes, ou plutôt, il n'est que le symptôme d'une affection toujours grave du larynx ou de l'œsophage, telle que leur inflammation, leur occlusion, plus ou moins complète, produite par un obstacle développé dans leur intérieur, ou par une tumeur survenue autour de ces organes. Quelquefois, on ne rencontre aucune altération visible à laquelle on puisse rapporter ce phénomène, et alors il accompagne l'hystérie, la paralysie ou autre maladie dont la cause paraît résider dans le système nerveux.

586. D'après ce que nous venons de dire, on a donc eu tort de faire une maladie spéciale d'un phénomène qui s'observe chez des individus atteints d'affections diverses.

DE LA DYSPEPSIE, *s. f.*

587. C'est sous le nom de *dyspepsie* qu'on désigne la lenteur des digestions. Cullen avait déjà reconnu que ce

phénomène est fréquemment symptômatique, et qu'il peut dépendre de la lésion de l'estomac, comme de celle d'un autre organe sympathisant avec ce viscère. M. Broussais dit que la plupart des dyspepsies ne sont que des signes de gastrites chroniques, ce qui n'est pas généralement vrai, car, dans une infinité de circonstances, particulièrement chez les hypocondriaques, chez les femmes hystériques, etc., il existe beaucoup de gêne dans l'exercice des fonctions digestives, sans qu'il y ait lésion de l'estomac; gêne qu'on ne peut attribuer qu'à une modification particulière de la sensibilité de ce viscère, modification que nous désignerons sous la dénomination d'*état nerveux*. Cet état, qui se développe pendant le cours de diverses altérations morbides, ne saurait constituer une maladie particulière, et ne peut être considéré comme une affection essentielle, mais seulement comme un phénomène qui, chez les individus irritables, peut se montrer dans des circonstances opposées.

DE LA GASTRALGIE, *s. f.*

588. Par gastralgie on doit entendre une douleur non-inflammatoire, qui a son siége à l'estomac, et qui n'est point seulement, ainsi qu'on le prétend, un symptôme de la gastro-entérite chronique. Le sens que nous attachons à ce mot étant fixé, nous allons tâcher de décrire les signes qui peuvent nous faire reconnaître cette maladie, et ceux qui doivent nous la faire distinguer de celle avec laquelle on la confond trop souvent. Nous éviterons par là l'erreur où sont tombés les partisans exagérés des gastro-entérites, comme celle des médecins qui ne rêvent que gastralgies.

589. Cette maladie a été décrite sous diverses dénominations ; on se sert indistinctement des mots *gastralgie*, *gastrodynie*, *cardialgie*, *crampes d'estomac*, qu'on considère comme de véritables synonymes, mais nous préférons le premier de ces noms, qui nous paraît plus convenable.

590. *Causes*. Les causes de la gastralgie sont extrêmement nombreuses : les auteurs admettent une prédisposion héréditaire ; elle est assez fréquente chez les individus d'un tempérament nerveux, irritables ; elle est plus commune chez les femmes que chez les hommes, particulièrement à l'époque de l'établissement de la menstruation, de la cessation des règles ou pendant le cours de la gestation, surtout durant les premiers mois ; on l'observe encore, fort souvent, chez les personnes du sexe qui sont en proie à des chagrins domestiques ; chez celles qui ont des fleurs blanches ou qui sont sujettes à de violentes migraines. La cardialgie fait le tourment des hypocondriaques, des hystériques, des individus qui se livrent à la masturbation ou au coït avec excès. L'usage de certaines substances insalubres, ou celui de certains alimens qui ne conviennent pas à telle ou telle idiosyncrasie, peut la déterminer. On la voit, surtout, survenir chez les personnes qui font un usage immodéré de café, de thé, etc. Le jeûne trop prolongé est une des causes de cette maladie, qu'on attribue également aux variations brusques de l'atmosphère, aux temps d'orages, aux chaleurs excessives. Il est des professions qui contribuent puissamment à son développement : telle est celle du tailleur, du cordonnier, etc. Les gens de lettres y sont fort sujets. Les affections morales, qui occupent une si grande place dans le

cadre des causes de toutes les maladies qui affligent l'espèce humaine, se trouvent ici au premier rang. Enfin, la gastrodynie n'est souvent due qu'à l'abus d'un traitement antiphlogistique dans les phlegmasies en général, et dans celui de la gastro-entérite en particulier.

591. *Symptômes*. Les individus atteints de gastralgie se plaignent d'une douleur plus ou moins violente à l'épigastre, laquelle s'étend ordinairement sur le thorax, et gagne insensiblement le dos et les épaules. Cette douleur n'augmente pas par la pression, qui diminue au contraire son intensité; elle ne s'accroît pas non plus par l'ingestion des alimens, qui soulagent dès qu'ils ont pénétré dans l'estomac. En général, la gastralgie s'annonce chez les femmes, par un sentiment qui simule celui de la faim, et auquel se joint toujours un état de faiblesse. La douleur, comme le sentiment de la faim, n'est pas continuelle, elle ne se fait sentir qu'à des intervalles plus ou moins éloignés. Dans quelques cas, le malade n'en accuse aucune, il se plaint seulement d'un état de malaise qu'il ressent à la région épigastrique, d'anxiétés et de nausées; d'autres fois, il croit que son estomac se distend outre mesure, ou qu'il est vide et se resserre sur lui-même; dans d'autres circonstances, il est persuadé que ses entrailles renferment un animal qui l'incommode beaucoup par ses mouvemens, qui semblent se multiplier surtout lorsque l'estomac ne contient aucun aliment; ou bien, il lui paraît qu'un liquide ou de l'air, chaud ou glacé, tombe sur cet organe. Chez quelques individus atteints de gastralgie, en palpant l'abdomen, on sent, par momens et très-distinctement, des battemens analogues à ceux de l'aorte et du tronc de la cœliaque, que des observateurs inat-

tentifs pourraient attribuer à un état anévrismatique de ces artères.

592. Les fonctions de la respiration s'exécutent parfaitement chez les personnes atteintes de gastralgie, mais on remarque très-souvent, chez elles, des palpitations, quoique le pouls conserve son rhythme normal.

593. Il est très-rare de rencontrer des gastralgiques qui jouissent de la plénitude de leurs facultés morales; la plupart sont d'une humeur chagrine; sans cesse tourmentés par la crainte de la mort, ils tourmentent ceux qui les entourent, et la conservation de leur embonpoint contraste singulièrement avec les terreurs auxquelles ils sont en proie, et qui sont encore augmentées par un sommeil pénible, agité et souvent interrompu par des rêves effrayans. Quelquefois, cependant, l'embonpoint diminue, mais une remarque qui ne doit pas échapper, pour la sûreté du diagnostic, c'est que le visage se conserve à-peu-près dans son état ordinaire.

594. La durée de la gastralgie est indéterminée; on cite des exemples d'individus qui en ont été atteints pendant le cours de nombreuses années, ce qui ne les a pas empêché de fournir une longue carrière. Sa marche n'est jamais continue, elle suit le type rémittent et surtout l'intermittent.

595. Trop généralement on confond la gastralgie avec la gastro-entérite chronique; cette erreur nous paraît devoir être attribuée à la grande facilité avec laquelle certaines personnes adoptent, sans examen, l'opinion du jour. D'autres, au contraire, et par esprit de système, ne veulent voir que des gastralgies, même dans les cas où tout concourt à démontrer, jusqu'à l'évidence, l'existence d'une phlegmasie chronique de la muqueuse

de l'estomac. Essayons de détromper les uns et les autres, en établissant, autant que possible, les différences qu'on observe entre les symptômes que nous avons indiqués comme propres à chacune de ces deux affections, et qui, d'après le traitement qui leur convient, paraissent être d'une nature opposée.

596. Une douleur fixe à l'épigastre se fait sentir chez l'individu atteint de gastro-entérite comme chez celui qui est affecté de gastralgie. Mais dans le premier cas, cette douleur est obtuse, pongitive, circonscrite, généralement continue, et augmente par la pression, par l'ingestion des alimens et des boissons; elle occasionne en outre une sensation permanente, analogue à celle que produirait une barre placée au travers de l'épigastre, et qui le comprimerait fortement d'avant en arrière (170). Dans le second cas, c'est-à-dire lorsque c'est une gastralgie, la douleur n'est point circonscrite; loin d'augmenter, elle diminue par la pression et par l'ingestion des alimens; elle n'est jamais continue, etc.

597. Dans la gastro-entérite chronique la chaleur animale est augmentée, elle semble au contraire être diminuée dans le cas de gastralgie; dans la première affection, la peau est chaude, excepté aux extrémités inférieures, âcre au toucher, et brûlante sur l'abdomen; dans la seconde, elle est fraîche et même quelquefois froide, etc.

598. La langue, dans le cas de phlegmasie chronique de l'estomac, est généralement rouge sur toute son étendue et resserrée sur elle-même ; parfois, cependant, elle ne l'est que sur ses bords, tandis que sa face supérieure est couverte par une croûte plus ou moins épaisse, et de couleur variée. Dans la gastralgie, elle est blanche et

épanouie. L'appétit est nul lorsque la première affection existe, au lieu qu'il se conserve et que souvent il augmente dans la seconde. On cite néanmoins des exemples qui constatent que chez quelques sujets atteints de gastro-entérite, il s'est non-seulement conservé, mais qu'il a encore été porté jusqu'à la boulimie. Alors, dans ces circonstances, en satisfaisant cette faim extraordinaire, loin d'appaiser les souffrances du malade, comme cela a lieu dans la gastralgie, on les aggrave, et les digestions sont toujours accompagnées de pesanteur, de frissons qui alternent avec des bouffées de chaleur (173). Dans la gastro-entérite la diarrhée est assez fréquente; dans la gastralgie la constipation est constante et ordinairement très-opiniâtre.

599. La phlegmasie chronique de la muqueuse de l'estomac a une marche continue, rémittente, rarement intermittente; celle de la gastralgie n'est jamais continue, elle est parfois rémittente et généralement intermittente; ses accès diffèrent de ceux de la gastro-entérite en ce qu'ils laissent beaucoup d'intervalles entre eux, et que pendant les intermissions le malade jouit d'une parfaite santé, conserve son embonpoint et son teint ordinaire; ce qui ne s'observe pas dans le cas de gastro-entérite, car alors le sujet maigrit, et arrive peu-à-peu à l'état de marasme, et sa peau prend la couleur d'un jaune paillé.

600. L'état moral peut encore nous éclairer dans nos recherches. L'humeur des gastralgiques, avons-nous dit, est chagrine, ces malades sont enclins à la colère. En proie à des craintes chimériques, ils voient à tout instant la mort prête à les frapper, et l'hypocondrie fait de rapides progrès chez eux, etc. Bien que les individus

atteints de gastro-entérite manifestent de temps à autre des craintes sur leur état, ils sont infiniment moins moroses que ceux qui sont affectés de gastralgie, et le médecin parvient aisément à leur inspirer la confiance que souvent lui-même il n'a pas.

601. Dans la majorité des cas on parviendra, en procédant par voie de comparaison ou d'analyse, à déterminer la vraie nature de l'affection sur laquelle, dans le principe, on avait des doutes; cependant, il faut l'avouer, quelquefois, et malgré l'investigation la plus sévère, on ne pourra parvenir à asseoir un jugement; alors il restera une ressource, c'est celle de n'employer qu'avec beaucoup de ménagement telle ou telle substance médicamenteuse, suivant la méthode qu'on aura cru devoir adopter; si les moyens administrés produisent d'heureux effets, on les continuera; dans le cas contraire on les remplacera par d'autres. Tout ami de l'humanité déplorera, dans cette circonstance, l'insuffisance de nos lumières, qui ne nous permettent pas de découvrir de suite ce qu'on a tant d'intérêt de savoir, et n'aggravera pas, par une obstination toujours déplacée, la position de l'homme qui lui a confié le soin de sa santé et même de sa vie.

602. Le pronostic de la gastralgie, sous le rapport de l'existence, n'a rien de fâcheux, car on cite des exemples d'individus qui ont été atteints de cette maladie pendant un grand nombre d'années, et qui sont parvenus néanmoins à une vieillesse fort avancée. M. Barras, dans son *Traité sur les Gastralgies et les Entéralgies,* en rapporte plusieurs, et nous pourrions citer celui d'un curé de la capitale, âgé de quatre-vingt-quatre ans, au

moment où nous écrivons, qui s'est plaint de cette maladie depuis l'âge de trente ans.

603. *Nécropsie.* Cette maladie n'étant point mortelle, nous n'avons aucune connaissance des altérations organiques qu'elle peut entraîner après elle.

DU VOMISSEMENT, *s. m.*

604. Le mouvement antipéristaltique par lequel les matières renfermées dans l'estomac sont expulsées au dehors, en passant par l'œsophage, le pharynx, la bouche ou les fosses nazales, est nommé *vomissement.* Avant le dix-huitième siècle, les physiologistes l'attribuaient aux contractions nerveuses ou convulsives de l'estomac; mais après cette époque, quelques-uns imaginèrent que l'action de vomir n'était due qu'à la pression exercée sur ce viscère par le diaphragme et par les muscles abdominaux, et cette opinion était celle de Bayle, de Chirac, etc.; plus tard, elle fut combattue par Lieutaud et par M. Portal, qui soutinrent celle des anciens. En 1813, M. Magendie revint aux idées de Bayle et chercha à prouver que l'estomac ne joue qu'un rôle passif dans l'acte du vomissement. Cette opinion a été judicieusement combattue par M. le professeur Richerand, et sans prendre part à une discussion qui ne rentre pas dans notre sujet, il nous semble qu'il résulte des expériences de M. Magendie la certitude, déjà acquise, de la coopération du diaphragme et des muscles abdominaux dans l'acte du vomissement, mais qu'elles ne peuvent servir à prouver l'inaction de l'estomac, si difficile à concilier, par le raisonnement, avec l'analogie et les faits anatomiques et pathologiques.

605. *Causes.* Quoique nous ayons déjà considéré le

vomissement comme symptôme de diverses affections morbides, rappelons-en sommairement les causes, et tâchons de nous fixer sur celles du vomissement dit *nerveux*. Les vomissemens accompagnent l'inflammation de l'estomac, les diverses dégénérescences de cet organe, sa hernie; ils se déclarent pendant le cours de l'œsophagite, de l'amygdalite, de la bronchite, du croup; ils sont très-fréquens dans la coqueluche, la péritonite; ils ont lieu également pendant la durée de la métrite, de la néphrite, de la cystite, etc. Dans d'autres circonstances, ils semblent ne reconnaître d'autre cause qu'une affection cérébrale, aiguë, telle que l'apoplexie, l'encéphalite, l'arachnoïdite; d'autres fois, c'est à une maladie chronique de l'encéphale qu'il faut les attribuer, comme aux tubercules du cerveau, à l'hypocondrie, à l'hystérie, à l'épilepsie, etc. Au nombre des causes du vomissement, il ne faut pas omettre de placer les excès dans le boire et le manger, l'introduction dans l'estomac, ou seulement dans l'œsophage, d'une substance vénéneuse, ou le séjour d'un corps étranger dans ces organes. N'oublions pas non plus de dire que les femmes enceintes y sont généralement sujettes, particulièrement pendant les trois ou quatre premiers mois de la gestation.

606. Mais il existe encore des vomissemens que nous ne pouvons rapporter à aucune des causes que nous venons d'énumérer; ceux-là ne seraient-ils pas dûs à une modification particulière de l'irritabilité du pneumo-gastrique et autres nerfs qui se distribuent à l'estomac? C'est à l'aide de cette supposition que nous pouvons rendre compte des nausées et même des vomissemens qui paraissent à l'instant même où la vue se dirige sur cer-

tains objets, où la pensée se porte sur certaines choses, etc., etc.

607. *Symptômes.* Le vomissement peut se déclarer tout-à-coup, mais généralement il est précédé par une douleur plus ou moins vive à l'épigastre, par des nausées, des hoquets, de l'anxiété, et par des secousses du diaphragme. Ces phénomènes précurseurs se prolongent plus ou moins; ensuite, des matières de couleurs et de consistances variées sont expulsées de l'estomac, traversent l'œsophage, la bouche ou les fosses nasales, et sont rejetées au dehors. Après une ou plusieurs expulsions, le vomissement cesse, puis il reparaît pour disparaître et revenir de nouveau, jusqu'à ce qu'enfin la nature ou l'art aient rétabli les mouvemens péristaltiques de ce viscère.

608. Ordinairement, après plusieurs vomissemens consécutifs, les contractions de l'estomac s'appaisent, une sueur abondante couvre le corps du malade et inonde particulièrement sa figure et sa poitrine, et cette sueur devient plus copieuse au moment où les vomissemens vont reparaître de nouveau. L'intervalle qui s'écoule d'une évacuation à l'autre est plus ou moins long, quelquefois le sujet n'a que quelques instans de repos, tandis que, dans d'autres circonstances, il en a pendant plusieurs heures et même pendant plusieurs jours. Dans le premier cas, la maladie est très-aigüe, a une marche continue, et elle cesse généralement par le retour de la santé; mais quelquefois aussi, elle conduit le malade au tombeau, ainsi que nous l'avons déjà indiqué en traitant du cholera morbus (201).

Dans des cas plus ordinaires, le vomissement se prolonge un ou deux jours, et se termine de la même manière.

Dans le second, c'est-à-dire, lorsque les vomissemens ne se succèdent pas d'une manière très-rapprochée, ils dépendent d'une altération organique; alors leur continuité et leur terminaison sont absolument subordonnées à la maladie dont ils ne sont qu'un des symptômes ou des effets.

609. Des médecins ont prétendu que le vomissement pouvait avoir une marche périodique, suivre le type quotidien, tierce, quarte, etc., et même reparaître régulièrement tous les ans; mais les faits sur lesquels on s'appuie pour soutenir cette idée ne nous paraissent pas suffisamment démontrés pour que nous puissions l'admettre.

610. *Pronostic*. Le vomissement nerveux n'est jamais une affection bien redoutable, et s'il est produit par une altération organique, son pronostic est subordonné à celui de la maladie dont il dépend.

611. *Nécropsie*. En se rappelant les nombreuses causes du vomissement, on concevra combien doivent être variées les altérations organiques qu'on observe chez les individus qui succombent à la suite des vomissemens, puisque, nous le répétons, ce phénomène n'est souvent qu'un symptôme de diverses affections morbides. Quant à celui qui est purement nerveux, comme il n'est pas mortel, nous ignorons quelles sont les altérations qui le produisent, ainsi que celles auxquelles il donne lieu.

DES COLIQUES. *s. f.*

612. Mot dont on se sert pour désigner des douleurs vives, exacerbantes, produites par diverses causes, et ayant leur siége dans l'abdomen. Les auteurs ont tellement multiplié les espèces de coliques, que d'un seul

phénomène, appartenant à telle ou telle affection, ils ont créé une maladie. C'est ainsi qu'ils ont décrit des coliques *bilieuses*, *convulsives* ou *nerveuses*, de *cuivre*, *flatulantes* ou *flatueuses*, *hémorrhoïdales*, *hépatiques*, de *Madrid*, *menstruelles*, *métalliques* ou des *peintres*, de *miserere*, des *plombiers*, *stercorales*, *utérines*, *végétales*, *vermineuses*, etc.

613. Dans le cours de cet ouvrage, nous avons parlé des coliques qui accompagnent la gastrite, l'entérite, les hémorrhoïdes, l'hépatite, etc. Nous n'y reviendrons pas, ne devant nous occuper ici que des douleurs abdominales qui constituent réellement une maladie particulière, telle que les coliques nerveuses, végétales, celles des peintres, de cuivre. Quant aux douleurs qui dépendent de la présence des vers dans les voies digestives, il en sera question lorsque nous traiterons des entozoaires.

DES COLIQUES NERVEUSES. *s. f.*

614. N'est-ce pas à cette espèce qu'on doit rapporter la colique qu'on désignait sous le nom bizarre de *miserere*, ainsi que l'*ileus*?

615. *Causes*. Les coliques nerveuses surviennent quelquefois sans cause connue, mais, en général, elles se déclarent à la suite d'une vive impression morale, d'une exposition à l'action d'un froid rigoureux, ou seulement du réfroidissement des pieds. On les observe particulièrement chez les individus nerveux qui mènent une vie sédentaire. A ces causes, Pinel ajoute les suivantes : « Suppression de diverses évacuations, ou de différentes affections cutanées ; — présence d'un corps étranger dans les intestins ; — flatuosités, etc. »

616. *Symptômes.* Le début de la colique nerveuse est généralement prompt; une douleur exacerbante, plus ou moins vive, se fait sentir tout-à-coup, dans un ou plusieurs points du ventre, et particulièrement autour du nombril, où le malade éprouve un sentiment de tortillement; cette douleur, que la pression calme presque toujours, s'accompagne de contractions spasmodiques de l'abdomen, de borborygmes, de constipation, d'agitation générale, etc.; d'autres phénomènes se manifestent en même temps : des vomissemens se déclarent et se succèdent avec plus ou moins de rapidité, quelquefois, cependant, il n'en survient pas. La respiration est parfois précipitée, mais le plus souvent ses mouvemens s'effectuent comme dans l'état normal; le pouls est petit, rarement inégal; les traits de la face sont empreints d'une profonde altération; le visage est pâle, couvert d'une sueur froide, ainsi que les autres parties du corps; de temps en temps, il survient des syncopes, et l'accroissement des souffrances est annoncé par des cris plus ou moins aigus, etc.

617. La colique nerveuse n'a pas une longue durée, elle se termine généralement au bout de quelques heures, par le retour de la santé; et, ce qu'on a très-rarement observé, si la mort en est la suite, à l'ouverture des cadavres, on ne trouve dans les viscères abdominaux aucune altération à laquelle on puisse raisonnablement l'attribuer.

DE LA COLIQUE DES PEINTRES.

618. Dans cet article nous comprendrons les coliques décrites sous les noms de *métalliques*, des *plombiers*, *saturnines*, mots employés pour désigner la même ma-

ladie, et dont Astruc plaçait le siége dans la moëlle épinière.

619. *Causes.* La colique dont nous nous occupons attaque les personnes qui emploient, dans leur état, des oxides et autres préparations de plomb ; aussi la voit-on survenir particulièrement chez les peintres en bâtimens, chez les plombiers, les faïenciers, les fondeurs, les potiers d'étain, les lapidaires, les vitriers, les cartiers, les mineurs, etc. Cette maladie survient également chez les individus qui font usage des vins frelatés avec la litharge (protoxide de plomb), de boissons et d'alimens qui ont séjourné dans des vases de plomb ; chez les enfans qui prennent le sein d'une nourrice chez laquelle on emploie le sous-acétate de plomb pour calmer les douleurs que produisent les gerçures du mamelon ; chez les personnes qui habitent des appartemens nouvellement peints ; et enfin, on l'a vue survenir chez les individus atteints de grandes blessures, ou de vastes brûlures, qu'on pansait avec le cérat de saturne.

620. *Symptômes.* La colique des peintres s'annonce par une douleur abdominale d'abord sourde, par la difficulté des déjections alvines ; peu-à-peu la douleur acquiert de l'intensité et s'étend vers les lombes ; la constipation devient rebelle, l'épigastre douloureux ; des vomissemens se déclarent et le malade rejette des matières jaunes, vertes ou rouillées : cependant ces déjections n'ont pas toujours lieu, c'est ce qu'on observe particulièrement lorsque la douleur est excessive ; mais alors le malade éprouve, dans les intestins, un sentiment de déchirure, de dilacération ou de compression. D'autres phénomènes viennent se joindre à ces symptômes locaux : la langue est jaune, quelquefois sèche ;

la respiration est, ou dans son état normal, ou troublée, et même convulsée; le pouls est dur et vibrant; chez quelques sujets on remarque des palpitations fort vives. La face du malade est amaigrie, ses joues sont caves, ses yeux sont ternes, plombés; des douleurs vagues se font sentir dans les membres supérieurs, lesquelles précèdent par fois la colique, et, dans d'autres circonstances, elles en constituent les seuls accidens. Chez les individus qui ont été plusieurs fois atteints de cette maladie, il est assez ordinaire de voir la douleur des membres thorachiques être remplacée par la paralysie, particulièrement par celle des muscles extenseurs; de là, la flexion permanente des poignets. Pendant la durée de semblables désordres, il y a insomnie, vertiges, stupeur, surdité; plus tard, le moral s'affecte : quelquefois, au milieu de ces phénomènes, il survient une attaque d'épilepsie et même d'apoplexie.

621. Cette déplorable situation se prolonge pendant huit, dix ou quinze jours. Lorsque la maladie ne doit pas être mortelle, les symptômes perdent peu à peu de leur gravité, et finissent par disparaître entièrement, sans laisser aucune trace; ce qui arrive, surtout, lorsque la maladie n'est pas très-intense, et qu'elle se développe pour la première fois. Mais, dans quelques circonstances, elle laisse après elle les membres supérieurs dans un état de paralysie, et dans quelques autres, moins fâcheuses, les membres ne restent affectés que d'un tremblement plus ou moins précipité. Ces phénomènes finissent généralement par se dissiper, lorsque le malade cesse de se servir de plomb. Il est néanmoins des cas où ils persistent toute la vie, et d'autres, extrêmement rares à la vérité, où ils sont remplacés par la paraplé-

gie. Si la mort doit être la suite de la colique des peintres, elle arrive le plus communément dans une attaque d'épilepsie ou d'apoplexie.

622. Quelques auteurs indiquent, comme signes pathognomoniques de la colique des peintres, la contraction des muscles abdominaux, la diminution des souffrances par la pression, la persévérance de la constipation; d'autres, au nombre desquels on cite avec éloge M. le professeur Andral, ne partagent pas cette opinion, relativement aux deux premiers phénomènes, des observations réitérées leur ayant démontré que, dans beaucoup de cas, la pression aggravait la douleur, et que, dans d'autres, le volume du ventre, loin de diminuer, acquérait plus d'accroissement, ce que, d'ailleurs, ils attribuent à la présence des gaz et des matières fécales dans les intestins. Quant à la constipation, tout le monde est d'accord là-dessus, et l'on sait que quelquefois elle est si opiniâtre, qu'on ne parvient d'abord que très-difficilement à faire pénétrer la canule dans le rectum, et qu'ensuite le liquide injecté n'entraîne au dehors qu'une très-petite quantité de matière extrêmement durcie et *ovalée*.

623. C'est de l'ensemble des phénomènes que nous venons de décrire qu'on peut établir le diagnostic de la colique des peintres, et l'existence de la paralysie aux extrémités supérieures enlèverait toute incertitude s'il pouvait y en avoir.

624. *Pronostic*. Le pronostic de la colique des peintres n'est généralement pas fâcheux lorsque le sujet qui en est atteint est jeune, qu'il n'en est affecté que pour la deuxième ou troisième fois; et quand les symptômes

ne présentent pas une grande intensité. Mais la mort est presque assurée si les phénomènes cérébraux viennent à prédominer sur les autres.

625. *Nécropsie*. Les cadavres des individus qui ont succombé aux suites de la colique des peintres, n'ont présenté, dans les organes digestifs et autres, aucune altération à laquelle on puisse attribuer la mort du sujet, ainsi qu'on peut s'en convaincre en lisant les observations publiées par M. Andral dans sa *Clinique Médicale*.

DE LA COLIQUE DE CUIVRE.

626. Cette colique se déclare particulièrement chez les individus qui travaillent le cuivre, tels sont les lapidaires, les metteurs en cuivre, les chaudronniers, les serruriers, etc. Elle survient également chez les personnes qui font usage de boissons et d'alimens qui ont séjourné dans des vaisseaux faits avec ce métal. Ses symptômes, sa marche et sa terminaison sont les mêmes que ceux de la colique des peintres, ils diffèrent seulement en un seul point; la constipation qui existe dans la colique des peintres est remplacée par le dévoiement dans celle de cuivre. Cependant on prétend qu'on peut encore distinguer ces deux espèces de coliques l'une de l'autre, en ce que dans la colique de cuivre la réaction du système vasculaire sanguin paraît plus grande que dans celle des peintres; dans celle-ci, la douleur paraît plus vive que dans celle-là. Tout en indiquant ces distinctions, présentées par quelques médecins, nous ne pouvons nous dissimuler qu'elles sont d'une faible ressource pour établir le diagnostic des affections dont il est question ici.

DE LA COLIQUE VÉGÉTALE.

627. Cette colique a été décrite sous les noms de colique *de Madrid, du Poitou,* etc. Ses causes sont l'air froid du soir après de grandes chaleurs pendant le jour; l'usage des fruits, des vins acerbes ou nouveaux. Elle affecte plus particulièrement les personnes du peuple.

628. Ses symptômes sont ceux de la colique des peintres; ils n'en diffèrent que sur deux points : 1° le ventre, au lieu d'être rétréci ou dans son état ordinaire, est ballonné, et même il est tellement distendu qu'on croirait qu'il va se rompre; 2° la paralysie existe aux extrémités supérieures, dans la colique des peintres; dans la colique végétale, ce sont les extrémités inférieures qui sont affectées.

DEUXIÈME SECTION.

Traitement des névroses de la digestion.

628. *Gastralgie.* Rien n'est plus décourageant que de lire ce qui a été écrit sur le traitement de la gastralgie. Quelques auteurs pensent que cette maladie n'est due qu'à l'inflammation chronique de l'estomac; d'autres l'attribuent à un état nerveux, lequel peut être accompagné d'éréthisme ou d'atonie; d'autres, enfin, la rapportent à l'altération d'un organe plus ou moins éloigné, de là les indications de divers traitemens opposés les uns aux autres. Le praticien que n'abuse point de brillantes théories, interroge la nature et parvient, à force de persévérance, à reconnaître la cause prochaine de la maladie qu'il a à combattre. C'est ainsi qu'après un examen scrupuleux il découvre que la dou-

leur d'estomac, dont se plaint le malade qui réclame ses soins, doit être attribuée à telle ou telle cause; si, comme il n'est pas rare de l'observer, la gastralgie n'est qu'un phénomène d'une gastrite chronique, elle est accompagnée des autres symptômes qui caractérisent l'inflammation de l'estomac; il en est de même pour les autres états morbides qui peuvent sympathiquement donner lieu à des douleurs dans ce viscère. Mais lorsqu'on ne remarque pas les phénomènes qui annoncent ces états morbides, et qu'on observe ceux que nous avons indiqués (591) comme propres à la gastralgie nerveuse, il faut en conclure que cette affection existe, et lui opposer les agens thérapeutiques qu'on sait avoir une action sur le système nerveux. Ces agens sont très-nombreux : les uns appartiennent à la diététique, les autres à l'hygiène ou à la pharmacologie.

629. La diète ou le régime est la base du traitement de la gastralgie. Les individus atteints de névroses de la digestion désirent sans cesse des alimens, et même peu après avoir satisfait leur appétit, ils en réclament de nouveaux. Si l'on cède à leurs instances, on aggraye leur position, on la rend parfois incurable. Il convient donc de régler l'heure des repas de ces malades, et de ne leur permettre aucun aliment hors les époques fixées. Mais pour appaiser la sensation de faim qu'ils éprouvent, on doit leur prescrire l'usage de quelques infusions amères ou simplement l'eau édulcorée et aromatisée avec l'eau distillée de fleurs d'orangers. Les boissons amères conviennent surtout aux individus chez lesquels la boulimie accompagne la gastralgie. D'autres fois, cette affection existe avec l'absence de la faim. Alors, il serait aussi absurde de les forcer à manger que de leur per-

mettre, dans le cas de boulimie, une grande quantité de nourriture.

630. En prescrivant les alimens, il faut savoir choisir ceux qui paraissent plus en rapport avec l'état du malade, préférer ceux qui se digèrent avec facilité, par conséquent, on rejettera l'usage des substances animales grasses, mucilagineuses, et celles où les acides prédominent; il convient aussi de proscrire les végétaux stimulans.

631. Une autre considération doit être observée dans l'indication du régime : si l'individu est atteint de gastralgie avec éréthisme, il serait inconvenant de lui prescrire une alimentation essentiellement tonique; on devra ne lui permettre que des alimens très-doux, très-faciles à digérer, tels enfin que nous les avons indiqués pour la convalescence des phlegmasies; si, au contraire, il y a atonie, il fera usage de consommés (1), de substances qui contiennent beaucoup d'osmazome, et il boira du vin vieux coupé avec partie égale d'eau. Mais quelquefois, il est fort difficile de distinguer l'atonie de l'état d'orgasme de l'estomac; dans cette incertitude, on devra toujours essayer l'alimentation la plus douce, et ne permettre, qu'en *tâtonnant*, des alimens plus restaurans. Enfin, rien ne doit être absolu dans la prescription du régime des individus atteints de gastralgie, car chez tel sujet, les alimens les plus indigestes passent très-bien, tandis que d'autres, très-faciles à être altérés par les forces digestives, sont rejetés. Dans quelques circonstances, chez le même sujet, les souffrances sont re-

(1) C'est sur-tout dans ces circonstances qu'on prescrit avec succès les chocolats de MM. de Bauve et Gallais.

doublées par l'aliment qui, la veille, était parfaitement digéré, et elles ne cessent que lorsque l'estomac s'en est débarrassé par le vomissement. Cet état singulier peut se renouveler après l'ingestion de substances même très-légères; de là, souvent la nécessité de se conformer au goût des malades, toujours cependant en évitant qu'ils ne prennent une trop grande quantité de nourriture.

632. Au régime, il faut joindre un exercice convenable, des distractions autant que la position sociale du malade le permettra; on l'engagera à voir des gens gais, on l'éloignera des hypocondriaques, de ces hommes qui se plaignent sans cesse de maux réels ou imaginaires. On a vu des gastralgies céder à l'influence d'une forte passion, à l'amour, à la jalousie: pourquoi le médecin philosophe dédaignerait-il d'employer de semblables moyens?

633. Quand les douleurs sont très-violentes, quand elles résistent au traitement moral, il faut prescrire les sédatifs du système nerveux; on aura donc recours à l'opium ou à ses composés. Ces agens thérapeutiques agissent promptement, et ils appaisent toujours la douleur; on devra donc les employer si elle est vive. Outre que ces substances calment presque instantanément, elles ont encore la propriété d'user, en quelque sorte, le mal. L'opium, dont l'action calmante est incontestable, ainsi que nous l'avons déjà dit ailleurs, ne convient pas chez les gastralgiques hypocondriaques, en raison de l'irritation cérébrale qui existe chez eux; alors, on le remplacera, soit par l'oxide blanc de bismuth, soit par l'extrait de jusquiame, ou par l'hydrocyanate de zinc, etc.

634. Pendant la durée de cette affection, il convient

de mettre le malade à l'usage de quelques boissons légèrement stimulantes, telles qu'une infusion de fleurs de tilleul, de feuilles d'oranger ou autres végétaux aromatiques.

635. La constipation accompagne généralement la gastralgie; cet état réclame l'usage des lavemens émolliens, et souvent il cède à un changement de régime.

636. Les médecins qui ne considèrent la gastralgie que comme un symptôme de la gastrite chronique, ne prescrivent, contre cette maladie, que les émissions sanguines; ceux qui ne voient qu'une névrose, rejettent ces moyens et emploient les toniques unis aux sédatifs. Moins absolus, nous ne craignons pas d'employer simultanément ces deux médications, lorsque la gastralgie est violente ou compliquée d'une inflammation, mais, dans ces cas, nous sommes très-réservés sur les émissions sanguines, que nous rendons aussi peu abondantes que possible, et nous préférons la saignée à l'application des sangsues, parce que nous craignons que l'irritation produite par les piqûres ne contribue à exalter la sensibilité, qui nous paraît l'être déjà beaucoup.

637. Chez quelques femmes leucorrhoïques atteintes de gastralgie, on emploie avantageusement les amers.

638. *Vomissement.* Nous ne considérons ici le vomissement que comme étant dû à une *irritation nerveuse*; celui qui est produit par une altération organique de l'estomac, ou d'un organe qui sympathise avec ce viscère, ne réclame point un traitement particulier, mais celui de l'affection dont il n'est qu'un phénomène; nous n'indiquerons donc dans cet article que la médication qu'il convient d'opposer au vomissement dit

nerveux. Les agens qu'on emploie pour combattre cet état sont les substances, qu'en matière médicale, on désigne sous le nom d'*antispasmodiques*, de *narcotiques*, de *sédatives*. Parmi ces nombreux remèdes, on préfère les suivans : les diverses préparations opiacées, qu'on prescrit dans une potion d'eau distillée et d'un sirop quelconque; l'éther sulfurique, les gouttes d'Hoffmann, qu'on administre de la même manière que les composés d'opium, ou seulement on en met quelques gouttes sur un morceau de sucre que le malade avale. On seconde l'action de ces substances médicamenteuses, en couvrant l'épigastre avec un cataplasme de thériaque arrosé avec du laudanum liquide, ou avec les gouttes de Rousseau. Si ces moyens sont insuffisans, et que le vomissement se prolonge, on donne la racine de colombo en poudre. Quelquefois le vin d'Espagne a suffi pour arrêter le vomissement qui avait résisté à toute espèce de médicamens, et on en a retiré d'excellens effets, ainsi que de l'eau-de-vie et du rhum, dans celui qui est dû au mouvement d'une voiture ou au roulis d'un vaisseau. Dans quelques circonstances, tous ces moyens restent sans résultats; si la persévérance du vomissement fait craindre le développement d'une phlegmasie gastrique, il faut pratiquer une saignée ou appliquer les sangsues sur l'épigastre. Les émissions sanguines sont toujours indiquées quand le vomissement survient à la suite de la suppression d'une hémorrhagie. Malgré ces remèdes, on le voit quelquefois devenir plus fréquent; dans ces cas, on fait usage de la glace, soit intérieurement, soit appliquée à l'extérieur.

639. On a encore conseillé l'emploi de l'acide carbonique, et c'est à la présence de cet acide que la potion

anti-émétique de Rivière doit sa célébrité. Le bi-carbonate de soude, l'eau de Seltz, peuvent également être prescrits, mais l'action de cette dernière est plus lente que celle du bi-carbonate de soude, et surtout de la potion dont nous venons de parler, en raison de la faible quantité d'acide qu'elle contient. Enfin, les divers dérivatifs de la peau ont été employés avantageusement.

640. *Coliques nerveuses*. Le traitement des coliques nerveuses est analogue à celui du vomissement; ainsi, emploi des opiacés, des antispasmodiques, etc. A ces moyens, il faut joindre l'usage de quelques infusions aromatiques, l'application de cataplasmes émolliens, ou de fomentations de même nature sur l'abdomen; on prescrit encore, avec succès, les bains tièdes; dans les cas de vomissemens, dans les coliques nerveuses, si elles sont violentes ou si elles ont paru à la suite de la suppression d'une hémorrhagie, on prescrit les émissions sanguines.

641. *Coliques métalliques*. Dès l'année 1602, l'hôpital de la Charité de Paris est renommé pour le traitement de la colique des peintres. A cette époque, des moines italiens fondèrent cet hôpital, et y apportèrent l'usage d'un remède qui fut long-temps un secret. Les médecins de cet établissement, qui se sont succédés depuis, ont apporté diverses modifications dans l'emploi du remède des pères de la Charité; et aujourd'hui, bien que considérablement modifié, il est encore très-actif. Pour qu'on puisse en juger, nous allons copier textuellement la méthode décrite, dans le *Dictionnaire de Médecine*, par M. Chomel, un des médecins actuels de l'hôpital dont il s'agit:

« *Premier jour*. Eau de casse avec les grains (une

« pinte de décoction de casse, avec trois grains d'émétique et de quatre à huit gros de sel d'epsom).

« *Second jour*. Eau bénite, (six grains d'émétique « dans huit onces d'eau, en deux fois, à dix minutes « d'intervalle.)

« *Troisième jour*. Deux à trois verres de tisane su- « dorifique, laxative (décoction des quatre bois sudori- « fiques, dans laquelle on fait infuser de quatre à six « gros de séné.)

« *Quatrième jour*. Potion purgative des peintres, « (infusion de séné, six onces; électuaire diaphania, « une once; jalap en poudre, un scrupule; sirop de ner- « prun, une once.)

« *Cinquième jour*. Comme le troisième.

« *Sixième jour*. Comme le quatrième jour. On pres- « crit, en outre, chaque jour, pendant le traitement, « pour boisson ordinaire, une pinte de tisane sudorifi- « que (décoction des quatre bois sudorifiques), chaque « soir le lavement anodin des peintres (vin rouge douze « onces, huile de noix quatre onces), et plus tard, un « demi gros de thériaque avec un ou deux grains d'opium, « selon la violence des douleurs et l'opiniâtreté de l'in- « somnie; on y joint encore à midi, soit tous les jours, « soit les jours seulement où le malade ne prend pas « de purgatif, *le lavement purgatif des peintres*, qui « est composé comme la potion purgative, avec cette seule « différence qu'il contient une livre, au lieu de six on- « ces de décoction de séné. Si, après le sixième jour, il « reste encore des douleurs, on prolonge le traitement « de quelques jours, en prescrivant la tisane sudorifi- « que, laxative, aux jours impairs, et la potion purga- « tive, aux jours pairs. On juge que la guérison est com-

« plète lorsque toute douleur a cessé, et lorsque, pen-
« dant cinq à six jours après la cessation des purgatifs,
« la constipation n'a pas reparu. Pendant le cours de ce
« traitement, on prescrit une diète sévère; mais aussitôt
« qu'il est terminé, on accorde au malade des alimens,
« dont on augmente rapidement la quantité; l'appétit
« et la facilité de digérer se rétablissent en peu de
« jours. »

642. Ce traitement empirique ne pourrait-il pas être remplacé par un traitement plus rationel? Nous le pensons, et pour le démontrer nous allons citer une observation qui nous est propre. Le 8 avril 1827, nous fûmes appelé, rue Hauteville, pour y donner des soins à la femme d'un tailleur sur cristaux, laquelle habitait un appartement nouvellement peint; nous trouvâmes cette femme dans l'état suivant : décubitus sur le côté droit, toute *raccornie*, pressant l'abdomen de ses deux poings; vomissemens assez fréquens, et qui redoublaient les douleurs abdominales dont la malade se plaignait; face altérée; respiration normale; pouls dur, fréquent; douleurs dans les membres supérieurs, etc. De l'ensemble des phénomènes et des circonstances antécédantes, nous crûmes devoir annoncer que cette femme était atteinte de la colique des peintres. Nous la fîmes aussitôt transporter dans une autre pièce, et nous prescrivîmes vingt sangsues sur l'épigastre; après leur chute la malade fut mise dans un bain tiède, dans lequel elle resta plus de deux heures. De temps à autre elle prenait une tasse de bouillon de veau qui ne tardait pas à être rejeté. Six heures après l'application des sangsues, le vomissement se calma; ensuite, diminution sensible des douleurs abdominales. Plusieurs lavemens émolliens

furent prescrits ; le premier ne fut pas rendu, et les autres n'entraînèrent avec eux aucune matière stercorale. Dans la matinée du lendemain, les douleurs reprirent leur première intensité, et la malade fut mise dans le bain prescrit la veille : cessation presque complète des coliques, mais douleurs plus vives aux poignets. Dans l'après-midi, lavemens miellés, selles très-abondantes et fétides, d'abord de matières grises et dures, puis liquides et jaunâtres. Disparition totale des douleurs abdominales, persistance de celles des poignets jusqu'au quatrième jour. A cette époque, et sans cause connue, renouvellement des coliques accompagnées de délire :aignée copieuse du bras. Cessation de tous le phénomènes morbides. La malade a repris ses occupations le huitième jour de l'invasion de la maladie, et au moment où nous écrivons, elle jouit d'une parfaite santé.

643. Il me semble que cette observation doit engager les médecins à abandonner la méthode employée à la Charité, pour adopter celle que nous avons suivie, parce qu'elle abrège la durée de la maladie, qu'elle est moins douloureuse, et enfin, parce qu'elle nous paraît plus rationelle.

CHAPITRE TROISIÈME.

DE QUELQUES AUTRES MALADIES DES VOIES DIGESTIVES.

PREMIÈRE SECTION.

DE L'INDIGESTION, *s. f.*

644. Pinel n'a fait aucune mention de l'indigestion, Cullen l'a confondue avec la dyspepsie, dont elle diffère cependant essentiellement.

645. *Causes.* Les principales causes de l'indigestion, comme les plus connues, sont des excès de table, les changemens d'heures des repas, l'usage des alimens qui ne peuvent être facilement élaborés par l'estomac; un jeûne prolongé dispose à cet accident, qui peut survenir ensuite quoiqu'on n'ait fait usage que d'une petite quantité de nourriture, et c'est probablement en raison de la diète plus ou moins long-temps observée que les convalescens sont très-sujets à des dérangemens dans les fonctions digestives. L'eau bue en trop grande quantité peut produire le même effet, ainsi que l'usage d'un liquide froid, même peu abondant. L'ingestion de substances délétères, des vins falsifiés, etc., détermine assez fréquemment une indigestion, il en est de même de l'inspiration d'une odeur forte ou vireuse.

646. Les exercices violens du corps dérangent la di-

gestion ; cette fonction est également troublée par des travaux prolongés de l'esprit, par le sommeil ou par un repos inaccoutumé, par un excès de joie, par un emportement de colère, par une nouvelle inattendue, que son action soit excitante ou débilitante, etc.

647. Les fonctions digestives sont plus fréquemment dérangées chez les vieillards que chez les adultes : la chûte des dents en est la principale cause, parce que les alimens parviennent dans l'estomac sans avoir complètement subi, dans la bouche, cette première préparation indispensable au travail de ce viscère.

648. Il faut observer que les causes dont nous venons de parler n'agissent pas également chez tous les individus ; il faut encore ici admettre l'existence d'une prédisposition particulière pour qu'elles produisent l'indigestion, sans cela comment expliquer pourquoi elle ne se déclare pas chez tous ceux qui abusent avec excès des alimens et des boissons, tandis que, chez d'autres, le plus léger écart de régime occasionne parfois des phénomènes alarmans ?

649. *Symptômes*. Quelques heures après le repas, l'individu chez lequel l'indigestion doit se déclarer ressent un certain malaise, de la plénitude, de la pesanteur à l'épigastre ; des dégoûts, des nausées, des borborygmes, des hoquets, une éructation de gaz aigres et plus ou moins fétides. Si malgré ce commencement de trouble, les alimens parviennent à franchir le pylore, les borborygmes augmentent, s'accompagnent de coliques souvent assez vives ; des gaz très-fétides se dégagent par l'anus et ce dégagement est suivi d'évacuations liquides également fétides, après lesquelles le calme renaît, les douleurs cessent, et enfin, tout rentre dans l'ordre.

Telle est à-peu-près la marche d'une légère indigestion ; mais le plus ordinairement, les nausées sont suivies de vomissemens plus ou moins copieux et répétés, d'alimens à peine altérés, aigres ou fades ; les coliques sont plus intenses, les évacuations alvines plus fréquentes que dans le cas précédent ; en même temps, les malades se plaignent d'un sentiment de brisement dans les membres, de trouble dans la respiration, de palpitation, et, chez les femmes et les individus nerveux, il survient divers mouvemens spasmodiques qui aggravent la céphalalgie dont le sujet est atteint. Chez les individus replets, chez ceux qui ont pris certains alimens, l'indigestion s'accompagne de graves phénomènes, tels que perte de connaissance, mouvemens convulsifs, face vultueuse, yeux rouges, larmoyans ; en même temps le corps est brûlant, tandis que les extrémités sont froides ; la respiration est gênée, et quelquefois le thorax est douloureux ; le malade éprouve des angoises inexprimables ; son pouls est dur, serré ; la région épigastrique est élevée, tendue et brûlante ; la salive coule de la bouche ; la langue est souvent rouge ; des cris plaintifs se font entendre, la gorge est serrée par un mouvement de constriction ; si les matières rejetées par le vomissement pénètrent dans le larynx et la trachée, elles donnent lieu à une toux violente avec menace de suffocation, etc.

650. Lorsque l'indigestion existe avec de pareils symptômes, on pourrait croire que l'individu chez lequel on les observe est atteint d'apoplexie, mais l'erreur ne saurait être de longue durée, attendu que cette dernière affection est constamment accompagnée de la torsion de la bouche, de la déviation de la langue, phéno-

mènes qui ne se voient pas dans le cas d'indigestion.

651. Cette altération des fonctions digestives ne se prolonge guère au-delà de quelques heures, et le retour de la santé a lieu après que l'estomac et les intestins se sont débarrassés des matières qui l'occasionnaient; cependant, chez certains sujets, elle persiste quelque temps, et s'accompagne d'un malaise général, d'une irritation gastrique, quelquefois assez intense pour exiger l'emploi des moyens qu'on oppose à l'inflammation de la muqueuse de l'estomac; dans ce cas, les symptômes de la gastrite lui succèdent, alors elle rentre dans le domaine de cette maladie, et suit la marche que nous avons indiquée ailleurs (65).

652. La mort peut avoir lieu à la suite d'une indigestion, dans ce cas, elle nous paraît ne devoir pas être attribuée à la surcharge de l'estomac, mais aux contractions de ce viscère, qui cherche à expulser les matières qu'il renferme, et dont les efforts réitérés peuvent produire la rupture d'un anévrisme du cœur, ou de quelques gros vaisseaux artériels. Dans quelques circonstances, l'estomac lui-même se rompt, et cette rupture, néanmoins, n'a lieu que lorsque cet organe est déjà dans un état maladif. D'autres fois, la cessation de la vie est due à une apoplexie secondaire, laquelle se déclare surtout lorsqu'à l'indigestion se joint un état d'ivresse, et c'est dans un semblable état que mourut, suivant quelques historiens, le vainqueur de l'Asie.

653. *Ivresse.* Nous ne parlerons dans cet article que de l'ivresse produite par l'abus des liqueurs alcooliques, il ne sera pas question de celle qui est due à l'ingestion de certaines substances vénéneuses et narcotiques. Cet état, qui rapproche l'homme de la brute, et dans lequel

il se plonge volontairement, trouverait mieux sa place dans un traité qui aurait pour objet les maladies de l'encéphale, que dans celui qui est spécialement destiné aux affections des voies digestives; malgré cela, nous croyons devoir nous en occuper ici sommairement.

654. Le vin et les liqueurs spiritueuses, pris avec modération, excitent le cerveau; de là, la promptitude des perceptions, l'abondance des idées, les saillies heureuses, etc.; mais si, après ces premiers effets, on continue à en boire, ils donnent lieu à des effets contraires. Les idées deviennent incohérentes, le jugement s'altère; en même temps, le visage de l'individu qui se livre à cet excès se colore, se bouffit; les veines du cou et des tempes se gonflent; son goût, son odorat se perdent; sa soif augmente de plus en plus, et c'est en vain qu'il cherche à l'étancher; il ne savoure plus ce qu'il porte à sa bouche; ses lèvres sont sèches, il les humecte sans cesse avec sa langue; bientôt il survient des vomissemens plus ou moins abondans, que termine généralement un sommeil réparateur.

655. Si, au lieu de se livrer au sommeil, l'individu continue à s'abandonner à la boisson, l'ivresse augmente, et alors on voit survenir d'autres phénomènes: il perd entièrement le jugement, il s'abandonne aux penchans, aux vices les plus honteux; ses mouvemens n'obéissent plus à sa volonté, sa démarche est chancelante, la station finit par être impossible, il tombe, se relève difficilement pour retomber de nouveau; sa langue s'embarrasse, il ne fait plus que balbutier des mots sans ordre, sans suite, et qu'on n'entend qu'à peine; la lèvre inférieure tombe, elle ne retient plus, dans la bouche, la salive qui coule sur le menton; les excré-

mens, les urines sont rendues sans qu'il s'en aperçoive; enfin, le sommeil finit par s'emparer de l'ivrogne, et pendant sa durée, la respiration est stertoreuse et le pouls conserve de la dureté.

656. Il est des circonstances plus tristes encore, où l'ivresse est portée à un très-haut degré; dans ce cas, l'individu éprouve des mouvemens convulsifs, il devient furieux, capable des plus grands crimes; il est, en un mot, dans un état de phrénésie des plus complets, et pendant lequel ses yeux sont brillans, hagards, sa respiration stertoreuse, etc.

657. Lorsque l'ivresse n'est pas arrivée à un très-haut degré, un sommeil bienfaisant, ordinairement précédé par des vomissemens de matières aigres, colorées, termine ce désordre, et communément l'individu se réveille bien portant. Mais quelquefois les choses ne se passent pas ainsi: une céphalalgie plus ou moins violente, diverses altérations des fonctions digestives, succèdent à cet état. Ces malaises peuvent se prolonger quelques jours avant que la santé soit entièrement revenue. Assez généralement, des sueurs plus ou moins abondantes, répandant une odeur vineuse, annoncent l'approche des vomissemens, ce qui a particulièrement lieu quand l'individu a beaucoup bu, ou lorsqu'il est d'une faible constitution, ou enfin, lorsqu'il ne s'enivre pas habituellement; dans ce cas, sa santé se rétablit plus lentement, et après avoir été tourmenté plusieurs jours de suite par des dégoûts, des rapports aigres, nidoreux, par des lassitudes dans les membres, etc. La mort peut être la suite de l'ivresse, lorsque celle-ci détermine une attaque d'apoplexie; d'autres fois, l'épilepsie, la paralysie de quelques membres, sont les résultats de l'abus des

liqueurs alcooliques, mais plus fréquemment, cet abus est la cause d'une gastrite, d'une hydropisie ou d'une encéphalite chronique, qui conduit plus ou moins promptement le sujet au tombeau.

658. Les auteurs qui ont écrit sur l'indigestion sont peu nombreux ; ils l'ont d'abord divisée en aigüe et en chronique. La première est celle que nous venons de décrire, la seconde n'est qu'un des phénomènes de l'inflammation chronique de l'estomac. Ils ont ensuite pensé que les dérangemens qui surviennent dans l'exercice des fonctions digestives, pouvaient aussi, dans quelques cas, dépendre d'un état d'atonie général ou local. En effet, si l'on abandonne tout esprit de système, si l'on examine sans prévention les phénomènes qu'offrent un grand nombre d'individus sujets aux indigestions, on sera forcé d'admettre qu'elles sont assez souvent dues à un état d'atonie primitif ou secondaire du principal organe de la digestion. Nous le demandons à tous les praticiens, pouvons-nous rapporter à une gastrite aigüe ou chronique, les vomissemens, les borborygmes qui surviennent peu après le repas, chez les individus faibles, qui ont la fibre lâche et baignée dans la sérosité, chez lesquels la langue ne présente aucun signe d'inflammation, chez lesquels enfin, l'épigastre, quoique tendu, n'est point douloureux, même à la pression? L'heureuse substitution des toniques à l'emploi des antiphlogistiques, chez les personnes qui, après le repas, et sans qu'elles aient commis aucun excès, sont atteintes d'indigestion, et qui présentent les symptômes ci-après, nous a convaincu de la nécessité d'admettre qu'elle reconnaît pour principale cause un état d'atonie : malaise général, gonflement de la région épigastrique, sans douleur, et seu-

lement accompagné d'un sentiment de gêne, évacuations ou vomissemens peu abondans, mais renouvelés chaque fois que l'estomac renferme des substances nutritives; évacuations alvines de matières non-suffisamment élaborées, non-homogènes; urines pâles; pouls lent, peau blanche, aberrations irrégulières des facultés morales, etc.

659. *Traitement.* Nous avons décrit plusieurs degrés sous lesquels l'indigestion peut se déclarer, le traitement qu'il convient d'opposer à cet accident ne saurait donc être toujours le même. S'il survient chez un individu habituellement bien portant, s'il se caractérise seulement par un léger malaise, par un peu de pesanteur à l'épigastre, par des nausées, par des éructations, par des hoquets, par l'expulsion de gaz aigres ou fétides, quelques verres d'eau sucrée et l'abstinence suffiront pour le dissiper. Si les symptômes dont nous venons de parler sont remplacés par des coliques, des borborygmes, par la sortie par l'anus de gaz fétides, à l'abstinence et à l'usage de l'eau sucrée, il faut joindre celui des lavemens émolliens.

660. Quelquefois l'indigestion est accompagnée de phénomènes plus intenses; les nausées sont suivies de vomissemens plus ou moins pénibles et abondans; le malade ne se plaint pas de pesanteur à l'épigastre, mais de douleur dans cette région; les hoquets sont plus fréquens, les éructations se multiplient; dans ces cas, si les vomissemens ont lieu avec facilité, le médecin doit se borner à prescrire l'usage des boissons délayantes et tièdes; s'ils sont pénibles, qu'ils ne s'effectuent qu'avec douleurs, il convient de les faciliter en administrant l'émétique en lavage. Dès que les matières alimentaires

sont expulsées, les symptômes se dissipent peu-à-peu, et le malade n'éprouve plus qu'une fatigue générale, laquelle disparaît bientôt elle-même.

661. L'indigestion ne se présente pas toujours dans cet état de simplicité : chez quelques individus replets, ou chez ceux dont la fibre est extrêmement irritable, il survient des phénomènes qui font craindre une attaque d'apoplexie ; dans ce cas, il est des auteurs qui prescrivent la saignée, et d'autres, avec le peuple, pensent qu'elle peut être mortelle. L'opinion de ces derniers ne saurait être appuyée sur des faits positifs, et trouve sa source dans des idées erronées. Nous estimons, avec les premiers, qu'il convient toujours d'ouvrir la veine, lorsque les phénomènes cérébraux présentent quelque intensité, surtout lorsque l'indigestion peut être attribuée à un excès de boissons, comme à un excès d'alimens. Cette manière de voir est justifiée par les succès que nous avons obtenus dans plusieurs circonstances. Encore dernièrement, nous fûmes appelé auprès d'un individu atteint d'indigestion, chez lequel nous remarquâmes les phénomènes suivans : Perte de connaissance, mouvemens convulsifs, face animée, vultueuse, yeux rouges, peau brûlante, respiration pénible, pouls plein, dur, etc. ; nous pratiquâmes, malgré l'opposition des personnes qui entouraient le malade, une large saignée ; le sang avait à peine rempli une petite sous-coupe, que les vomissemens se déclarèrent : l'individu rejeta une très-grande quantité d'alimens mélangés avec du vin, et il ne tarda pas à recouvrer la parole. Deux jours après, il avait repris ses occupations ordinaires.

662. Une question est encore agitée en ce moment ; il s'agit de savoir si l'on doit administrer l'émétique dans

tous les cas d'indigestion. Nous pensons que, lorsqu'elle est légère, ce moyen est inutile ; lorsqu'il existe des phénomènes cérébraux, il peut nuire et même donner la mort, en augmentant la congestion cérébrale. Il ne nous paraît convenir que dans les circonstances, peu fréquentes, où les matières alimentaires ont de la peine à être expulsées.

663. Nous avons dit (658) que les auteurs avaient divisé l'indigestion en aigüe et en chronique, et qu'ils pensaient que, quelquefois, le dérangement qu'on observe dans l'exercice des fonctions digestives, pouvait être dû à un état d'atonie général ou local. L'indigestion chronique n'est certainement qu'un phénomène qui accompagne une altération plus ou moins profonde de l'estomac, nous n'avons point ici à en décrire le traitement, il l'a été ailleurs ; quant à celle qui est aigüe, momentanée, nous venons d'indiquer la marche que doit suivre le médecin. Il ne nous reste plus qu'à parler de ce qu'il convient de faire lorsqu'elle paraît avoir pour cause un état d'atonie. Nous avons prouvé l'existence de cet état (658). Il ne s'agit donc, la chose étant admise, que d'indiquer la manière d'y remédier. Les auteurs proposent, à cet effet, un grand nombre de médicamens pris dans la classe des toniques et des alcooliques. Ces agens thérapeutiques ne sauraient cependant être administrés indifféremment, et nous pensons que les spiritueux conviennent peu, en général, et que fort souvent ils sont nuisibles. Dans les cas dont nous parlons, nous nous sommes toujours bornés, et avec succès, à l'usage d'une infusion aromatique, à celui du café, chez les individus lymphatiques, et dans l'intervalle d'un repas à l'autre, le malade prenait, soit une infusion amère, soit un mélange de quinquina et de

rhubarbe en poudre. Depuis quelque temps, on vante beaucoup, dans ce cas, le bi-carbonate de soude de M. Darcet. L'expérience prononcera.

DEUXIÈME SECTION.

EMBARRAS GASTRIQUE OU SABURAL. *s. m.*

664. Nous avons indiqué ce qu'on doit entendre par embarras gastrique, suivant le sens que Pinel attachait à ce mot (97); nous avons prouvé que ce n'est autre chose qu'une variété de la gastrite; mais ici nous devons rechercher si, indépendamment de l'inflammation de la muqueuse de l'estomac, il n'existe pas un état qu'on doive plus particulièrement appeler *embarras gastrique*, ou, suivant les anciens, *état saburral*. Malgré l'opinion qui paraît généralement admise, nous pensons que cet état existe, dût-on nous taxer de vouloir faire revivre les anciennes théories galéniques.

665. Les phénomènes qui annoncent un état saburral sont, un malaise général dont on ne peut d'abord déterminer la cause, un sentiment d'inquiétude dans les extrémités inférieures, une bouche pâteuse, une haleine forte, ayant une odeur particulière et qui n'est pas aussi chaude que dans le cas de gastrite; comme dans cette dernière maladie, il y a expulsion de gaz, par haut et par bas, mais ils ont peu d'odeur, ou celle de l'hydrogène sulfuré; le sujet est, en outre, fatigué par des crachottemens continuels d'une salive épaisse, gluante, salée, d'une couleur jaunâtre, grisâtre ou blanchâtre. La langue est, ou couverte d'une croûte d'un jaune sale, ou d'un blanc tirant sur le gris, sans que ses bords soient rouges; la région épigastrique est gonflée, non doulou-

reuse, et ce gonflement est surtout remarquable après le repas; c'est particulièrement à cette époque que s'effectue le dégagement d'une plus ou moins grande quantité de gaz, dont l'expulsion est suivie d'un soulagement marqué dans la région des reins et au-dessous des fausses côtes, où le malade ressent une lourdeur et un sentiment pénible de distension qu'il attribue à des vents placés entre les muscles et la peau, et qu'il désigne sous le nom de *points*. M. Andral, dans son excellent ouvrage de clinique médicale, donne les symptômes suivans comme ceux de l'embarras gastrique : « Perte d'appétit, « bouche habituellement mauvaise, langue large, pâle « à sa pointe et sur ses bords, couverte d'un enduit blan- « châtre ou jaunâtre, sans que cet enduit soit pointillé « de rouge; selles irrégulières, tantôt rares et très-con- « sistantes, tantôt fréquentes et molles, etc. »

666. Quelques-uns des phénomènes dont nous venons de parler peuvent également appartenir à d'autres affections, notamment à la gastrite; on pourrait donc se méprendre, si l'on se bornait à les examiner isolément, ce n'est que sur leur ensemble qu'il est possible de porter un jugement, et de déduire l'indication qu'il y a à remplir.

667. Cette affection maladive étant contestée de nos jours, on a négligé l'étude de ses symptômes. Pour arriver à la reconnaître parfaitement, il faut que nous recourrions à des exemples, et que nous rappelions les souvenirs des praticiens. Quel est le médecin qui, à la suite d'une pneumonie, par exemple, n'a pas observé, chez quelques malades, un état de langueur, une bouche pâteuse, des borborygmes, l'expulsion des vents par haut et par bas? quel est celui qui, dans une infinité

de circonstances, ne s'est pas étonné de ne pas voir revenir les forces du sujet, malgré la disparition des phénomènes morbides propres à l'altération du poumon? quel est celui qui n'a pas vu tous ces phénomènes disparaître et la santé se rétablir promptement après l'effet d'un minoratif? Il en est peu qui n'aient été témoins de pareils faits. Les partisans exclusifs de la médecine physiologique n'attribuent pas ces heureux résultats aux évacuations qui ont eu lieu, mais à l'action révulsive de la substance administrée. Nous ne rejetons pas entièrement cette opinion, parce que nous pensons que l'effet révulsif produit par le purgatif peut avoir contribué à détruire *le peu* d'irritation encore fixée sur l'organe malade; mais nous accordons la plus grande part du succès obtenu aux évacuations qui, en débarrassant l'estomac et les intestins des matières qui les engouaient, ont facilité le travail nécessaire à la chylification, car il est évident que la bile, les sucs gastriques et pancréatiques, trop abondans ou altérés, doivent nuire au libre exercice d'une fonction de laquelle dépend la santé et même la vie. Nous livrons ces réflexions aux méditations des hommes qui ont déjà vieilli dans la pratique de la médecine, sans avoir négligé les découvertes modernes.

668. La pneumonie n'est pas la seule maladie dont la convalescence puisse traîner en longueur par l'effet de la surcharge des voies digestives, la même chose s'observe à la suite de toute autre phlegmasie. Le retour de la santé se fait quelquefois attendre fort long-temps chez les individus qui ont eu récemment une éruption à la peau; une rougeole, par exemple, ne laisse-t-elle pas assez souvent après elle un état de langueur, une petite toux sèche, bien certainement dépendante de la *plénitude* des voies

digestives ? et tous ces phénomènes ne disparaissent-ils pas après l'effet d'un purgatif, qu'il ait été prescrit d'après la conviction du médecin, ou ordonné simplement pour se rendre aux vœux du malade ou de sa famille ?

669. On prétend qu'il est dangereux d'employer les purgatifs pendant la durée des phlegmasies de l'estomac et des intestins ; nous en convenons, car nous savons très-bien qu'il y aurait de la témérité ou de l'ignorance en les prescrivant pendant que l'inflammation existe encore ; mais lorsqu'elle est terminée, nous croyons que c'est agir sagement que de les ordonner, dans la vue de débarasser les premières voies des matières étrangères qui s'opposent au libre exercice des fonctions digestives. Et en cela, nous ne faisons qu'imiter la nature, en remplissant une indication dont la nécessité est également démontrée par ce qui a lieu à la suite des nombreuses guérisons qui s'opèrent sans le secours de l'art. Nous nous en convaincrons encore davantage, si nous réfléchissons à ce qui se passe à l'époque de la terminaison, par résolution, de toutes les phlegmasies, lesquelles laissent toujours après elles un produit quelconque, qui ne saurait être employé à la conservation ou à l'accroissement de l'individu ; ou, en d'autres termes, qui ne peut s'assimiler à sa propre substance, et qui, par cela même, devient nuisible.

670. *Constipation.* Ce n'est point d'après l'espace de temps qui s'écoule d'une selle à l'autre qu'on peut dire que la constipation existe ou n'existe pas, parce que chez tel individu, les féces sont expulsées toutes les vingt-quatre heures, tandis que chez tel ou tel autre, elles ne le sont que tous les trois ou quatre jours ; et même il n'est pas rare de rencontrer des personnes, jouissant

d'ailleurs d'une bonne santé, qui ne vont à la garde-robe que tous les huit jours. Ces exemples sont particulièrement assez communs chez les femmes sèches et vives. Nous ne devons donc dire qu'il y a constipation que lorsque la rétention des matières fécales se prolonge au-delà du terme ordinaire et propre à chaque sujet, et lorsque cette rétention donne naissance à divers phénomènes morbides.

671. *Causes*. Les causes de la constipation sont très-nombreuses; nous ne rapporterons ici que les principales, que nous diviserons en locales et en générales. Parmi les premières, on place un excès d'irritabilité, l'irritation ou la paralysie de la membrane muqueuse du tube intestinal; cette dernière cause est assez généralement l'effet de la lésion de la moëlle épinière; le rétrécissement, l'invagination des intestins donnent lieu à cet état, qu'on rencontre généralement chez les femmes enceintes, surtout pendant les derniers mois de la gestation. Dans la classe des causes générales, on range une alimentation trop succulente, l'usage des vins généreux, des médicamens âcres et narcotiques, une vie sédentaire, les travaux du cabinet. Les individus qui ont le tempérament que les anciens désignaient sous le nom de *bilieux* y sont très-sujets. Les adultes, les vieillards, sont plus exposés à la constipation que les jeunes gens, etc.

672. *Symptômes*. La constipation produit des symptômes variés, dont les principaux sont un sentiment de pesanteur dans l'abdomen, particulièrement vers l'anus; l'expulsion de gaz très-fétides, précédée par des borborygmes fatigans; la tête devient lourde et même douloureuse, le sommeil est agité, l'individu est paresseux,

il perd l'appétit, il est atteint de dyspepsie; si ces évacuations alvines ne se rétablissent pas, le ventre acquiert beaucoup de volume, des hémorrhoïdes ou des pertes utérines se déclarent, ou il survient un catarrhe vésical, utérin; parfois ces phénomènes existent en même temps.

673. La constipation n'est jamais une affection mortelle; on en triomphe communément lorsqu'elle ne dépend pas d'une cause grave, comme d'une altération de la moëlle épinière, d'une invagination ou du rétrécissement des intestins survenu à la suite d'une entérite, etc.

674. *Traitement de l'état sabural.* L'état sabural exige une médication évacuante, c'est-à-dire, l'emploi des substances qui ont la propriété d'exciter la contractilité des intestins. Les agens thérapeutiques qu'on administre à cet effet sont très-nombreux, et ils ont été divisés en *eccoprotiques*, en *laxatifs*, en *minoratifs*, en *cathartiques* et en *drastiques*.

675. Les eccoprotiques, les laxatifs et les minoratifs, ont une action à-peu-près analogue; ils provoquent des selles sans occasionner de colique, tels sont le miel, le petit-lait, l'huile d'amandes douces, celle de ricin, la casse, le tamarin, la manne, etc.

676. Les cathartiques sont des purgatifs qui agissent plus activement que ceux dont nous venons de parler, tels sont les sulfates de soude, de magnésie, de potasse; le tartrate de potasse ou de soude, etc. Mais la distinction établie par les auteurs est vicieuse, en ce que les minoratifs peuvent produire l'effet des cathartiques et ceux-ci n'agir que comme les premiers, suivant la dose

à laquelle on les administre, suivant certaines dispositions individuelles.

677. L'action des drastiques est infiniment plus forte; ils provoquent toujours des coliques, quelquefois des plus violentes; ceux qu'on emploie le plus généralement sont : le séné, le jalap, la scammonée, la coloquinte, la bryone, l'ellébore noir, la gomme gutte, etc.; bien que l'action de ces remèdes soit très-forte, on peut cependant les employer comme minoratifs, mais alors il faut les prescrire à très-faible dose.

678. Autrefois, avant d'administrer un purgatif, on avait coutume de mettre le malade à l'usage d'une boisson tempérante, dans la vue de délayer les humeurs, de les diviser, pour en faciliter la sortie. Cette coutume n'est point entièrement abandonnée, quoique moins généralement suivie, et nous ne pensons pas que cette méthode soit employée pour obtenir les mêmes effets, mais bien pour diminuer l'irritation que peut produire le séjour des matières saburales dans les premières voies, irritation qui serait peut-être augmentée par l'action des purgatifs, et qu'ils pourraient même porter jusqu'à l'état d'inflammation.

679. Les anciens prescrivaient toujours deux purgatifs ou médecines, en laissant un jour d'intervalle entre eux; leur théorie humorale semblait autoriser cette conduite. Nous croyons qu'elle ne doit pas être imitée : si les symptômes persistent après l'emploi du premier évacuant, rien ne s'oppose à ce qu'on y revienne, mais il faut s'en abstenir si les fonctions de l'estomac sont rétablies.

680. *Traitement de la constipation.* Les purgatifs peuvent être utilement employés pour combattre la

constipation, cependant, il ne faut y recourir qu'après avoir inutilement mis en usage un régime convenable. Si elle est due à l'inaction, il faut prescrire un exercice au grand air; survient-elle à la suite d'un excès de travail, le même moyen, joint aux bains, suffira pour rétablir le cours des selles; est-elle due à une alimentation trop succulente, changez-là pour une autre moins nourrissante. Il est rare que ces moyens simples restent sans résultat, et qu'on soit obligé, pour provoquer les évacuations alvines, d'avoir recours aux purgatifs; mais s'il est absolument nécessaire de les employer, on choisira toujours ceux dont l'action est la plus faible.

TROISIÈME SECTION.

Des vers intestinaux.

681. Le mot vers a été heureusement remplacé par celui d'*entozoaire*, et cette substitution est due à Rodolphi. Nous ne parlerons ici que des principales espèces d'entozoaires qu'on rencontre généralement dans les voies digestives. On consultera avec beaucoup d'intérêt l'*Anatomie des vers intestinaux*, publiée par M. Jules Cloquet, et couronnée en 1818 par l'Académie royale des sciences.

682. *Ascarides.* Vers à corps blanchâtre, allongé, pisiforme, élastique, mince à ses extrémités, dont l'une est munie de trois tubercules entre lesquels on aperçoit la bouche. Ces entozoaires sont de deux sexes, et on en distingue deux espèces :

1° *Ascarides lombricoïdes*, ou *strongles*, suivant Hippocrate. Ils ont beaucoup de ressemblance avec les vers de terre; leur longueur peut être d'un pied;

2° *Ascarides vermiculaires.* Ils ressemblent assez aux petit vers qu'on rencontre dans certains fromages.

683. *Tricocéphale dispar* ou *trichuride.* Vers à corps claviforme de la grosseur d'une épingle, terminés antérieurement par une appendice filiforme qui porte la bouche. L'entozoaire tricocéphale mâle est roulé en spirale, le femelle n'est que légèrement courbé.

684. *Ténia.* Entozoaire très-plat, très-long, articulé, et portant à l'extrémité la plus tenue de son corps une tête tuberculeuse, au centre de laquelle est une bouche où l'on remarque quatre suçoirs. Les naturalistes distinguent quatre espèces de ténia, mais nous n'en indiquerons que deux, parce que ce sont les seuls qu'on observe plus particulièrement chez l'homme. La première espèce est désignée sous le nom de *tœnia solium*, ainsi nommé parce qu'on le croit unique dans le corps, et la seconde, sous celui de *tœnia lata.*

Le tœnia solium, ou armé, peut acquérir une très-grande dimension; il peut avoir, dit-on, jusqu'à cent pieds; il semble être formé par un très-grand nombre de pièces qu'on compare à des graines de courge, et réunies par des anneaux. C'est d'après sa composition qu'il a reçu le nom de *cucurbitacé* ou *cucurbitain.* On le nomme aussi *ténia armé*, parce que sa tête porte trois crochets rétractiles.

Le tœnia lata, ou celui qui n'est point armé, est en forme de ruban; il est moins large et moins long que le précédent; il n'est pas muni des crochets qu'on remarque dans le cucurbitacé.

685. *Causes.* En avouant notre ignorance sur les causes de la production des entozoaires dans les voies digestives, nous rappellerons seulement ce passage de Pinel:

« Les enfans et les tempéramens lymphatiques sont les « plus disposés aux vers. Les enfans sont le plus souvent « tourmentés par les ascarides ; les adultes, au contrai- « re, sont sujets au ténia et aux vers vésiculaires. La « fièvre muqueuse, et beaucoup d'autres maladies chro- « niques, présentent des tricocéphales. »

686. *Symptômes*. La présence des entozoaires dans les voies digestives donne lieu à des phénomènes généraux qui sont : une langue blanche ou saburale, une salive épaisse et beaucoup plus abondante que dans l'état de santé ; l'haleine des sujets est acide ou fade ; il y a grincement de dents pendant le sommeil ; le pharynx semble resserré, et le malade prétend y ressentir des picottemens, ainsi qu'à la gorge ; l'appétit est tantôt nul, tantôt vorace ; dans l'un comme dans l'autre cas, évacuations, nausées et même vomissemens glaireux ; de temps à autre le malade se plaint de douleurs abdominales, que les anciens désignaient sous le nom de *coliques vermineuses*, et qui augmentent par la pression ; son ventre est ballonné, et il éprouve un sentiment de morsure dans l'intérieur des intestins ; ses déjections sont ou solides, ou liquides, et, chez les enfans, elles sont généralement glaireuses ou d'un vert jaunâtre, quelquefois sanguinolentes, et, assez souvent, on y voit des vers. Ces animaux sont, dans quelques cas, rejetés par le vomissement. La face devient pâle, hâve, les paupières cernées, les pupilles se dilatent, et cette dilatation a souvent lieu d'une manière irrégulière. Des démangeaisons très-incommodes surviennent aux ailes du nez ; cet organe est parfois gonflé. La nutrition languit, l'amaigrissement fait des progrès d'autant plus rapides, que la sueur aigre des malades est plus abondante, et

que la fièvre est plus intense. Cette fièvre, décrite sous le nom de *vermineuse*, est extrêmement irrégulière; enfin, les individus atteints de vers éprouvent, chaque matin, une toux sèche.

687. Suivant l'espèce de vers qui existent dans les organes de la digestion, il se manifeste certains phénomènes particuliers.

1° *Ascarides lombricoïdes*. Sentiment de prurit et de douleur pongitive dans un ou plusieurs points du canal intestinal, particulièrement autour de l'ombilic. Sortie de ces vers par la bouche ou par l'anus.

2° *Ascarides vermiculaires*. Ces entozoaires habitent le rectum, où ils produisent une irritation sourde, un prurit très-incommode, surtout aux approches de la nuit. On en rencontre presque toujours dans les excrémens. On en a trouvé dans le vagin des femmes leucorrhoïques.

3° *Tricocéphale dispar*. Aucun signe particulier n'indique sa présence dans le corps humain, où il paraît ne donner lieu à aucun effet grave. On n'est informé de son existence que par son expulsion avec les féces.

4° *Ténia*. La présence du ténia dans nos organes est annoncée par les symptômes généraux que nous avons décrits (686), et plus particulièrement par des étourdissemens, des vertiges, des tintemens d'oreilles; par l'odeur aigre de l'haleine, la pâleur du visage. Les malades sont atteints d'une sorte de boulimie, de fortes douleurs et de picottemens dans l'abdomen, d'accès d'hypocondrie, etc. Mais il n'existe aucun signe pathognomonique qui signale son existence; on ne peut donc acquérir de certitude, à cet égard, que lorsque quelques fragmens de cette espèce d'entozoaires ont été expulsés par les selles.

688. Tel est le tableau des phénomènes généraux et particuliers donnés par les nosographes, pour indiquer la présence des vers dans les premières voies; mais on ne saurait, de leur ensemble, acquérir la certitude de la présence de ces animaux, car le seul signe pathognomonique ne se tire que de leur expulsion hors du corps, quoiqu'on ait prétendu que la dilatation des pupilles, la démangeaison des aîles du nez, le grincement des dents, la salivation, la toux, etc., étaient des signes constans. Ces symptômes peuvent bien accroître le nombre des probabilités, mais ils ne peuvent nous conduire à la certitude.

689. *Pronostic.* Si l'on consulte les auteurs qui ont écrit sur les affections vermineuses, on est effrayé des dangers auxquels, dit-on, elles exposent l'homme, particulièrement dans son enfance. Réduisant toutes ces craintes à leur juste valeur, le pronostic de la présence des vers ne saurait, en général, être alarmant.

690. *Nécropsie.* Aucune observation ne constate, d'une manière positive, que la présence des vers, dans nos organes digestifs, ait donné la mort; ainsi, nous n'avons aucune connaissance des altérations organiques qui pourraient en naître.

691. *Thérapeutique des affections vermineuses.* La liste des vermifuges, ou des substances qu'on emploie pour tuer et expulser les vers des premières voies, est très-étendue. Nous ne parlerons que des remèdes généralement approuvés par l'expérience.

692. Avant de prescrire les vermifuges, tous ayant une propriété plus ou moins irritante, il faut s'assurer

de l'état de la muqueuse gastro-intestinale; si cette membrane est enflammée, il convient, préalablement à l'emploi des vermifuges, de prescrire une médication antiphlogistique, ainsi que cela se pratique dans la nuance de la gastrite, décrite par Pinel sous le nom de fièvre muqueuse, laquelle est ordinairement compliquée d'un état vermineux.

693. Contre les ascarides lombricoïdes, on conseille l'usage de l'*artemisia-contra*, de la cévadille, de la tanaisie, de l'absinthe, de la mousse de Corse, du calomelas, de l'huile empyreumatique de Chabert, l'huile animale de Dippel, etc. Pour obtenir quelques succès du semencontra, il faut l'administrer à haute dose; la cévadille ne doit être employée qu'avec ménagement, en raison de l'énergie de son action purgative; la mousse de Corse a peu d'action sur la muqueuse gastro-intestinale, mais elle paraît en avoir beaucoup pour détruire les vers. On la prescrit ordinairement en gelée ou en décoction. Quant au calomelas, ses effets vermifuges sont souvent incertains. On doit, dans tous les cas, surveiller son action, parce qu'il produit très-souvent la salivation, accident qui, chez les enfans, peut avoir des suites fâcheuses.

Pour obtenir l'expulsion des vers, on est souvent obligé de recourir successivement aux diverses substances dont nous venons de parler, et on ne parvient quelquefois aux résultats qu'on attend, qu'après les avoir toutes mises en usage, et sous différentes préparations.

694. Ce serait en vain qu'on chercherait à combattre les vermiculaires, en administrant les médicamens par la bouche; ces vers doivent être attaqués par des moyens locaux: à cet effet, on prescrit des lavemens de décoc-

19

tions de plantes amères, telles que l'absinthe, la tanaisie, et autres; ou bien, on emploie des suppositoires composés avec des substances très-amères.

695. La présence du ténia dans les voies digestives réclame une médication plus active. Depuis quelques années, on prescrit la décoction de l'écorce de la racine de grenadier. Mais ce médicament n'est point aussi sûr qu'on le pense généralement, quoique sa propriété vermifuge soit plus active que celle de toutes les substances qu'on indique comme telles. M. Bally vient d'employer avec succès l'huile de croton-tiglium, à la dose d'une goutte par jour, jusqu'à ce que le ténia soit expulsé.

Avant l'emploi de la racine de grenadier, on prodiguait beaucoup d'éloges à la fougère mâle, qui forme la base des divers remèdes secrets qu'on propose pour l'expulsion du ténia. L'action de la fougère mâle, comme celle de l'écorce de la racine de grenadier, doit être secondée par l'usage des purgatifs.

696. A la suite d'un traitement vermifuge contre le ténia, il convient toujours de recourir à un régime adoucissant, et, quelquefois même, à l'emploi des antiphlogistiques, pour éviter les suites de l'irritation du tube intestinale, produite par l'usage, plus ou moins prolongé, des médicamens irritans.

TABLEAUX

DES

SUBSTANCES VÉNÉNEUSES.

19

TABLEAUX DES SUBSTANCES VÉNÉNEUSES.

CLASSE PREMIÈRE.

POISONS IRRITANS, DÉTERMINANT L'INFLAMMATION DES PARTIES QU'ILS TOUCHENT.

PREMIER TABLEAU.

Des Corps simples.

NOMS NOUVEAUX.	NOMS ANCIENS.	CARACTÈRES DISTINCTIFS.
NON	(697) PHOSPHORE	Solide, d'un blanc jaunâtre, ductile, répandant à l'air une fumée blanche; lumineux dans l'obscurité, fusible à 40°, et brûlant avec une flamme très-vive dès qu'il est fondu, en répandant des vapeurs très-épaisses d'acide phosphorique.

MÉTALLIQUES.	(698) CHLORE.	ACIDE MURIATIQUE OXIGÉNÉ. ACIDE MARIN DÉPHLOGISTIQUÉ. EAU DE JAVELLE.	Gaz dont l'odeur est pénétrante caractéristique, la couleur jaune verdâtre; très-soluble dans l'eau, détruisant les couleurs bleues végétales; attaquant rapidement le mercure qu'il transforme en proto-chlorure blanc. (Mercure doux.)
	(699) BROME.	. . . .	Liquide, odeur désagréable, saveur très-forte, volatil à 47°, en produisant des vapeurs rutilantes que l'odeur ne permet pas de confondre avec l'acide nitreux; il tache la peau en jaune, et décolore la dissolution d'indigo dans l'acide sulfurique : sa couleur est rouge noirâtre.
	(700) IODE.	. . . .	Solide, aspect métallique, couleur bleuâtre, odeur particulière se rapprochant de celle du chlore : il se transforme par la chaleur en belles vapeurs violettes qui se condensent en lames brillantes; produit dans une dissolution d'amidon une couleur bleue foncée, et forme sur la peau des taches jaunes que la chaleur fait bientôt disparaître.
MÉTALL.	(701) ARSENIC.	RÉGULE D'ARSENIC.	Il se dissout par la chaleur dans l'acide nitrique; cette dissolution laisse précipiter des cristaux blancs par le refroidissement, et précipite en jaune par l'acide hydrosulfurique. Projeté sur des charbons incandescens, l'arsenic produit des vapeurs de deutoxide caractérisées par une forte odeur d'ail.

DEUXIÈME TABLEAU. — (1re CLASSE.)

Des Alcalis.

Propriétés Générales. — Toutes ces substances verdissent le sirop de violettes, n'ont point d'action sur la teinture de tournesol, et rougissent la couleur jaune de curcuma.

	NOMS NOUVEAUX.	NOMS ANCIENS.	CARACTÈRES DISTINCTIFS.
ALCALIS	(702) PROTOXIDE DE BARYUM.	BARYTE. BAROTE. TERRE PESANTE. SPATH PESANT.	Produit, avec l'acide hydrochlorique, un sel insoluble dans l'alcool, soluble dans l'eau. L'acide sulfurique, versé dans sa dissolution, même très-étendue, y forme un précipité blanc très-lourd, insoluble dans un excès d'acide, dans l'eau et l'acide nitrique. Cette dissolution est aussi troublée par les sous-carbonates de soude, de potasse ou d'ammoniaque.
	(703) PROTOXIDE DE STRONTIUM.	STRONTIANE.	Produit, avec l'acide hydrochlorique, un sel soluble dans l'alcool, auquel il donne la propriété de brûler avec une flamme purpurine. Sa dissolution aqueuse est troublée par les sous-carbonates de soude, de potasse ou d'ammoniaque, mais ne l'est point par l'acide sulfurique, si elle est très-étendue.

MINÉRAUX.

(704) PROTOXIDE DE POTASSIUM.	POTASSE. POTASSE CAUSTIQUE. — A LA CHAUX. — A L'ALCOOL. PIERRE A CAUTÈRE.	Produit, avec l'acide hydrochlorique, un sel dont la dissolution n'est pas troublée par les sous-carbonates de potasse, de soude ou d'ammoniaque : elle ne l'est point par l'acide sulfurique, mais elle l'est par une solution concentrée de sulfate d'alumine.
(705) PROTOXIDE DE SODIUM.	SOUDE. SOUDE CAUSTIQUE.	Elle forme, avec l'acide hydrochlorique, le sel marin dont la dissolution n'est troublée, ni par les sous-carbonates de soude, de potasse ou d'ammoniaque, ni par les acides, ni par le sulfate d'alumine.
(706) PROTOXIDE DE CALCIUM.	CHAUX. CHAUX VIVE.	Sa dissolution dans l'eau est troublée par les sous-carbonates de soude, de potasse ou d'ammoniaque ; elle ne l'est point par l'acide sulfurique lorsqu'elle est très-étendue, mais l'acide oxalique y forme toujours un précipité blanc insoluble d'oxalate de chaux.

Suite du **DEUXIÈME TABLEAU.** — (1re CLASSE)

NOMS NOUVEAUX.	NOMS ANCIENS.	CARACTÈRES DISTINCTIFS.
ALC. VÉGÉT. (707) ÉMÉTINE.	. . . .	Substance d'un aspect pulvérulent, d'un blanc jaunâtre, à peine soluble dans l'eau, même bouillante, ne l'étant nullement dans les huiles et l'éther, mais beaucoup dans l'alcool. L'acide nitrique la décompose sans la rougir; l'acide gallique forme un précipité blanc dans sa dissolution, que ne troublent pas les oxalates de potasse et de soude.
(708) AMMONIAQUE	ALCALI. ALCALI VOLATIL. — FLUOR.	Gaz, très soluble dans l'eau, suffisamment caractérisé par les propriétés générales des alcalis, et son odeur vive et piquante, *sui generis*.

TROISIÈME TABLEAU. — (1re CLASSE.)

Des Oxydes métalliques.

NOMS NOUVEAUX.	NOMS ANCIENS.	CARACTÈRES DISTINCTIFS.
(709) DEUTOXIDE D'ANTIMOINE. (Acide antimonieux. BERZ.)	ANTIMOINE DIAPHORÉTIQUE LAVÉ. DEUTOXIDE D'ANTIMOINE PAR LE NITRE. FLEURS D'ANTIMOINE.	Blanc, volatil, forme, avec l'acide hydrochlorique, un sel qui précipite en blanc par l'eau et les alcalis, et en jaune rougeâtre par les hydro-sulfates.
(710) DEUTOXIDE D'ARSENIC. (Acide arsénieux. BERZ.)	ARSENIC BLANC. OXIDE BLANC D'ARSENIC. MORT AUX RATS.	Poudre ou cristaux blancs, qui se volatilisent si on les projette sur des charbons incandescens, en répandant une forte odeur d'ail. (*Voy.* Arsenic 701.)
(711) DEUTOXIDE DE CUIVRE.	ÆS USTUM.	Brun noirâtre lorsqu'il est sec, bleu à l'état d'hydrate, forme, avec l'acide sulfurique, un sel précipité en cramoisi par le prussiate de potasse (hydro-cyanate ferruré), en vert-pré par l'arsenite de potasse, en noir par l'hydrogène sulfuré.

Suite du TROISIÈME TABLEAU. — (1re CLASSE.)

NOMS NOUVEAUX.	NOMS ANCIENS.	CARACTÈRES DISTINCTIFS.
(712) DEUTOXIDE DE PLOMB.	MINIUM.	D'une belle couleur rouge : la chaleur le ramène à l'état de protoxide. (*Voy.* Protoxide 714.)
(713) PROTOXIDE D'ARSENIC.	POUDRE AUX MOUCHES. OXIDE NOIR D'ARSENIC.	Poussière noirâtre. (*Voyez*, Arsenic, Ier tableau 701.)
(714) PROTOXIDE DE PLOMB.	MASSICOT. LITHARGE.	Lames brillantes, jaunes ou jaunes-rougeâtres, solubles dans la potasse, forme, avec l'acide nitrique, un sel dont la saveur est douce, qui précipite en blanc par les sulfates et en noir par l'hydrogène sulfuré.

QUATRIÈME TABLEAU. — (Ire CLASSE.)

Des acides minéraux et végétaux.

Propriétés Générales. — Tous ces corps rougissent les couleurs bleues végétales.

	NOMS NOUVEAUX.	NOMS ANCIENS.	CARACTÈRES DISTINCTIFS.
ACIDES MINÉRAUX.	(715) ARSENIEUX. BERZ.	OXYDE BLANC D'ARSENIC.	(*Voy.* Deutoxide d'arsenic. — Troisième tableau, 710.)
	(716) ARSENIQUE.	. . . .	Solide, blanc, incristallisable, très-caustique, saveur métallique; soluble, déliquiescent : il rougit fortement la teinture de tournesol, et donne, lorsqu'on le projette sur des charbons incandescens, de l'oxigène et des vapeurs de deutoxide d'arsenic, reconnaissables à leur odeur d'ail.
	(717) HYDRO-CHLORO-NITRIQUE.	EAU RÉGALE. ACIDE RÉGALIN. — NITRO MURIATIQUE.	Liquide répandant des vapeurs blanches à l'air, formant, dans la dissolution de nitrate d'argent, un précipité soluble dans l'ammoniaque et insoluble dans les acides. Mis en contact avec le cuivre, il se décompose avec effervescence, en produisant des vapeurs rutilantes d'acide nitreux.

Suite du QUATRIÈME TABLEAU. — (1re CLASSE.)

Suite des ACIDES.

NOMS NOUVEAUX.	NOMS ANCIENS.	CARACTÈRES DISTINCTIFS.
(718) HYDRO-CHLORIQUE.	ACIDE MURIATIQUE. — MARIN. — DU SEL MARIN. ESPRIT DE SEL.	Odeur caractéristique, gazeux, très-soluble dans l'eau. Il répand des vapeurs blanches à l'air, et forme, dans la dissolution de nitrate d'argent, un précipité blanc, insoluble dans les acides et très-soluble dans l'ammoniaque : mis en contact avec du peroxide de Manganèse, il dégage du chlore.
(719) HYDROPTHO-RIQUE.	ACIDE FLUORIQUE. — SPATHIQUE.	Son odeur est vive, piquante, caractéristique ; c'est, de tous les acides, celui dont l'action est la plus énergique sur le tissu animal. Les quantités les plus petites produisent sur la peau une désorganisation complète, en propageant autour du point qu'elles ont touché une vive inflammation. Il donne à l'air des vapeurs blanches très-épaisses, et attaque le verre en dissolvant la silice.

MINÉRAUX.	Synonymes	Caractères
(720) NITREUX		Cet acide liquide, au-dessous de 28°, est suffisamment caractérisé par les vapeurs rutilantes qu'il répand dans l'air, et qu'on ne pourrait confondre qu'avec celles du brôme ; mais leur odeur est caractéristique ; et la propriété de faire passer au rouge les couleurs bleues végétales, les distingue de ces dernières, qui les détruisent entièrement.
(721) NITRIQUE.	EAU FORTE. — SECONDE DES GRAVEURS. ESPRIT DE NITRE ACIDE NITREUX BLANC. — DÉPHLOGISTIQUE.	Il tache la peau en jaune, ne trouble point la dissolution de nitrate d'argent, et donne à l'air, par son contact avec le cuivre, naissance à des vapeurs rutilantes d'une odeur fétide, dues à de l'acide nitreux.
(722) PHOSPHORIQUE.	ACIDE DE L'URINE.	Blanc, solide, déliquiescent, incristallisable, fusible et vitrifiable. Il donne du phosphore un peu au-dessous du rouge naissant, s'il est chauffé avec du charbon.
(723) SULFURIQUE	HUILE DE VITRIOL. ACIDE VITRIOLIQUE. — DE SOUFRE. ESPRIT DE SOUFRE.	Liquide, d'un aspect oléagineux, formant dans l'eau de baryte un précipité blanc, insoluble dans l'acide nitrique, et produisant, s'il est chauffé avec du charbon ou du mercure, un gaz dont l'odeur piquante est celle du souffre qui brûle.

Suite du QUATRIÈME TABLEAU. — (1re CLASSE.)

ACIDES VÉGÉTAUX.

NOMS NOUVEAUX.	NOMS ANCIENS.	CARACTÈRES DISTINCTIFS.
(724) ACÉTIQUE.	ACIDE ACÉTEUX. — PYROLIGNEUX. VINAIGRE RADICAL. ESPRIT DE VÉNUS. VINAIGRE. — DE BOIS.	Odeur et propriétés du vinaigre.
(725) CITRIQUE.	ACIDE DU CITRON.	Cristaux inaltérables à l'air et très-solubles dans l'eau. Cette solution trouble les eaux de baryte et de strontiane, mais ne forme un précipité qu'à l'aide de l'ébullition dans l'eau de chaux.
(726) OXALIQUE.	ACIDE DE L'OSEILLE. — DU SUCRE.	Petits cristaux blancs, très-solubles dans l'eau, qui se décomposent lorsqu'ils sont chauffés au rouge en ne laissant presque pas de charbon. Il forme dans l'eau de chaux et tous les sels calcaires, même le sulfate, un précipité blanc, insoluble dans un excès d'acide oxalique, mais qui se dissout rapidement dans l'acide nitrique.
(727) TARTARIQUE.	ACIDE TARTAREUX. — DU TARTRE.	Cristaux blancs, très-solubles dans l'eau, et qui se décomposent par le feu en fournissant beaucoup de charbon : il forme dans l'eau de chaux un précipité soluble dans un excès d'acide.

CINQUIÈME TABLEAU. — (1re (CLASSE.)

Des Sels minéraux et végétaux.

SELS MINÉRAUX.

NOMS NOUVEAUX.	NOMS ANCIENS.	CARACTÈRES DISTINCTIFS.
(728) SUR-ARSENIATE DE POTASSE.	SEL NEUTRE ARSENICAL DE MACQUER.	Ces sels sont très-solubles; leur dissolution est précipitée en rouge-brique par le nitrate d'argent. Quand on la laisse plusieurs heures en contact avec l'acide hydro-sulfurique liquide et quelques gouttes d'acide nitrique, il se forme un précipité jaune d'orpiment : le sulfate de cuivre ammoniacal y forme un précipité vert.
(729) ARSENIATE DE SOUDE.	SEL ARSENICAL DE SOUDE.	
(730) ARSENIATE D'AMMONIAQUE	AMMONIAQUE ARSÉNICALE.	
(731) CARBONATE DE BARYTE.	TERRE PESANTE AÉRÉE.	Solide, translucide, gris-jaunâtre, insoluble. L'acide hydrochlorique le transforme en hydrochlorate soluble (*Voy.* Baryte 702.)

Suite du CINQUIÈME TABLEAU. — (Ire CLASSE.)

Suite des SELS MINÉRAUX.

NOMS NOUVEAUX.	NOMS ANCIENS.	CARACTÈRES DISTINCTIFS.
(732) SOUS-CARBONATE DE CUIVRE.	VERT DE GRIS NATUREL.	Vert, insoluble daus l'eau, soluble avec effervescence dans l'acide sulfurique affaibli, avec lequel il forme du sulfate de cuivre bleu foncé. (*Voy.* Deutoxide de cuivre 711.)
(733) SOUS-CARBONATE DE PLOMB,	BLANC DE PLOMB. CÉRUSE.	Solide, blanc, insoluble dans l'eau pure, donne, en le chauffant au chalumeau, du plomb métallique. (*Voy.* Oxides de plomb, 712-714.)
(734) SOUS-CARBONATE DE POTASSE.	POTASSE DU COMMERCE. SEL DE TARTRE. POTASSE PERLASSE.	Solide, blanc, déliquiescent à l'air, âcre et caustique; verdit le sirop de violettes, précipite en blanc le sulfate de magnésie; est décomposé avec effervescence par l'acide hydrochlorique, qui forme un hydrochlorate. (*Voy.* Protoxide de Potassium 704.)

(735) SOUS-CARBONATE DE SOUDE.	ALCALI MARIN. ALCALI MINÉRAL CAUSTIQUE. LESSIVE DES SAVONNIERS.	Solide, blanc, efflorescent à l'air; saveur âcre et caustique; verdit le sirop de violettes; est décomposé avec effervescence par l'acide hydrochlorique, qui forme, avec la soude, du sel marin. (*Voy.* Oxide de sodium. 705.)
(736) SULFATE AMMONIACAL DE CUIVRE.	EAU CÉLESTE.	Sa dissolution a une belle couleur bleue céleste; ses propriétés sont celles des sels de cuivre. (*Voy.* Deutoxide de cuivre. 711.)
(737) SULFATE DE CUIVRE.	VITRIOL BLEU. COUPEROSE BLEUE. VITRIOL DE CHYPRE.	Cristaux d'un bleu foncé, transparens, efflorescens à l'air, d'une saveur acide, styptique, très-solubles, rougissant l'infusum de tournesol, et donnant une teinte verte foncée au sirop de violettes. (*Voy.* Deutoxide de cuivre. 711).
(738) SULFATE DE ZINC.	COUPEROSE BLANCHE. VITRIOL BLANC.	Ce sel existe dans le commerce en masses blanches, offrant quelques taches d'un brun rougeâtre ou cristallisé en prismes à quatre pans, terminés par des pyramides à quatre faces. Saveur âcre, styptique. Les alcalis forment dans sa dissolution, des précipités *blancs*, solubles dans un excès d'alcali : elle est aussi précipitée en *blanc* par l'hydrosulfate et l'hydroferrocyanate de potasse.

Suite du CINQUIÈME TABLEAU. — (1re CLASSE.)

NOMS NOUVEAUX.	NOMS ANCIENS.	CARACTÈRES DISTINCTIFS.
(739) DEUTO-CHLORURE DE MERCURE (sec). HYDROCHLORATE DE DEUTOXYDE DE MERCURE (dissous dans l'eau.)	SUBLIMÉ CORROSIF. MURIATE SUROXIGÉNÉ DE MERCURE. MURIATE DE MERCURE au maximum. OXYMURIATE DE MERCURE.	Blanc, saveur métallique désagréable, soluble dans l'eau et l'alcool; précipité en blanc par l'ammoniaque, en jaune-serin par la potasse, en noir par l'acide hydrosulfurique, en blanc par le nitrate d'argent; et en blanc, qui passe bientôt au jaune, puis en bleu, par l'hydroferrocyanate de potasse.
(740) HYDROCHLORATE D'AMMONIAQUE.	SEL AMMONIAC.	Solide, blanc, cristallisé en prismes aiguillés, très-soluble dans l'eau bouillante; saveur âcre, piquante; dégage de l'ammoniaque si on le mélange avec de la chaux vive. (*Voy.* Ammoniaque. 708.)

Nom	Synonymes	Caractères
(741) HYDRO-CHLORATE DE BARYTE.	MURIATE DE BARYTE. SEL MARIN BAROTIQUE.	Cristaux prismatiques à quatre pans très-larges; saveur amère très-piquante. Le nitrate d'argent produit, dans sa dissolution, un précipité blanc soluble dans l'ammoniaque. L'acide sulfurique et tous les sulfates solubles la décomposent, en donnant lieu à un précipité blanc de sulfate de Baryte. (*Voy.* Protoxide de Baryum, 702.)
(742) HYDRO-CHLORATES DE PROTOXIDE, ET DE DEUTOXIDE D'ÉTAIN.	CHLORURE D'ÉTAIN. BEURRE D'ÉTAIN. MURIATE D'ÉTAIN. LIQ. FUMANTE DE LIBAVIUS. ÉTAIN CORNÉ. SEL DE JUPITER. SEL D'ÉTAIN.	Ces sels sont caractérisés par la propriété de former, avec la dissolution de nitrate d'argent, un précipité blanc, insoluble dans les acides, très-soluble dans l'ammoniaque. L'eau distillée ne les précipite pas quand ils sont purs; la potasse les précipite en blanc, et les hydrosulfates en jaune ou en chocolat.
(743) HYDRO-CHLORATE D'OR.	MURIATE D'OR. SEL RÉGALIN. SEL D'OR.	Jaune, forme dans la dissolution de nitrate d'argent un précipité blanc, insoluble dans les acides et soluble dans l'ammoniaque. Il précipite en noir par le protosulfate de fer, en jaune par l'ammoniaque, en chocolat foncé par les hydrosulfates.

Suite du CINQUIÈME TABLEAU. — (1re CLASSE.)

Suite des SELS MINÉRAUX.

NOMS NOUVEAUX.	NOMS ANCIENS.	CARACTÈRES DISTINCTIFS.
(744) NITRATE D'ARGENT.	PIERRE INFERNALE. CRISTAUX DE LUNE.	Saveur amère, styptique, caustique. Il forme dans l'eau une dissolution incolore, qui tache la peau en jaune; est décomposé par l'acide hydrochlorique et les hydrochlorates, qui forment un précipité blanc, insoluble dans les acides et très-soluble dans l'ammoniaque; par le mercure, qui en précipite l'argent métallique, sous forme de cristaux ramifiés.
(745) SOUS-NITRATE DE BISMUTH.	BLANC DE FARD. MAGISTÈRE DE BISMUTH.	Blanc, insoluble dans l'eau, soluble dans l'acide nitrique. Cette solution est incolore; l'eau la précipite en *blanc*, et l'hydrogène sulfuré en *noir*.
(746) NITRATE DE CUIVRE.	NITRE DE CUIVRE.	Cristaux bleus, déliquiescens, dont la solution forme un sel double avec l'ammoniaque, est précipitée en *noir* par l'acide hydrosulfurique, en *cramoisi* par l'hydroferro cyanate de potasse, en *vert-pré* par l'arsenite de potasse.

Sel	Synonymes	Caractères
(747) PROTO ET DEUTO-NITRATES DE MERCURE.	....	Ces sels sont facilement caractérisés par la propriété de laisser dégager du mercure si on les chauffe avec la potasse : de former avec les hydrochlorates un précipité blanc qui devient noir par l'action de l'ammoniaque. (Mercure soluble de Hanemann)
(748) NITRATE DE POTASSE.	NITRE. SALPÊTRE. SEL DE NITRE.	Blanc, soluble. Il pétille sur les charbons incandescens, et donne une flamme blanche : l'acide sulfurique en dégage à l'aide de la chaleur, des vapeurs rutilantes d'acide nitreux, et blanches d'acide nitrique.
(749) SOUS-HYDRO-CHLORATE D'ANTIMOINE	POUDRE DE VIE. — DE MORT. — D'ALGAROTH. SOUS-MURIATE D'ANTIMOINE.	Ce sel, ainsi que tous les composés d'antimoine, donne ce métal à l'état de pureté quand on le chauffe au rouge dans un creuset, avec de la potasse et du charbon. L'antimoine est transformé par l'acide nitrique en deutoxide. (*Voy*. Deutoxide d'antimoine. 709.)

Suite du CINQUIÈME TABLEAU. — (1re CLASSE.)

	NOMS NOUVEAUX.	NOMS ANCIENS.	CARACTÈRES DISTINCTIFS.
Suite des SELS MINÉRAUX.	(750) SOUS-HYDRO-SULFATE D'ANTIMOINE.	KERMÈS MINÉRAL.	Ces deux produits sont solides : le premier d'un rouge-brun plus ou moins foncé ; le second, jaune-orangé. Ils donnent, lorsqu'on les calcine avec du charbon, de l'antimoine métallique que l'acide nitrique transforme en deutoxide. (*Voy.* ce mot, 709.)
	SOUS-HYDRO-SULFATE SULFURÉ D'ANTIMOINE.	SOUFRE DORÉ D'ANTIMOINE.	

(751) ACÉTATE DE CUIVRE.	VERDET CRISTALLISÉ. CRISTAUX DE VÉNUS.	Ces deux sels sont verts ; ils se décomposent quand on les calcine dans un creuset, en laissant du cuivre métallique qui se dissout dans les acides sulfurique et nitrique (*Voy.* sulfate et nitrate de cuivre, 737 et 746.)
SOUS-ACÉTATE DE CUIVRE.	VERT DE GRIS ARTIFICIEL. VERDET. OXIDE DE CUIVRE.	
(752) ACÉTATE DE PLOMB NEUTRE,	SEL DE SATURNE. SUCRE DE SATURNE. SUCRE DE PLOMB.	Saveur douce, astringente ; leur dissolution est précipitée en *blanc* par les alcalis, en *noir* par les hydrosulfates, en *jaune-orangé* par les hydriodates. La chaleur les décompose et réduit le plomb à l'état d'oxide. (*Voy.* oxydes de plomb.)
ET SOUS-ACÉTATE DE PLOMB.	EAU BLANCHE. — VÉGÉTO-MINÉRALE. — DE GOULARD.	

Suite du CINQUIÈME TABLEAU. — (1re CLASSE.)

	NOMS NOUVEAUX.	NOMS ANCIENS.	CARACTÈRES DISTINCTIFS.
Suite des SELS VÉGÉTAUX.	(753) TARTRATE DE POTASSE ET DE PROTOXYDE D'ANTIMOINE.	ÉMÉTIQUE. TARTRE STIBIÉ. TARTRATE DE POTASSE ANTIMONIÉ.	Blanc, cristallisé, saveur caustique et nauséabonde, rougit la teinture de tournesol, plus soluble dans l'eau chaude que dans l'eau froide. Sa dissolution précipite en *blanc* par la potasse, en *jaune-orangé* et *rouge-brun* par les hydrosulfates : se transforme par la calcination en antimoine métallique, et sous-carbonate de potasse blanc.

SIXIÈME TABLEAU.—(1re CLASSE.)

Des composés minéraux.

NOMS NOUVEAUX.	NOMS ANCIENS.	CARACTÈRES DISTINCTIFS.
(754) MÉLANGE DE PEROXYDE D'ANTIMOINE, DE POTASSE ET DE TRACES D'ARSENIATE D'ANTIMOINE D'APRÈS M. SÉRULLAS.	ANTIMOINE DIAPHORÉTIQUE NON LAVÉ.	L'eau transforme ce composé en antimoine diaphorétique lavé. (Deutoxide d'antimoine. *Voy.* ce mot.)
(755) CHLORURE D'ANTIMOINE.	BEURRE D'ANTIMOINE. MURIATE D'ANTIMOINE.	Epais, aspect graisseux, incolore, mais jaunissant à l'air, très-caustique, se transformant par le contact de l'eau en poudre d'algaroth insoluble. (Sous-hydrochlorate d'antimoine. *Voy.* ce mot.)
(756) SULFURE ROUGE DE MERCURE.	CINABRE. VERMILLON.	Violet lorsqu'il est en fragmens ; d'un beau rouge à l'état de poussière ; insoluble dans l'eau et l'acide hydrochlorique : décomposé à l'aide de la chaleur par le fer qui s'empare du souffre, le mercure se volatilise.

Suite du SIXIEME TABLEAU. — (1re CLASSE.)

NOMS NOUVEAUX.	NOMS ANCIENS.	CARACTÈRES DISTINCTIFS.
(757) MÉLANGE DE SULFATE DE POTASSE et de SULFURE DE POTASSIUM, D'APRÈS BERZÉLIUS.	FOIE DE SOUFRE.	Brun, dur, fragile ; ne peut exister qu'à l'état solide : l'humidité de l'air et l'eau changeant sa couleur, et le fesant passer à l'état d'hydrosulfate ou d'hydrosulfate sulfuré, remarquables par une odeur insupportable d'œufs pourris : cette dissolution précipite en noir par les sels de cuivre, et les acides puissans la décomposent en en précipitant le souffre et fesant dégager l'acide hydrosulfurique.
(758) ÉMAIL EN POUDRE. VERRE EN POUDRE.	. . . .	Ces deux substances sont faciles à reconnaître par leurs propriétés physiques et celle de n'être attaquées que par l'acide hydrophtorique dissolvant de la silice qui entre dans leur composition.
(759) SULFURES D'ARSENIC.	(JAUNE) ORPIMENT. (ROUGE) RÉALGAR.	Ces sulfures se distinguent l'un de l'autre par leur couleur, et sont caractérisés par la propriété de dégager, si on les chauffe avec la potasse, des vapeurs blanches de deutoxide d'arsenic remarquables par une forte odeur d'ail. (*Voy.* arsenic, 701).

SEPTIÈME TABLEAU. — (1re CLASSE.)

Poisons irritans. Végétaux.

NOMS.	NOMS VULGAIRES ET PARTIES USITÉES OU DANGEREUSES.	CARACTÈRES BOTANIQUES.
(760) ACONITUM NAPELLUS. L.	NAPEL, TUE LOUP. ACONIT-NAPEL, COQUELUCHON.	Polyandrie trigynie, L. — Renonculacées, Juss.; calice pétaloïde, 5 sép., dont le supérieur plus grand en forme de casque; cor. de 5 pétales dont 3 inférieurs trés-petits, et 2 supérieurs en forme de capuchon renfermés dans le casque; 3 capsules; racine pivotante, noirâtre, tige de 3-4 pieds, feuilles petiolées 5—7 digitées à segmens découpés en lanières étroites et aigues; fleurs paniculées, grandes, bleues. France, Suisse. L'aconitum *paniculátum*, Lmk., qui a servi aux expériences de Stork, les A. *anthora*, L., *cammarum*, L., et *lycoctonum*, L., jouissent des mêmes propriétés.
— PANICULATUM. LK. — ANTHORA. L. — CAMMARUM. L. - LYCOCTONUM. L.	....	
(761) ANEMONE NEMOROSA. L.	SYLVIE. ANÉMONE DES BOIS.	Polyandrie polyginie, L. — Renonculacées, Juss.; cal. nul, 5-9 pétales; akènes terminés par une pointe seulement dans l'A. *nemorosa*, et par une longue queue plumeuse dans l'A. *pulsatilla*. Les folioles de la première sont incisées, celles de la deuxième pinnatifides.
— PULSATILLA. L.	PULSATILLE, FLEUR DE PAQUES. COQUELOURDE.	

NOMS.	NOMS VULGAIRES ET PARTIES USITÉES OU DANGEREUSES.	CARACTÈRES BOTANIQUES.
(762) ARUM MACULATUM. L.	GOUET, ARUM.	Gynandrie polyandrie. — Aroidées, Juss.; spathe monophylle, spadice en massue en haut, femelle en bas, staminifère au milieu; acaule, feuilles hastées, entières. Racine vivace dont le tubercule charnu est arrondi, blanchâtre. Europe.
(763) BRYONIA DIOICA. L.	BRYONE, COULEUVRÉE, NAVET DU DIABLE.	Monœcie syngénésie, L. — Cucurbitacées, Juss.; cal. denté, cor. 5 fide, 5 étamines triadelphes; 3 stygmates poilus; fruit charnu à 6 graines, feuilles palmées, fleurs dioïques. Racine grasse, charnue, épaisse et blanche. Europe.
(764) CHELIDONIUM MAJUS. L.	CHÉLIDOINE, ÉCLAIRE.	Polyandrie monogynie, L. — Papavéracées, Juss.; calice 2 phylle, cor. à 4 pétales; capsule siliquiforme, bivalve à 1 loge, pédoncules en ombelle. Europe.

(765) CLEMATIS VITALBA. L. ET ERECTA. L.	CLÉMATITE, HERBE AUX GUEUX, VIORNE.	Polyandrie polyginie, L. —Renonculacées, Juss.; Cal. nul; 4-6 pétales, semences à queue; feuilles pinnées, folioles cor, diformes, grimpantes. Europe. La C. *erecta*, L., (Provence) jouit des mêmes propriétés et se distingue par sa tige droite, ses folioles ovales.
(766) COLCHICUM AUTUMNALE. L.	COLCHIQUE D'AUTOMNE, SAFRAN BATARD, TUÉ CHIEN.	Hexandrie trigynie, L. — Colchicacées, Juss.; spathe, cor. 6 fide, 4 capsules conniventes enflées; bulbe; feuilles planes lancéolées.
(767) CUCUMIS COLOCYNTHIS L.	COLOQUINTE. Fruit.	Monœcie syngénésie. L.—Cucurbitacés, Juss.; Cal., 5 fide; cor: 5 parties; 3 filets; pistil 3 fide; fruit globuleux, jaune, de la grosseur d'une orange, dont l'écorce assez mince, dure et coriace, renferme une pulpe blanche où se trouvent des graines ovales, comprimées. Il existe dans le commerce dépouillé de son écorce. Son amertume est extrême. (Asie; Archipel.)
(768) MOMORDICA ELATERIUM, L.	CONCOMBRE SAUVAGE. Fruit.	Monœcie syngénésie. L.—Cucurbitacés, Juss.; Cal., 5 fide; cor: 5 fide; style 3 fide, fruit hérissé, s'ouvrant élastiquement. (Europe.)

Suite du SEPTIÈME TABLEAU. — (1re CLASSE.)

NOMS	NOMS VULGAIRES. ET PARTIES USITÉES OU DANGEREUSES.	CARACTÈRES BOTANIQUES.
(769) EUPHORBIA LATHYRIS, L. — SYLVATICA, L. — CYPARISSIAS, L. — IPECACUANHÆ. L.	ÉPURGE. EUPHORBE.	Dodécandrie Trigynie, L. —Euphorbiacés, Juss. Fleurs monoïques, calice 1-phylle, ventru; corolle à 4-5 pétales; capsules à 3 coques pédiculées, élastiques. Le suc de toutes ces plantes est âcre et lactescent. Les trois premières croissent en Europe, la dernière en Amérique.
(770) DAPHNE MEZŒREUM, L. — LAUREOLA, L. — GNIDIUM, L.	BOIS GENTIL. LAURÉOLE. GAROU, SAIN BOIS. en pharm. CORTEX GNIDII, (écorce).	Octandrie monogynie. L. — Thymélées, Juss.; cal: nul; cor. infundibuliforme 4 fide; style court; baie globuleuse, monosperme. Le D. *mezœreum* (Europe), se distingue par ses fleurs sessiles, ternées, caulinaires; le D. *laureola*, par ses grappes axillaires à 5 fleurs; le D. *gnidium*, par ses fleurs terminales et ses feuilles linéaires (Alpes).
(771) GRATIOLA OFFICINALIS, L.	GRATIOLE. HERBE A PAUVRE HOMME, (herbe et racine).	Diandrie monogynie, L. -- Scrophulaires, Juss.; cal., à 5 sep.; cor. bilabiée, 2 étam. stériles, capsule à 2 loges, 2 bractées à la base du calice; feuilles lancéolées, dentées en scie; souche rampante et rameuse. France.

(772) DELPHINIUM STAPHYSAGRIA, L.	STAPHISAIGRE. Graines.	Polyandrie trigynie, L. — Renonculacées, Juss. Cal. coloré à 5 sep., inégaux, le supérieur ayant un éperon à sa base; cor. de 4 pétales, les deux supérieurs se terminant inférieurement en un appendice subulé caché dans l'éperon; feuilles orbiculaires à 5-7-9 lobes échancrées en cœur à la base; fleurs d'une couleur bleuâtre; fruit, 3 capsules rapprochées, cotonneuses, renfermant des graines grisâtres, comprimées irrégulièrement triangulaires, d'une saveur à la fois très-âcre et trés-amère. (Europe méridionale.)
(773) NARCISSUS PSEUDO-NARCISSUS, L.	NARCISSE. — DES PRÉS. PORILLON. Fleurs, extraits des fleurs.	Hexandrie monogynie, L. — Narcissées, Juss.; spathe 1 flore, nectaire companulé, 1 phylle, égalant les pétales qui sont au nombre de six, ovales; racine bulbifère, fleurs jaunes. D'après M. Orfila, l'extrait des fleurs est vénéneux; le bulbe, comme celui de toutes les narcissées, est âcre et émétique.
(774) JATROPHA CURCAS. L.	MÉDICINIER, Graines nommées en pharmacie: PIGNONS D'INDE. NOIX DES BARBADES.	Monœcie monadelphie, L.—Euphorbes, Juss.; arbrisseaux de l'Amérique. Cal, nul, cor. 5 pét., 8 styles bifides, capsule à 3 loges; 1 semence, 10 étamines; ces plantes sont lactescentes. Le J. *curcas*, L. de l'Am. mérid., se distingue par ses feuilles cordiformes anguleuses. Le J. *manihot*, L., Amér. austr., par ses feuilles palmées, à lobes lanceolés; ce dernier fournit le manioc ou tapioka, que l'on sépare du suc blanc et laiteux, dont l'âcreté et la propriété vénéneuse sont très-grandes.
J. MANIHOT. L.	MANIOC. PAIN DE CASSAVE.	

Suite du SEPTIÈME TABLEAU. — (1re CLASSE.)

NOMS.	NOMS VULGAIRES, ET PARTIES USITÉES OU DANGEREUSES.	CARACTÈRES BOTANIQUES.
(775) RANUNCULUS THORA. L. — FICARIA. L. — ACRIS. L. — FLAMMULA. L. -- SCELERATUS. L. — ARVENSIS. L.	THORA. FICAIRE. GRENOUILLETTE, BOUTON D'OR. DOUVE. RENONCULE DES PRÉS.	Polyandrie polyginie, L. — Renonculacées, Juss., calice à 5 sép. caducs; 5 pétales ayant à l'onglet un appendice laminé; akènes comprimés, capitulés. Presque toutes les renoncules renferment des principes vénéneux : on distingue surtout le R. *thora*, L. dont les feuilles sont réniformes crénelées, la tige biflore, Alpes; le R. *ficaria*, L. dont les tiges sont 1 flore; les feuilles cordiformes anguleuses; le R. *arvensis*, dont les semences sont hérissées, les feuilles supérieures décomposées en lobes linéaires; les R. *reptans*, *flammula*, *acris*, *bulbosus*, etc.
(776) JUNIPERUS SABINA. L.	GENEVRIER. SABINE. Les rameaux.	Diœcie monadelphie, L. — Conifères, Juss.; fleurs dioïques; mâles à chatons ovoïdes, dont les écailles portent des anthères sessiles à leur face inférieure; femelles, 3 dans un involucre charnu, globuleux, tridenté. Arbrisseaux de la France méridionale, feuilles opposées, petites, squammiformes, tige non-épineuse.

(777) CONVOLVULUS SCAMMONIA. L.	SCAMMONÉE D'ALEP Gomme résineuse extraite de la racine.	Pentandrie monogynie, L.—Convolvulacées, Juss.; calice persistant, 5 fide; cor. campanulée, plissée, 2 stygmates, capsule globuleuse à 2, ou 4 loges dispermes. Le *Convolvulus scammonia,* L. (Asie), a les feuilles hastées, entières, ses fleurs rougeâtres, petites, portées sur des pédoncules axillaires; triflores plus longs que les feuilles. La gomme résineuse qu'on extrait de ses racines forme la *scammonée d'Alep,* qu'on trouve dans le commerce en morceaux friables d'un gris foncé, à cassure brillante. Les racines de presque toutes les espèces du G. *Convolvulus,* doivent des propriétés analogues à celles du C. *scammonia,* à la gomme résineuse qu'elles contiennent; on distingue surtout le C. *jalapa,* Mexique, le C. *mechoacan,* L., Mexique, le C. *turpethum,* L., Indes, auxquels on peut même joindre les espèces indigènes, *soldanella, sepium, althœoides.*
—JALAPA. L. -MECHOACAN. L.	JALAP, racine. MECHOACAN, racine.	
-TURPETHUM. L —SEPIUM. L. -SOLDANELLA. L. -ALTHŒOIDES. L.	TURBITH VÉGÉTAL. LISERON DES HAIES. — SOLDANELLE. —A FEUILLES DE GUIMAUVE. Racine.	
(778) PERIPLOCA SECAMONE.	SCAMMONÉE DE SMYRNE.	Cette espèce de scammonée est due au *Periploca secamone,* L. Pentandrie digynie de L., Apocynées, Juss.
(779) CAMBOGIA GUTTA. L. GARCINIA CAMBOGIA. A. RIC.	MANGOSTAN. GOMME GUTTE. SUCLAITEUX.	Polyandrie monogynie, L. — guttifères, Juss.; Indes or. Arbre, cal., 4 sep., cor. 4 pét.; ovaire libre à 8 loges monospermes, renfermant une pulpe charnue; feuilles opposées, petiolées, ovales, aigues, coriaces. La gomme résine, nommée *gutte,* est extraite par des incisions pratiquées sur l'écorce.

HUITIÈME TABLEAU. — (1re CLASSE.)

Poisons irritans. — Animaux.

NOMS.	NOMS VULGAIRES.	CARACTÈRES DISTINCTIFS.
(779 *bis*) CANTHARIS VÉSICATORIA. gff. MELOE VESICATOIRA. L.	CANTHARIDE.	Insecte tétraméré, de la famille des épispastiques. Cette espèce est la plus commune en France, où elle habite les lieux chauds, et se plaît sur les frênes, les lilas, les rosiers et les troênes. Les cantharides existent dans le commerce séchées et pulvérisées : la poudre qu'elles forment alors est d'un gris verdâtre entremêlée de points luisans, d'un très-beau vert; son odeur est âcre et nauséabonde, l'âcreté et la causticité de sa saveur sont insupportables. Macérée dans l'alcool, elle donne une liqueur dont la couleur varie entre le jaune et le rouge, et qui est connue sous le nom de *teinture de cantharides*. Elle doit ses propriétés vésicantes à la *cantharidine* (Robiquet), matière blanche et cristalline, soluble dans les huiles et l'alcool bouillant.

780. *Phénomènes généraux de l'empoisonnement.*

« On sera en droit de soupçonner qu'un individu est « empoisonné, lorsqu'il se manifeste tout-à-coup chez « lui *un certain nombre* de symptômes que nous allons « énumérer : Odeur nauséabonde et infecte ; saveur dé- « sagréable, acide, alcaline, âcre, styptique ou amère ; « chaleur âcre au gosier et dans l'estomac, bouche écu- « meuse, sécheresse dans toutes les parties de cette ca- « vité ; sentiment de constriction dans la gorge ; langue « et gencives quelquefois livides, d'un jaune citron, blan- « ches, rouges ou noires ; douleur plus ou moins aigüe « dans toute l'étendue du canal digestif, et plus particu- « lièrement dans la gorge, dans la région de l'estomac, « et dans quelques autres parties du bas-ventre. Cette « douleur est souvent très-mobile, et se fait sentir suc- « cessivement dans toutes les parties du canal intestinal « et même dans la poitrine ; fétidité de l'haleine, rap- « ports fréquens, nausées ; vomissemens douloureux, « muqueux, bilieux ou sanguinolens, d'une couleur « blanche, jaune, verte, bleue, rouge ou brunâtre, « produisant dans la bouche une sensation variable, « bouillonnant quelquefois sur le carreau, et dans ce cas « rougissant l'eau de tournesol, ou bien n'exerçant au- « cune action sur le carreau, et alors, pouvant verdir le « sirop de violettes ; hoquets ; constipation ou déjections « alvines plus ou moins abondantes, avec ou sans te- « nesme, de couleur et de nature différentes, comme la « matière des vomissemens ; difficultés de respirer, an- « goises ; toux plus ou moins fatiguante ; pouls fréquent, « petit, serré, irrégulier ; soif ardente, les boissons aug- « mentent quelquefois les douleurs et ne tardent pas à

« être vomies ; frissons de temps à autre ; la peau et les « membres inférieurs sont comme glacés ; quelquefois ce- « pendant, il y a chaleur intense ; éruption douloureuse « à la peau ; sueurs froides et gluantes ; difficulté d'uri- « ner, urine rare, brûlante.

« Physionomie peu altérée d'abord, bientôt après le « teint devient pâle et plombé ; perte de la vue, de l'ouïe ; « quelquefois les yeux sont rouges et saillans hors des « orbites, dilatation de la pupille ; agitation, cris aigus, « impossibilité de garder la même position ; délire fu- « rieux ou gai ; mouvemens convulsifs des muscles de la « face, des mâchoires et des extrêmités ; rire sardonique, « trismus ; contorsions horribles ; tête souvent renversée « sur le dos ; roideur extrême des membres, accompa- « gnée d'une contraction générale des muscles de la poi- « trine, qui détermine l'immobilité de ses parois ; quel- « quefois stupeur, engourdissement, pesanteur de tête, « envie de dormir, légères d'abord, puis insupportables ; « vertiges ; paralysie et grande faiblesse des membres « abdominaux ; état comme apoplectique ; prostration « extrême des forces ; altération de la voix ; priapisme « opiniâtre, très-douloureux. »

(M. Orfila.)

781. Nous ne pouvions rien dire de plus précis, de plus exact, sur les phénomènes généraux de l'empoisonnement, que ce que nous venons de rapporter. Il ne nous reste plus, pour compléter le diagnostic de cet état, que de noter les particularités qu'on observe suivant la nature de la substance vénéneuse qui a été avalée.

782. Si l'empoisonnement est dû à l'ingestion d'un acide, l'individu éprouve une saveur acide, âcre, brûlante ; le sentiment d'âcreté, de chaleur, gagne promp-

tement le gosier, l'estomac, les entrailles. L'haleine est d'une fétidité insupportable, il survient de fréquens rapports, des nausées, des vomissemens; ceux-ci sont très-abondans, les matières rejetées ont une couleur variée, quelquefois elles sont mêlées de sang, et elles laissent, dans la bouche, un goût d'amertume intolérable; elles bouillonnent le plus souvent sur le carreau, elles rougissent la teinture de tournesol, etc. Enfin, on voit paraître tous les symptômes du choléra-morbus le plus violent (199). Le phosphore donne lieu à des phénomènes analogues à ceux que produisent les acides, excepté cependant que les matières rejetées ne bouillonnent pas sur le carreau.

783. Quand l'empoisonnement est le résultat de l'ingestion d'un alcali, les symptômes sont à-peu-près les mêmes que ceux qu'occasionnent les acides, seulement la saveur est plus âcre, plus caustique; elle est urineuse, et les matières vomies ne bouillonnent pas sur le carreau, mais elles répandent une odeur alcaline. S'il est dû à l'alcali volatil, les symptômes prennent beaucoup d'intensité, et bientôt on voit paraître d'horribles convulsions. S'il est dû à une préparation de baryte, les convulsions qui se déclarent aussi, sont suivies de paralysie et d'une prompte altération des traits de la face. Les mêmes phénomènes s'observent lorsque l'individu a été empoisonné par le sel ammoniac (hydrochlorate d'ammoniaque), et même, dit-on, par le nitre (nitrate de potasse).

784. A la suite de l'empoisonnement par une substance mercurielle, le malade éprouve une saveur très-métallique; les autres symptômes n'offrent rien de particulier.

785. L'empoisonnement par une préparation arsenicale donne lieu aux phénomènes généraux de l'empoisonnement, mais, chose remarquable dans ce cas, les mouvemens du cœur sont très-précipités et tumultueux. A la saveur âcre que produit ce poison, s'en joint une alliacée très-sensible.

786. L'introduction dans l'estomac d'une substance cuivreuse ou antimoniale, produit les symptômes généraux de l'empoisonnement. Les vomissemens opérés par les préparations antimoniales sont plus fréquens et plus abondans ; on voit quelquefois, dans ce cas, survenir un état d'ivresse. Le foie de soufre occasionne des convulsions, lesquelles sont suivies de paralysie, et d'une prompte altération des traits de la face.

787. Si l'empoisonnement est produit par les préparations de plomb, le malade accuse une saveur sucrée, astringente, métallique ; bientôt on voit se développer la plupart des phénomènes généraux de l'empoisonnement, et particulièrement ceux de la colique des peintres (620).

788. L'application des cantharides sur la peau peut donner lieu à de graves accidens. Il en est de même lorsqu'elles ont été avalées. Au moment de leur ingestion, le malade éprouve une saveur âcre, très-désagréable ; une chaleur brûlante, des douleurs très-vives dans le gosier, et surtout dans l'estomac, ainsi que dans les autres parties de l'abdomen ; les vomissemens sont mêlés de sang, les selles sont copieuses et sanguinolentes ; bientôt après, priapisme insupportable, ardeur dans la vessie, difficulté extrême d'uriner ; quelquefois suppression de l'urine, et alors s'il s'en échappe quelques gouttes, elles sont mêlées de sang ; resserrement des mâchoires,

déglutition impossible, roideur tétanique, délire, mort.

789. Les substances végétales irritantes introduites dans le corps donnent lieu aux phénomènes généraux que nous avons rapportés d'après M. le professeur Orfila, mais on voit principalement survenir la dilatation de la pupille, un état d'ivresse. A la suite de cet état, l'abattement devient extrême, et la mort ne tarde pas à le suivre. Plusieurs de ces substances vénéneuses occasionnent de violentes convulsions, d'autres des cris plaintifs, etc.

790. *Contre-poisons*. Il résulte des expériences faites par le savant professeur que nous venons de citer, que certaines substances jouissent de la propriété de neutraliser le poison, lorsqu'elles ont été mises à temps en contact avec lui. C'est ainsi qu'il regarde la *magnésie calcinée* (on en délaye une once dans une pinte d'eau), comme le meilleur antidote du chlore, (698) des acides (de 718 à 727). Il conseille d'employer, dans ces cas, une dissolution de savon (on en fait dissoudre une demi-once dans une pinte d'eau), lorsque la magnésie n'est pas sous la main du médecin. Quoique le savon soit très-utilement employé, il faut toujours, quand on le peut, donner la préférence à la magnésie.

791. Les acides tels que le *vinaigre*, le *suc de citron* étendus d'eau doivent être administrés comme antidotes des empoisonnemens par les alcalis (702 à 708).

792. *Le blanc d'œuf* (albumine) délayé dans de l'eau froide (dix ou douze par litre d'eau) est l'antidote des préparations mercurielles (739, 747) et cuivreuses (732, 736, 737, 751). A défaut de blanc d'œuf, on emploie le lait avec avantage.

793. Une dissolution de *muriate de soude* (sel de

cuisine (une cuillerée dans quatre litres d'eau), est regardée comme le meilleur contre-poison des préparations d'argent (744).

794. On a constaté que le *sulfate de soude* (sel de Glauber) et celui de magnésie (sel d'Epsom) sont les contre-poisons des préparations de baryte (741) et de plomb (752), enfin que le *lait* est le meilleur antidote des sels d'étain (742).

795. Malgré les nombreuses recherches qui ont été faites, on n'a pu encore découvrir de contre-poisons pour les préparations arsenicales, de bismuth, d'or, de zinc ; pour le nitre, le sel ammoniac, le foie de soufre ; seulement elles ont confirmé, dans le cas d'empoisonnement par les antimoniaux (709, 754), qu'une décoction de noix de galle ou de quinquina était utilement administrée ; elles ont aussi prouvé que les boissons mucilagineuses, gommeuses, étaient employées avec succès dans les empoisonnemens par des végétaux irritans (1er tableau), ou par les cantharides (779 *bis*).

796. *Traitement.* Lorsqu'on est appelé auprès d'un individu empoisonné, il faut considérer le temps qui s'est écoulé depuis le moment de l'ingestion du poison. S'il n'est avalé que depuis peu, il faut se hâter d'employer l'antidote que l'expérience a prouvé posséder la propriété de le décomposer. Cet antidote doit être prescrit dans beaucoup de véhicule, afin de provoquer le vomissement et parconséquent l'expulsion de l'agent délétère en même-temps qu'on cherche à neutraliser son action. Si aucun contre-poison n'est connu, on donne l'eau sucrée en abondance seule ou avec l'eau de chaux pour provoquer les vomissemens dans le cas d'empoisonnement avec les substances arsenicales

(710, 713, 714); on peut l'administrer sans eau de chaux, lorsqu'il sera dû aux préparations d'or, de bismuth ou de zinc (738), au nitre ou au sel ammoniac (740). On aura recours aux boissons mucilagineuses, gommeuses ou simplement sucrées, lorsque l'empoisonnement aura eu lieu avec le foie de soufre (757), une substance végétale irritante, ou avec l'une des préparations des cantharides (779 *bis*); mais dans ce dernier cas, il faut prescrire en même-temps des frictions camphrées qu'on pratiquera sur la partie interne et supérieure des cuisses, afin de détruire la violente irritation qui se porte sur la vessie.

797. Il est des cas où il convient de provoquer le vomissement en introduisant les doigts dans la bouche, ou en titillant la gorge avec les barbes d'une plume; mais dans aucune circonstance il ne faut employer l'émétique, dont l'action, loin d'améliorer la situation du malade, ne ferait que l'aggraver.

798. Lorsque le poison a été avalé depuis quelque temps, il faut combattre, par un traitement antiphlogistique les phénomènes inflammatoires qui sont survenus, et se conduire comme si l'on avait à traiter un cholera-morbus ou une gastrite intenses (521). Ainsi, boissons mucilagineuses ou gommeuses, qu'on devra quelquefois rendre sédatives en y incorporant des opiacés; bains, fomentations émollientes, mais principalement émissions sanguines générales et locales.

CLASSE DEUXIÈME.

POISONS NARCOTIQUES.

PREMIER TABLEAU.

Alcaloïdes , Sels végétaux. — Acide hydrocyanique.

	NOMS NOUVEAUX.	NOMS ANCIENS.	CARACTÈRES DISTINCTIFS.
ALCALOIDES.	(799) ATROPINE .	. . . .	Extrait de la belladone par Brandes ; aiguilles prismatiques, incolores, inodores, alcalines, peu solubles dans l'eau, l'alcool et l'éther ; forment des sels dont les solutions aqueuses, répandent des vapeurs qui agissent comme narcotiques.
	(800) DELPHINE.	. . . .	Extrait, par MM. Lassaigne et Chevallier, du delphinium straphysagria. Poudre blanche inodore, âcre, très-amère, alcaline; brûle sans résidu; prend une teinte jaune par l'acide nitrique. Six grains tuent un chieu.

Suite des ACALOIDES.

(801) DIGITALINE.	Découverte par M. Leroyer dans les feuilles de *digitalis purpurea ;* peu connue ; très-amère, très-soluble, déliquiescente même ; un demi-grain en solution dans deux gros d'eau tiède, injecté dans les veines d'un chat, le tue en un quart d'heure.
(802) MORPHINE	Découverte dans l'opium par Sertuerner (1807) ; cristaux blancs en prismes rectangulaires, inodores, insipides, d'une grande amertume, alcalins ; solubles dans l'alcool, l'éther ; point dans l'eau ; l'acide nitrique lui donne une couleur rouge de sang, qui devient fauve par l'addition de l'hydrochlorate d'étain. (M. Dublanc.) (*Voy.* acétate de morphine. 806.)
(803) NARCOTINE	Découverte dans l'opium par M. Desrone ; aiguilles déliées, insipides, fusibles ; inaltérables à l'air, peu solubles dans l'eau, solubles dans l'alcool ; forme des sels beaucoup plus vénéneux qu'elle ne l'est elle-même.
(804) PICROTOXINE	Principe vénéneux découvert par Boullay dans la coque du Levant : cristaux prismatiques, blancs, inodores, alcalins, décomposés par la chaleur, solubles dans l'eau, l'alcool et l'éther ; forme des sels très-amers et peu solubles.

Suite du PREMIER TABLEAU. — (2ᵉ CLASSE.)

	NOMS NOUVEAUX.	NOMS ANCIENS.	CARACTÈRES DISTINCTIFS.
Suite des ALC.	(805) STRYCHNINE	. . . .	Découvert par MM. Pelletier et Caventou dans la noix vomique et la fève de Saint-Ignace ; cristaux microscopiques, blancs, d'une amertume extraordinaire, à peine solubles dans l'eau et dans l'éther, très-solubles dans l'alcool ; formant à froid, avec l'acide nitrique, une belle couleur rouge qui disparaît si l'on ajoute de l'hydrochlorate d'étain. (M. Dublanc.)
SEL VÉGÉTAL.	(806) ACÉTATE DE MORPHINE.	. . . .	Amer et très-soluble comme tous les sels de morphine ; on a pensé que ses propriétés étaient plus prononcées que celles de l'alcaloïde qui sert à le former ; il semble résulter des expériences de MM. Ségalas, Barthélemy d'Alfort, et surtout de M. Vassal, que les qualités vénéneuses de l'un et de l'autre ont été beaucoup exagérées. D'après M. Dublanc, les dissolutions de sels de morphine sont troublées par la solution alcoolique de noix de galles, même dans la proportion de 15 de sel pour 1000 d'eau. (*Voy.* Morphine.)

(807) ACIDE HYDROCYANIQUE.	ACIDE PRUSSIQUE.	Liquide, incolore, facilement altérable, doué d'une odeur forte, insupportable, analogue, s'il est en petite quantité, à celle des amandes amères; volatil, bouillant à 26°, inflammable, et formant du bleu de Prusse quand il est en contact avec du fer et de l'eau.

DEUXIÈME TABLEAU. — 2me CLASSE.)

Poisons narcotiques. Végétaux.

NOMS.	NOMS VULGAIRES ET PARTIES ACTIVES.	CARACTÈRES BOTANIQUES.
(808) AMYGDALUS COMMUNIS. L. V. *Amara.*	AMANDIER COMMUN. AMANDES AMÈRES.	Arbre de l'Icosandrie polyginie. L. — Rosacés. Jss. Europe et Barbarie. Cal. 5 fide ; 5 pétales ; fruit à noyau percé de pores, feuilles dentelées, fleurs sessiles, géminées. Ces amandes doivent leurs propriétés à l'huile volatile et à l'acide hydrocyanique qu'elles contiennent.
(809) TAXUS BACCATA. L.	IF COMMUN. FEUILLLES, BAIES.	Diæcie monadelphie. L. — Conifères. Jss. Arbre d'Europe. Cal. 3 phylle ; anthères en bouclier, 8 fide, feuilles rapprochées; la propriété vénéneuse des baies est mise en doute, celle des feuilles est avérée.

Nom latin	Nom français	Description
(810) HYOSCIAMUS ALBUS. L. — AUREUS. L. — NIGER. L. — PHYSALOIDES. L. — SCOPOLIA. L. — DATORA. FORSK.	JUSQUIAME BLANCHE. — JAUNE. — NOIRE.	Pentandrie monogynie. L. — Solanées. Jss. Cor. infundibuliforme, obtuse; étamines inclinées; caps. operculée à 2 loges. Presque toutes les espèces sont délétères; la plus active, d'après Gilibert, est l'*h. albus*, L. (feuilles pétiolées, obtuses, fleurs sessiles) qui fut employée par Hippocrate. — L'*h. aureus* (Asie, feuilles aigues, fleurs pédonculées) est aussi vénéneuse que la précédente. — L'*h. niger* (feuilles amplexicaules, fleurs sessiles) est la plus usitée en France; M. Brande en a extrait l'alcaloïde végétal, *hyosciamin.* — Les *h. physaloïdes*, L. (Sibérie), *scopolia*, L., et *datora*, Forsk. (Asie) ont aussi une action puissante.
(811) LACTUCA VIROSA. L.	LAITUE VIREUSE. (Feuilles, Extrait.)	Syngénésie polygamie. L. — Chicoracées. Jss. Involucre imbriqué, cylindrique, renflé à sa partie inférieure; réceptacle plane, aigrette stipitée; fleurs jaunes en panicule rameuse, feuilles semi-amplexicaules, les inférieures grandes, sagittées, obtuses, aiguillonnées à la carène; les supérieures petites, aigues, pinnatifides.

Suite du DEUXIÈME TABLEAU. — (2me CLASSE.)

NOMS.	NOMS VULGAIRES ET PARTIES ACTIVES.	CARACTÈRES BOTANIQUES.
(812) PRUNUS LAURO-CERASUS. L.	LAURIER CERISE. (Eau distillée, huile essentielle.)	Icosandrie monogynie. L. — Rosacées. Jss. Arbre d'Europe. Cal. 5 fide, inférieur; 5 pétales; fruit à noyau, dont les sutures sont saillantes; fleurs en grappes; feuilles à deux glandes sur le dos, sessiles, toujours vertes, luisantes en dessus.
(813) SOLANUM NIGRUM. L.	MORELLE. MORELLE NOIRE.	Pentandrie monogynie. L. — Solanées. Jss. Cor. rotacée, 5 fide; anthères conniventes; baie à 2 loges, entourée à sa base par le calice persistant, noirâtre; tige herbacée, sans épines; feuilles ovales, dentées, anguleuses; grappes distiques, penchées. C'est dans cette plante que M. Desfosses a trouvé l'alcaloïde végétal *solanine*, à l'état de malate acide.

(814)
PAPAVER SOMNIFERUM. L.

PAVOT SOMNIFÈRE.
(Le suc et les capsules.)
OPIUM, TÊTES DE PAVOTS.
OPIUM THÉBAÏQUE.

Polyandrie monogynie. L. Papavéracées. Jss. — Cor. de 4 pétales; cal. 2 phylle, glabre; caps., 1 loge, ouverte par des pores sous le stygmate persistant, glabre; feuilles amplexicaules incisées; fleurs solitaires purpurines ou blanches. Orient. — C'est le suc que l'on obtient en incisant ses capsules encore vertes, qui, épaissi, forme l'*opium thébaïque*; celui que l'on obtient par la décoction des feuilles et des capsules est moins pur; l'opium du commerce est sous forme de gâteaux bruns, dont la cassure est brillante, l'odeur forte, vireuse, la saveur amère, désagréable, nauséeuse; cette substance doit surtout ses propriétés aux 2 alcaloïdes végétaux, *morphine* et *narcotine* qu'elle renferme.

815. *Symptômes de l'empoisonnement par les substances narcotiques.* Nous avons indiqué, d'après M. le professeur Orfila, les phénomènes de l'empoisonnement en général, parmi lesquels se trouvent ceux que produisent les substances narcotiques, rappelons-les sommairement. Les effets de ces poisons commencent par un engourdissement général, accompagné de pesanteur de tête, d'assoupissement; à ces symptômes succèdent bientôt des vertiges, des nausées, des vomissemens, un état d'ivresse, un délire continuel; les yeux sont gonflés, languissans; on observe de légers mouvemens convulsifs, et quelquefois la paralysie momentanée des extrémités inférieures; les pupilles sont ordinairement dilatées; le malade tombe dans un profond état de stupeur, dans une sorte d'apoplexie; le pouls est d'abord plein et fort; il devient ensuite inégal, irrégulier, petit. Enfin, les phénomènes nerveux acquièrent de l'intensité, et la mort survient.

816. *Traitement.* Lorsqu'un individu a été empoisonné par l'une des substances que nous avons indiquées dans les deux tableaux de la classe des poisons narcotiques, le médecin doit s'empresser de faire vomir le malade, en prescrivant l'émétique dans une petite quantité d'eau (six grains de tartrate de potasse antimonié, dans six onces de véhicule); il facilitera le vomissement par l'usage d'une petite quantité de boisson tiède, mais surtout en titillant le gosier avec les barbes d'une plume, ou en introduisant les doigts dans la bouche. Dès que la substance vénéneuse sera expulsée, il prescrira une boisson acidulée, ou mieux, plusieurs tasses d'une forte infusion de café. Si à l'aide de ces moyens on ne parvenait pas à sortir le malade de son

état de stupeur, on pratiquerait une saignée au bras, mais plus particulièrement à la jugulaire.

817. M. Briand dit que M. Barbier a obtenu de bons effets de l'emploi des alcooliques et de l'éther sulfurique.

818. L'empoisonnement par l'acide prussique (acide hydrocyanique) ne laisse pas le temps d'agir, il tue à l'instant même; cependant, si la dose n'a pas été assez forte pour donner la mort aussi promptement, il faut administrer un vomitif actif et recourir ensuite à l'usage de l'huile de thérébentine, qui, suivant M. Emmert, est le meilleur moyen qu'on puisse employer contre ce redoutable poison. Mieux encore le chlore, suivant de récentes expériences, non-publiées, et faites par M. le professeur Orfila.

CLASSE TROISIÈME.

DES POISONS VÉGÉTAUX NARCOTICO-ACRES.

PREMIER TABLEAU.

Des Alcalis végétaux narcotico-âcres.

NOMS.	CARACTÈRES DISTINCTIFS.
(819) VÉRATRINE.	Découverte en 1819 par MM. Pelletier et Caventou, dans l'ellébore blanc, les colchiques, la cévadille ; blanche, pulvérulente, peu soluble dans l'eau, très-soluble dans l'alcool, et formant, avec les acides, des sels insolubles.
(820) BRUCINE.	Découverte par MM. Pelletier et Caventou dans la fausse angusture ; elle est blanche, cristallisable, insoluble dans l'éther, peu soluble dans l'eau, très-soluble dans l'alcool. L'acide nitrique lui donne une couleur rouge de sang très-foncée, que l'hydrochlorate d'étain fait passer au violet. (M. Dublanc.)

DEUXIÈME TABLEAU. (3e CLASSE.)

Poisons narcotiques âcres. Substances végétales.

NOMS	NOMS VULGAIRES ET PARTIES ACTIVES.	CARACTÈRES BOTANIQUES.
(821)	FAUSSE ANGUSTURE. Ecorce	Cette écorce est apportée de l'Amérique méridionale en plaques épaisses, couvertes d'un épiderme gris rougeâtre, quelquefois fongueux; l'intérieur est rouille clair ou gris; la poussière est d'un blanc jaunâtre; la saveur excessivement amère. La plupart des auteurs pensent que cette écorce est celle du *Brucea ferruginea*, L'hér., mais d'après M. Virey, ce serait celle du *Strychna colubrina*.
(822)	COQUES DU LÉVANT. Fruits.	Les coques du levant sont les fruits de plusieurs espèces de *Menispermum*, et surtout du M. *cocculus*, L., (*cocculus suberosus* Dc.), Indes-Orientales. Elles se composent d'une enveloppe sèche, noirâtre, renfermant une amande blanche, dont l'amertume très-grande est due à la *picrotoxine* que M. Boulay y a découverte.

Suite du DEUXIÈME TABLEAU. (3e CLASSE.)

NOMS.	NOMS VULGAIRES ET PARTIES ACTIVES.	CARACTÈRES BOTANIQUES.
(823) LAURUS CAMPHORA. L.	LAURIER CAMPHRIER. Camphre.	Ennéandrie monogynie, L. — Laurinées, Juss., arbre du Japon, fleurs unisexuées, disposées en corymbes, longuement pédonculées ; calice 4-6 fide, filets des étamines appendiculés à la base ; ovaire ovoïde, drupe enveloppée à sa base par le calice persistant ; feuilles à triple nervure, ovales, acuminées, entières. Le *camphre* est un huile volatile, concrète, extraite par sublimation des branches et des racines.
(824) STRYCHNOS.	NOIX VOMIQUE, FÈVE DE SAINT-IGNACE, IGASURE, UPAS TIEUTÉ.	Pentandrie monogynie, L. —Apocynées, Juss., cor. quinquéfide, baie uniloculaire, polysperme. Le S. *nux vomica*, L., arbre de l'Inde, fournit la noix vomique, et le St. *Ignatia*, *auct*. (*ignatia amara* ; L.), la fève de St.-Ignace. L'*Upas tieuté* des Javanais provient aussi d'une espèce de Strychnos. Toutes ces substances doivent leurs propriétés à l'alcaloïde végétal *strychnine*, découvert par MM. Pelletier et Caventou.

(825)	TRICUNAS, UPAS ANTIAR.	Ces deux substances vénéneuses sont des sucs préparés par les Indiens. La première parait provenir, d'après Leschenault, d'un arbre qui a été nommé *Antiaris toxicaria*; on ne connaît pas bien la composition de la seconde.
(826) ATROPA BELLADONA. L.	BELLADONE. Feuilles, racine, fruits.	Pentandrie monogynie, L.— Solanées, Juss., cal. campanulé, 5 fide, persistant; cor. campanulée, 5 fide; baie arrondie, un peu déprimée, du volume d'une cerise; d'abord verte, puis rouge et tout-à-fait noire; 2 loges polysp., l'A. belladona est indigène, M. Brande en a retiré l'*atropine*, l'A.
ATROPA. MANDRAGORA. L.	MANDRAGORE.	*mandragora*, L., est encore plus active. Espagne.
(827) CONIUM MACULATUM. L.	CIGUE MACULÉE. GRANDE CIGUE. Toute la plante.	Pentandrie digynie, L.—Ombellifères, Juss., involucre de 3 à 5 fol. réfléchies; involucelle de 3 fol. unilatérales; fruits globuleux didymes, à 5 côtes obtuses crenelées sur chaque moitié, fleurs blanches, ombelles opposées aux feuilles, pétioles marginés. Indigène.
(828) DATURA STRAMONIUM. L.	STRAMOINE, POMME ÉPINEUSE.	Pentandrie monogynie, L. — Solanées, Juss., cor. infundibul., plissée; calice tubulé, anguleux, caduc; capsules à 4 valves, péricarpes épineux, redressés, ovales; feuilles ovales glabres. Amérique, Europe.

Suite du DEUXIÈME TABLEAU. (3e CLASSE.)

NOMS	NOMS VULGAIRES ET PARTIES ACTIVES.	CARACTÈRES BOTANIQUES.
(819) DIGITALIS PURPUREA. L.	DIGITALE POURPRÉE, GANTS DE NOTRE-DAME, GANTELÉE. feuilles.	Didynamie angiospermie, L. — Scrophulariées, Juss. Cal., 5 partite, ovale, à foliol. aigues; cor. campanulée, 5 fide, d'un rouge vif, tachetée à l'intérieur de petits points noirs, garnis de longs poils mous. Indigène.
(830) HIPPOMANE MANCENILLA. L.	MANCENILLIÉR.	Monœcie monadelphie, L.—Euphorbiacées, Juss. Arbre de l'Amérique méridionale; fleurs mâles, chaton; perianthe 2 fide, cor. nulle; femelles, perianthe 3 fide, cor. nulle; stygm. 3 fide; fruit à noyau; feuilles ovales, dentées en scie, à deux glandes à leur base.
(831) LOLIUM TEMULENTUM. L.	IVRAIE. fruits.	Triandrie-Digynie, L. — Graminées, Juss. Epillets solitaires, glume à une valve, multiflore, la terminale à 2 valves; bâle bivalve, l'interne bidentée, l'externe aristée; fleurs en épi, long de huit à dix pouces; deux petites écailles (valves rudim.), sont opposées à la valve de la glume.

(832) NERIUM OLEANDER. L.	LAURIER ROSE.	Pentandrie monogynie, L. — Apocynées, Juss. Cal. 5 fide; cor. infundibuliforme, 5 lobes à et leur base 5 appendices frangés; follicules allongés à plusieurs graines aigrettées; rameaux trichotomes, feuilles ternées, lancéolées, sessiles. Eur. mérid.
(833) NICOTIANA. TABACUM. L.	TABACUM.	Pentandrie monogynie, L. — Solanées, Juss. Cal. urceolé, 5 fide; cor. infundibul. à tube long, limbe ouvert plissé, étamines inclinées, caps. à 2 valves, à 2 coques; feuilles lanceolées, ovales, sessiles et décurrentes. Europe.
(834) OETHUSA CYNAPIUM. L.	PETITE CIGUE.	Pentandrie digynie, L. — Ombellifères, Juss. Diffère de la grande cigue par l'absence de l'involucre, et des crenulures sur les côtes du fruit; du persil, par son odeur nauséabonde quand on la froisse, celle du persil est aromatique; ses feuilles trois fois divisées, celles du persil ne le sont que deux fois; ses folioles étroites, aigues, celles du persil sont subcunéiformes; sa tige lisse, glauque, celle du persil est striée; ses fleurs blanches, celles du persil sont verdâtres; et enfin ses fruits arrondis, ceux du persil étant allongés.

Suite du DEUXIÈME TABLEAU. — (3e CLASSE.)

NOMS	NOMS VULGAIRES ET PARTIES ACTIVES.	CARACTÈRES BOTANIQUES.
(835) RUTA GRAVEOLENS. L.	RUE.	Décandrie monogynie, L. — Rutacées de Juss., cal. 4 partite; cor. 4-5 pétales, concaves, ovaire à 4-5 côtes rugueuses; feuilles décomposées, fleurs latérales. France mérid.
(836) SCLEROTIUM CLAVUS. D	ERGOT. SEIGLE ERGOTÉ.	Production cornée de la section des tuberculaires qui détruit et remplace le fruit du seigle et des autres céréales. Elle est noire à l'extérieur, blanchâtre à l'intérieur, un peu arquée.
(837) Espèces des G. AGARICUS Bull. AMANITA. Pers. HYPOPHYLLUM. Paul.	CHAMPIGNONS.	Les caractères auxquels on peut reconnaître les champignons vénéneux sont pour la plupart incertains, et présentent de nombreuses exceptions. Ils croissent presque toujours dans les lieux humides. Ils sont en général colorés, tandis que la teinte des champignons comestibles ne varie guère qu'entre le blanc et le violet, pourtant l'oronge (*amanita aurantiaca*, Pers) est une exception remarquable. Leur chair est mollasse, aqueuse; celle des champignons comestibles est douce, blanche, sèche, cassante. Tous ceux qui renferment un suc laiteux, âcre, sont suspects. Leur odeur et leur goût sont désagréables. Ils peuvent aussi bien que les bons champignons servir à la nourriture des vers, des limaces, etc.

838. *Symptômes de l'empoisonnement par les substances narcotico-âcres*. Les poisons que nous avons désignés (de 821 à 828) donnent lieu aux phénomènes suivans : Roideur générale et convulsive, renversement de la tête en arrière ; yeux rouges, saillans, hors des orbites ; pupilles ordinairement dilatées ; langue et gencives livides ; nausées, vomissemens, coliques ; déjections alvines plus ou moins fréquentes ; pouls irrégulier ; respiration d'abord pénible, peu à peu cette fonction s'éteint, et le malade meurt asphyxié.

839. Quand le poison avalé est un de ceux dont nous avons indiqué les caractères (de 828 à 836), le malade pousse des cris, il est agité, dans une sorte de délire plus ou moins gai ; à cet état se joignent des mouvemens convulsifs des muscles de la face et des extrémités ; la prunelle est dilatée, le pouls est fort, fréquent, régulier, ou petit, lent et irrégulier ; on voit survenir des nausées, des vomissemens opiniâtres, des évacuations alvines plus ou moins abondantes, lesquelles sont précédées et accompagnées de douleurs abdominales ; d'autres fois, les nausées, les vomissemens n'existent pas ; mais alors, le malade est dans un état d'ivresse, d'insensibilité, de tremblement général.

840. L'empoisonnement par les champignons vénéneux (837) se caractérise ordinairement par les phénomènes suivans : Quatre, cinq heures, ou seulement vingt-quatre heures après que l'individu en a mangé, il survient des tranchées, des nausées, des vomissemens plus ou moins fréquens et abondans ; de la chaleur dans les entrailles, des douleurs vives et presque continuelles, des crampes, des mouvemens convulsifs, une soif dévorante ; son pouls est petit, dur, tendu, fréquent. D'au-

tres fois, le malade est dans un état d'ivresse, de délire, ou dans l'assoupissement, duquel il est retiré par le renouvellement des douleurs et des convulsions; d'autres fois encore l'assoupissement n'existe pas, et le malade conserve le libre exercice de ses facultés morales; dans tous les cas, défaillance, sueurs froides, etc.

841. Dans le cas d'empoisonnement par le seigle ergoté (836), les accidens commencent par un fourmillement aux pieds, bientôt suivi de cardialgie, d'une sensation très-incommode aux mains, de contraction dans les doigts, etc., enfin la gangrène se déclare.

842. *Traitement.* On provoquera l'expulsion de la substance vénéneuse, en administrant l'émétique à haute dose, ou un éméto-cathartique pour en faciliter la sortie par haut et par bas. On dissipera la congestion cérébrale en pratiquant une saignée, qui sera renouvelée suivant la persistance de l'assoupissement; s'il survenait des phénomènes nerveux, on les combattrait par l'usage des antispasmodiques, comme l'éther, la liqueur de Hoffmann, etc.

L'emploi des boissons acidulées ne doit être prescrit que lorsque les champignons ont été expulsés de l'estomac.

CLASSE QUATRIÈME.

POISONS SEPTIQUES OU PUTRÉFIANS.

PREMIERE SECTION.

Des animaux vénéneux dont la piqûre ou la morsure est suivie d'accidens plus ou moins graves.

843. La piqûre de certaines vipères (vipera berus,

cobra de capello, katuca recula, rodroo pam, des indiens), celle du serpent à sonnettes, du trigonocéphale des Antilles, donnent lieu aux phénomènes suivans : douleurs aigües dans la partie blessée, qui ne tardent pas à se propager dans le membre et même dans l'intérieur du corps ; la plaie laisse couler quelques gouttes d'un sang noir, puis une humeur fétide ; il se forme une tumeur d'abord pâle, ensuite rougeâtre, livide, gangréneuse, et le membre qui a été piqué devient froid. Ces symptômes locaux sont accompagnés de défaillance, de vomissemens, de convulsions, d'ictère, d'une difficulté de respirer plus ou moins grande. Le pouls est ordinairement fréquent, petit, irrégulier ; des sueurs abondantes inondent le corps de l'individu blessé ; sa vue se trouble, ses facultés morales se dérangent, etc. Tous ces phénomènes acquièrent promptement de l'intensité, en même temps, il se forme sur la piqûre un abcès considérable, enfin la mort survient.

844. La piqûre du *scorpion* ne produit pas des effets aussi graves ; la partie blessée est marquée par une tache rouge de la grandeur d'un centime ; cette tache s'agrandit peu, mais elle noircit vers son milieu ; la douleur que ressent le malade est plus ou moins vive et s'accompagne de frisson, de fièvre, d'engourdissement et quelquefois de hoquets, de vomissemens, de tremblemens dans tous les membres.

845. La piqûre de l'*abeille,* de l'*araignée,* du *bourdon,* du *cousin,* du *frélon,* de la *guêpe*, de la *mouche,* du *taon*, de la *tarentule,* donne lieu à des douleurs quelquefois fort vives, à la tuméfaction de la partie blessée, mais elle n'est jamais dangereuse.

846. *Traitement.* Quand un individu a été piqué par

une vipère ou par un serpent à sonnettes, il faut s'empresser de cautériser la plaie ; on se sert à cet effet d'un fer rougi à blanc, du nitrate d'argent fondu, de la potasse caustique réduits en poudre, du nitrate de mercure, du beurre d'antimoine, de l'huile de vitriol, ou de la pommade de M. Gondret, dont l'action prompte sera très-utile pour neutraliser le venin.

Les moyens compressifs, qui empêchent la circulation du sang veineux au-dessus du lieu blessé, les ventouses, la succion ont été recommandées et employées avec succès.

Après avoir cautérisé profondément, on prescrit à l'intérieur quelques tasses d'infusion de sureau, dans lesquelles on ajoute de cinq à six gouttes d'alcali volatil. M. le professeur Orfila conseille, dans le cas de piqûre par la vipère ou le serpent à sonnettes, une potion faite avec un grain d'arsenic et autant de potasse qu'on fait bouillir dans une once et demie d'eau.

847. Il est rare en France que la piqûre du scorpion occasionne des accidens, cependant nous avons vu, pendant notre séjour à Montpellier, que l'existence d'un individu a été très-compromise pour avoir été piqué par cet insecte. Le traitement consiste à employer intérieurement la boisson ci-dessus indiquée (infusion de sureau avec addition de quelques gouttes d'ammoniaque), et à couvrir la plaie avec un cataplasme de farine de graines de lin arrosé avec de l'alcali volatil.

848. Quant à la piqûre de l'abeille, du bourdon, etc., on enlève d'abord l'aiguillon, et l'on frotte la plaie avec un liniment ammoniacal.

DE LA RAGE.

849. Maladie communiquée par la bave ou la morsure d'un animal enragé, et qui n'est point spontanée chez l'homme.

850. *Symptômes.* L'individu mordu par un animal enragé est inquiet, triste, pusillanime ; son sommeil est agité, il perd l'appétit ; ses blessures deviennent douloureuses, et souvent du vingtième au quarantième jour, après la contagion, les phénomènes suivans se déclarent : sentiment d'ardeur et de constriction à la gorge, déglutition difficile, soif très-vive, horreur des liquides et des corps brillans ; crachottemens fréquens d'une salive écumeuse ; regard étonné et farouche ; fureur, grincement des dents, envie de mordre, anxiété ; chaleur brûlante à l'épigastre ; agitation continuelle, convulsions, pouls dur, inégal, respiration gênée.

Renouvellement de ces symptômes par le simple aspect des liquides et des corps brillans ; dans l'intervalle, abattement, morosité ; peu après faiblesse du pouls ; pâleur de la face, froid des extrémités, lipothymie, convulsions, mort. (SCHWILGUÉ.)

851. A ces phénomènes nous ajouterons ceux qui ont été rapportés par M. Marochetti, et qui consistent dans la présence de plusieurs pustules qu'il a observées sous la langue, autour du filet, lesquelles se manifestent ordinairement du troisième au neuvième jour après la morsure, mais quelquefois cependant elles n'ont paru que du vingtième au trentième ; l'existence de ces pustules a été constatée tout récemment par M. Vallette, médecin à Compiégne.

852. *Traitement.* Nous ne parlerons que du traite-

ment qu'il convient d'employer à l'instant même où l'individu vient d'être mordu, et avant le développement de cette redoutable affection, parce que jusqu'ici il est reconnu qu'une fois que la maladie est déclarée, tous nos moyens sont insuffisans, la mort est inévitable. On facilitera d'abord la sortie du sang de la plaie en la pressant en tous sens, en appliquant des ventouses; ensuite on la lavera avec une eau dans laquelle on aura fait dissoudre du sel ou du savon, ou mieux encore avec une solution de chlore. Après l'avoir bien essuyée, on la cautériseraavec le fer incandescent, avec la pierre infernale, la potasse caustique, le nitrate acide de mercure, le beurre d'antimoine, et mieux encore avec l'acide sulfurique. Toutes les morsures doivent être cautérisées avec soin, il ne faut en négliger aucune, quelle que soit son étendue ; ce défaut de précaution a eu des suites fâcheuses. Dès que l'escarre est tombée, on entretient la suppuration pendant une quarantaine de jours; en même temps, on surveille la face inférieure de la langue; si l'on voit paraître des pustules, on les ouvre sur-le-champ, et on les cautérise avec le fer rouge.

853. M. Brugnatelli prétend que le chlore est capable d'empêcher le développement de la rage, s'il est employé immédiatement sur la morsure. Ce moyen ne doit pas être négligé, et nous lui accordons d'autant plus notre confiance, que nous sommes instruit que ce corps est avantageusement mis en usage, et s'oppose à la transmission de la syphilis. Aussi devra-t-on s'empresser de laver les plaies avec du chlore préférablement à une dissolution de savon ou de sel.

854. Aux moyens que nous venons d'indiquer, on joindra l'usage d'une boisson sudorifique, dans chaque

verre de laquelle on jettera quelques gouttes d'alcali volatil.

SECTION DEUXIÈME.

Des animaux qui peuvent devenir funestes étant introduits dans l'estomac.

855. *La dorade* ou *dauphin* peut produire, chez quelques individus, et dans certaines circonstances, de vives douleurs d'estomac, des envies de vomir, accompagnées de céphalalgie, de serrement de poitrine; en même temps, il survient une éruption de taches vermeilles qui couvre tout le corps; la peau est en outre le siége de vives démangeaisons.

856. Le *congre*, le *scombre* occasionnent des tranchées, des vomissemens, des évacuations alvines très-fréquentes; il survient ensuite un sentiment de faiblesse, des tiraillemens d'estomac, des convulsions et la paralysie des membres. Les individus qui ont fait usage de ces poissons accusent un goût amer.

857. *Le clupé cailleux tassart* est beaucoup plus dangereux que les précédens; il détermine d'horribles convulsions, l'inflammation de l'estomac, et cause la mort très-promptement.

858. Les *moules* occasionnent quelquefois des phénomènes assez graves, mais rarement l'ingestion de ces mollusques est suivie de la mort. On voit survenir des frissons irréguliers, des douleurs aigües à l'estomac, à la tête; la respiration est pénible; il y a oppression, inquiétudes; la face et les paupières deviennent rouges, le malade éprouve une vive démangeaison, la peau se couvre d'une éruption analogue aux ampoules que pro-

duit l'urtication ; par fois, il y a convulsion, mais généralement enchiffrenement.

859. *Traitement.* Dès que les phénomènes morbides se manifestent, il faut administrer un vomitif à haute dose, afin d'expulser la matière délétère de l'estomac. Si l'on présumait qu'elle fût déjà parvenue dans les intestins, on employerait les purgatifs. Après avoir suffisamment fait vomir, soit en employant les boissons tièdes, soit en titillant la gorge avec les barbes d'une plume, on cherche à calmer les phénomènes nerveux, en prescrivant une potion éthérée, ainsi que la limonade ou l'eau vinaigrée.

Secours à donner aux asphyxiés.

860. L'asphyxie peut être produite par une infinité de causes, par la vapeur du charbon, des fours à chaux, des cuves de raisins, des vins ou autres liqueurs en fermentation (gaz acide carbonique); par les émanations des marais, des mines de charbon de terre (gaz hydrogène carboné); par l'acide hydro-sulfurique qui sort des fosses d'aisance (vulgairement connu sous le nom de plomb), des égouts, des puisards. Cet état peut être dû à la strangulation, à l'immersion, à la chaleur excessive, comme au froid.

Quelle que soit la cause qui ait produit l'asphyxie, ses symptômes sont à-peu-près les mêmes, et généralement connus ; nous ne les décrirons donc pas : quant au traitement, il est aussi le même, sauf quelques légères modifications que nous indiquerons.

861. Les premiers soins à donner aux asphyxiés consistent, après les avoir transportés dans une atmosphère pure, à l'air libre, à desserrer leurs vêtemens, à les dé-

barrasser des liens qui peuvent gêner la circulation. Si l'asphyxie est due à l'immersion, il faut débarrasser la bouche des mucosités dont elle est remplie, ensuite on fait avaler à l'asphyxié quelques cuillerées d'eau dans laquelle on aura mis un peu de vinaigre ou du suc de citron. En même-temps, on fait des aspersions d'eau vinaigrée sur tout le corps, et particulièrement sur le visage; on essuye les parties mouillées avec un linge rude, et on renouvelle les aspersions. Si ces moyens sont insuffisans, on pratique des frictions avec une brosse de crin le long de la colonne épinière, et en même-temps on irrite la plante des pieds et la paume des mains, également avec une brosse rude. On peut encore utilement pratiquer des frictions avec des linges trempés dans une substance alcoolique, telle que l'eau de Cologne, l'eau-de-vie camphrée, etc. Pendant l'emploi de ces moyens, on promène de temps en temps, sous le nez de l'asphyxié, des allumettes soufrées en combustion ou un flacon débouché contenant de l'alcali volatil. On exerce sur le ventre des pressions de bas en haut, ainsi que sur les parties latérales de la poitrine. On ne devra négliger aucun des moyens par lesquels on parviendrait à exciter les contractions du diaphragme; il est des cas même où l'on devra faire usage de la pile galvanique. Si après avoir administré ces secours avec persévérance, on n'en obtient pas les effets qu'on en attend, et si l'asphyxié conserve de la chaleur, si son visage est rouge, ses lèvres gonflées, il faudra pratiquer une saignée du bras ou mieux de la jugulaire. La saignée doit, en général, être faite toutes les fois que le visage est rouge ou bleuâtre et gonflé. Cette opération est indispensable quand l'asphyxie a pour cause la strangulation ou le *plomb*. Dans ce dernier cas, on emploiera le chlore au lieu d'alcali volatil ou d'allumettes soufrées. Chez les noyés, on doit appliquer un moxa sur l'épigastre ou tout simplement un morceau d'amadou enflammé. Lorsque l'asphyxie est due au froid, on se gardera d'approcher l'asphyxié du feu; on rappellera sa chaleur naturelle en le frictionnant avec de la neige ou seulement avec des linges froids.

Dès que l'individu se ranime, que les secours qu'on lui a portés ont été suivis de succès, on le place dans un lit chaud, ayant soin toutefois de laisser les fenêtres ouvertes; on lui administre quelques cuillerées de vin fortifiant, en un mot on remplit les indications qui se présentent.

862. Nous n'avons pas parlé de l'insufflation de l'air dans les poumons, parce que nous regardons ce moyen comme très-nuisible. Avant de connaître le mémoire communiqué à l'Académie des Sciences, par M. Leroy d'Etioles, nous avions déjà cette opinion, qui date de loin; car, dans aucun cas, nous n'avons employé l'insufflation, et lorsque nous avons eu à donner des soins à des asphyxiés, circonstances qui se sont fréquemment offertes pendant notre séjour dans la vieille Prusse, nous nous sommes toujours borné, et avec succès, à l'emploi des moyens que nous venons d'indiquer.

FORMULAIRE.

DES BOISSONS.

BOISSONS ACIDULÉES.

R.	Suc de citron.	d'une à trois onces.
	Eau.	deux livres.
	Sucre.	q. s.

Autre.

R. Citron. . . . . n° j.

Otez l'écorce, coupez en tranches, versez dessus :

Eau froide ou bouillante. . . . . . . deux livres.

Laissez infuser, passez et ajoutez :

Sucre. . . . . q. s.

Cette boisson se prépare de la même manière avec une orange, et est alors nommée *orangeade*.

Nota. La limonade peut être préparée avec le sirop de limon, à la dose de deux à quatre onces pour deux livres d'eau, et on peut la remplacer par un mélange d'eau et de sirop de groseilles, qu'on prescrit aux mêmes doses que le sirop de limon.

On recommande également les deux préparations suivantes :

R.	Acide tartarique.	dix-huit grains.
	Sucre.	deux onces.
	Essence de citron	quelques gouttes.
	Eau	deux livres.

LIMONADE SECHE.

R. Oxalate acidule de potasse . . . . . . trois gouttes.
Sucre blanc pulvérisé. . . . . une livre.
Huile essentielle de citron. . . . . huit gouttes.

Mêlez.

On met ordinairement une once de ce mélange dans une pinte d'eau.

Cette boisson est légèrement laxative.

LIMONADE MINÉRALE.

R. Eau commune . . . . deux livres.
Acide sulfurique. . . . . d'un à deux gros.
Sucre. . . . . q. s. ou deux onces.

Mêlez.

Cette boisson doit être peu employée, parce qu'il est très-difficile de préciser la dose de l'acide.

BOISSONS MUCILAGINEUSES.

R. Gomme arabique. . . . . de quatre à huit gros.
Eau bouillante. . . . . deux livres.

Dissolvez et ajoutez :

Sucre. . . . . q. s.

Aromatisez avec quelques gouttes d'eau de fleurs d'orangers.

Nota. On peut préparer cette boisson en étendant du sirop de gomme dans de l'eau, dans la proportion de deux à quatre onces pour deux livres d'eau.

Autre.

℞. Fleurs de mauves. . . . . de deux à quatre gros.
Eau bouillante. . . . . deux livres.

Versez sur les fleurs, laissez infuser, passez et ajoutez :

Sucre ou sirop. . . . . q. s.

Nota. On peut varier cette infusion à l'infini, en employant les fleurs de violettes, de bouillon blanc, de coquelicot, etc.

℞. Chiendent coupé en morceaux. . . . . d'une à deux onces.
Faites bouillir dans eau. . . . . deux livres.

Passez et ajoutez :

Sucre. . . . . q. s.

Nota. On fait de même une tisane avec la racine de guimauve, celle de réglisse, la graine d'orge, d'avoine de lin, de riz, etc. Ces substances ne doivent être employées que de quatre gros à une once. Si on se sert de miel pour les édulcorer, il convient de le faire bouillir seulement sur la fin de la décoction.

L'eau de veau, celle de poulet, le petit-lait clarifié, remplacent avantageusement, dans beaucoup de circonstances, les infusions et les décoctions dont nous venons de parler.

Pour rendre ces boissons plus tempérantes, on y fait communément dissoudre une certaine quantité de sel de nitre (nitrate de potasse), de dix-huit grains à deux gros, en augmentant progressivement.

BOISSONS CALMANTES.

Les tisanes mucilagineuses, ainsi que les boissons acidulées, peuvent être considérées comme calmantes, mais on désigne spécialement les suivantes comme telles :

R. Amandes douces . . . . une once.

Il faut les blanchir dans de l'eau bouillante, ensuite on les écrase dans un mortier de marbre, en ajoutant quelques gouttes d'eau froide ; lorsqu'elles sont suffisamment triturées, on verse peu à peu la quantité d'eau (une livre) déterminée d'avance, on passe et on ajoute :

Sucre. . . . . q. s.

Autre.

R. Fleurs d'orangers, ... de trente-six grains à un grain.
Eau bouillante. . . . . deux livres.

Laissez infuser dans un vaisseau clos ; ajoutez :

Sucre. . . . . q. s.

Nota. On prépare de même une infusion avec les feuilles du citrus aurantium, à la dose d'un à deux gros ; de sauge, de mélisse, de menthe ; les feuilles et fleurs d'hysope, de tilleul ; les sommités d'absinthe, de romarin, etc.

BOISSONS SUDORIFIQUES.

Ces boissons se préparent en faisant infuser, de la manière que nous l'avons indiqué, d'un gros à une once de fleurs de sureau, une même quantité de feuilles et de fleurs de bourrache ; en faisant bouillir de deux gros à une once de la seconde écorce de sureau dans deux livres d'eau, etc.

BOISSONS DIURÉTIQUES.

R. Digitale pouprée. . . . . d'un à deux gros.
Eau bouillante. . . . . deux livres.

Faites infuser, passez et ajoutez :

Sirop des cinq racines . . . . deux onces.

Autre.

R. Baies de genièvre . . . . de quatre gros à une once.
Eau bouillante. . . . . deux livres.

Laissez infuser ; passez et ajoutez :

Sirop des cinq racines. . . . . deux ou trois onces.

Nota. La racine d'asperge, de fenouil, d'ache, de persil, de fraisier, de scolopendre, la pariétaire, etc., sont également employées comme diurétiques, mais en décoction, à la dose de quatre gros à une once. On augmente l'action diurétique de toutes ces boissons en y ajoutant de demi-gros à demi-once de nitrate de potasse.

BOISSONS PURGATIVES.

R. Petit-lait clarifié . . . . une pinte.
Émétique (tartrite de potasse-antimonié) un grain.

Dissolvez.

Autre.

R. Casse ou tamarin . . . . deux onces.
Eau bouillante. . . . . deux livres.

Passez.

Autre.

R. Feuilles de séné ou rhubarbe . . . . . de deux à quatre gros.
Eau bouillante . . . . deux livres.

Faites infuser et passez.

BOISSONS TONIQUES ET ASTRINGENTES.

R. Sommités de petite centaurée . . . . de deux à quatre gros.
Eau bouillante . . . . deux livres.

Laissez infuser et passez.

Autre.

R. Fleurs de camomille romaine . . . . . demi-gros.
Eau bouillante. . . . . deux livres.

Faites infuser dans un vaisseau clos.

Passez.

Autre.

R. Racine de gentiane. . . . . de deux à quatre gros.
Eau. . . . . deux livres.

Faites bouillir et passez.

R. Quinquina concassé. . . . . de deux gros à une once.
Eau. . . . . deux livres.

Faites bouillir, passez.

Autre.

R. Racine de rathania . . . . de deux à quatre grains.
Eau. . . . . deux livres.

Faites bouillir; passez.

On peut également se servir d'absinthe, d'angélique, d'angustura de canelle, de colombo, de houblon, etc.

DES POTIONS.

POTIONS CALMANTES.

R. Eau de laitue . . . . — de fleurs d'oranger	ana, une once et demie.
Sirop ordinaire . . . . — diacode.	ana, une once.

Mêlez.

A prendre par cuillerées.

Autre.

R.		
	Eau de pivoine.	ana, deux onces.
	— de coquelicot.	
	Sirop d'althæa ou de capillaire.	une once.
	Teinture de musc.	dix gouttes.

Mêlez.

Nota. Ces potions peuvent être infiniment variées : on les compose avec l'eau de *tilleul*, de *morelle*, de *menthe*; le sirop de *nymphea*, celui de *gomme*, de *violettes*, etc. Chaque potion doit être de cinq onces, dans lesquelles on mêle une quantité déterminée de laudanum liquide, de gouttes de Rousseau, d'éther, de teintures, comme celle de digitale, de castoréum, etc.; mais la potion que nous préférons est la suivante :

R.		
	Eau de tilleul	ana, une once et demie.
	— de fleurs d'oranger.	
	Sirop de gomme	deux onces.
	Acétate de morphine	un grain.

Mêlez.

A prendre par cuillerées.

Nota. On peut employer avec avantage le sirop de limon, lorsque la morphine semble provoquer des nausées. On augmente progressivement la dose de cette substance, à mesure que le malade s'accoutume à son action.

POTION DE RIVIÈRE.

R.		
	Sirop de limon.	une once.
	Suc de citron	demi-once.
	Eau.	trois onces.
	Carbonate de potasse.	demi-gros.

Mêlez.

Ce mélange ne doit être fait qu'au lit du malade, et il faut qu'il l'avale de suite, parce que le gaz carbonique se dégage à l'instant ; s'il s'évaporait, la potion serait sans action, sa propriété antiémétique résidant dans l'acide.

Aujourd'hui cette potion se compose en deux parties et de la manière suivante :

D'une part :

R.	Carbonate sursaturé de potasse.....	demi-gros.
	Eau de tilleul	une once et demie.

Dissolvez.

D'autre part :

R.	Sirop tartarique............	une once.
	Suc de citron	quatre gros.
	Eau de tilleul	une once et demie.

Le mêlange des deux potions ne doit être fait qu'au lit du malade.

On emploie encore, pour remplir la même indication, la potion suivante :

R.	Eau commune	deux onces.
	Eau de menthe	une once.
	Carbonate de soude cristallisé	demi-gros.
	Sirop d'écorce d'oranger.........	dèmi-once.

Mêlez.

A prendre en deux fois.

Après chacune d'elle on avale une cuillerée de suc de citron.

(Le dégagement du gaz a lieu dans l'estomac, ce qui rend cette manière de prendre le carbonate plus sûre que dans le premier cas.)

POTIONS PURGATIVES.

R.	Huile fraîche de ricin...........	une once.
	Bouillon.................	une demi-tasse.

Mêlez.

A prendre en une seule fois.

Autre.

R.	Huile fraîche de ricin.	d'une à deux onces.
	Jaune d'œuf	n° 1/2.
	Sirop de fleurs d'oranger	une once.
	Eau commune	deux onces.

Incorporez l'huile et le jaune d'œuf, et ajoutez peu à peu l'eau et le sirop.

Autre.

R.	Feuilles de séné	ana, trois gros.
	Sulfate de soude.	
	Eau.	trois onces.

Faites bouillir ; passez.

A prendre en une seule fois.

Autre.

R.	Manne	deux onces.
	Eau bouillante.	quatre onces.

Faites dissoudre et ajoutez :

Sulfate de soude.	demi-once.

A prendre en une seule fois.

Autre.

R.	Scammonée en poudre	de six à dix grains.
	Eau de fleurs d'oranger..	ana, une once.
	Sirop de fleurs de pêcher	

A prendre en une seule fois.

Autre.

R.	Lait d'amandes douces	quatre onces.
	Jaune d'œuf.	q. s. pour dissoudre.
	Résine de Jalap	huit grains.
	Scammonée.	six grains.
	Sucre.	six gros.
	Esprit de citron	q. s.

(M. Alibert.)

Nota. On peut se servir d'une plus forte dose de scammonée, de jalap. Si l'on veut obtenir une action purgative plus intense, on se sert aussi de la gomme gutte, de la coloquinte, de la bryone (cette dernière substance peut être portée à la dose de dix-huit grains à un demi-gros).

POTIONS DIURÉTIQUES.

R.	Feuilles de digitale pourprée...........	vingt-cinq grains.
	Eau bouillante........................	trois onces.

Laissez infuser, passez et ajoutez :

Sirop des cinq racines..................	deux onces.

A prendre par cuillerée.

Autre.

R.	Oxymel scillitique.....................	demi-once.
	Eau distillée de pariétaire.............	quatre onces.
	— de menthe poivrée..................	une once.
	Acide nitrique alcoolisé...............	de deux à quatre gros.

Mêlez.

Autre.

R.	Eau de persil..........................	quatre onces.
	Acétate de potasse.....................	deux gros.
	Extrait de scille......................	six grains.
	Sirop de fenouil.......................	une once.

Faites une potion.

POTION DIAPHORÉTIQUE.

R.	Eau distillée de bourrache.............	ana, une once et demie.
	— de coquelicot......................	
	Teinture de gayac......................	demi-gros.
	Sirop de salsepareille.................	une once.

Mêlez.

POTION ASTRINGENTE.

R. Eau de laitue........................ } ana, une once et
— de fleurs d'oranger................... } demie.
Extrait de rathania..................... d'un à deux gros.

Mêlez.

DES POUDRES.

POUDRES TONIQUES.

R. Écorce de kina pulvérisé............ } ana, demi-gros.
Racine de serpentaire de Virginie....... }
Camphre................................. six grains.

Mêlez.

A prendre en une seule fois.

Autre.

R. Écorce de kina....................... demi-gros.
— de canelle............................ six grains.

Mêlez.

A prendre en une seule fois.

Nota. On peut varier ces poudres; unir le cachou au quinquina, à la rhubarbe, au colombo, etc.

POUDRE DIAPHORÉTIQUE, OU DE DOWER.

R. Sulfate de potasse................... } ana, un gros.
Nitrate de potasse...................... }
Ipécacuanha en poudre................... }
Opium purifié........................... } ana, dix-huit grains.
Réglisse en poudre...................... }

Formez une poudre.

Dose : de dix à vingt grains.

POUDRES PURGATIVES.

R. Méchoacan en poudre.................. quarante grains.
— Diagrede.............................. six grains.

Mêlez.

Autre.

R.	Diagrède sulfuré..................	deux onces.
	Antimoine diaphorétique.............	une once et demie.
	Tartrite de potasse................	demi-once.

Mêlez.

Dose : de douze à vingt-quatre grains.

(Comte WARWICK.)

Autre.

R.	Scammonée en poudre...............	ana, vingt-quatre grains.
	Jalap *idem*.......................	
	Crême de tartre....................	demi-gros.

Mêlez.

Dose : de quinze à vingt-cinq grains.

Nota. Le jalap, la scammonée, la crême de tartre peuvent être prises séparément, ou unies à d'autres substances purgatives, qui, elles-mêmes, peuvent être employées seules. C'est ainsi qu'on fait usage de la gomme gutte (de deux à six grains); de la rhubarbe en poudre (de trente-six grains à un gros); du calomelas (depuis trois, quatre et cinq grains, jusqu'à dix, douze ou quinze).

DES PILULES.

PILULES SÉDATIVES.

R. Extrait gommeux d'opium.................. un grain.

Divisez en deux prises.

Autre.

R.	Musc...............................	vingt-quatre grains.
	Camphre............................	un grain.
	Opium purifié......................	quatre grains.

Faites des pilules de quatre grains.

A prendre quatre ou cinq dans la journée.

Autre.

℞. Assafétida		ana, vingt-quatre grains.
Camphre		
Nitre		

Faites des pilules de quatre grains.

Dose : de deux à six dans la journée.

Autre.

℞. Jusquiame en poudre ou en extrait....	dix grains.
Mucilage de gomme	q. s.

Pour faire dix pilules de trois ou quatre grains.

Dose : de deux à quatre par jour.

Nota. L'extrait de jusquiame ne nous a jamais paru avoir une propriété plus active que la poudre de cette substance, c'est pourquoi nous n'indiquons aucune différence dans les quantités.

Autre.

℞. Hydrocyanate de zinc	de trois à six grains.
Mucilage de gomme	q. s.

Pour faire douze pilules de trois à quatre grains.

Dose : d'une à quatre par jour.

Autre.

℞. Sous-nitrate de bismuth	vingt-quatre grains.
Extrait de réglisse	q. s.

Pour faire douze pilules.

Dose : d'une à six par jour.

Nota. On peut préparer des pilules sédatives avec d'autres substances vénéneuses, telle que la belladonne en poudre ou en extrait. La poudre de demi-grain à deux grains ; l'extrait d'un grain à cinq ; la stramoine s'administre aux mêmes doses, etc.

PILULES PURGATIVES.

R. Extrait de scammonée	}	ana, dix-huit grains.
— de jalap		
Poudre de réglisse		q. s.

Pour faire dix à douze pilules.

Dose : deux ou trois toutes les demi-heures, jusqu'à ce que l'effet purgatif ait lieu.

Autre.

R. Extrait de scammonée	}	ana, dix-huit grains.
— de jalap		
Calomélas		
Poudre de réglisse		q. s.

Pour faire de dix à quinze pilules.

Dose : comme dessus.

Autre.

R. Calomélas	}	ana, deux gros.
Savon médicinal		
Jalap en poudre	}	ana, un gros.
Aloës		

Faites soixante et douze pilules.

Dose : de quatre à six par jour.

Nota. Ces pilules peuvent être infiniment variées, et on peut les composer avec presque toutes les substances purgatives et drastiques.

R. Aloës succotrin	}	ana, une once.
Gomme gutte		
Gomme ammoniaque		

Faites dissoudre dans quantité suffisante de vinaigre, faites évaporer lentement, au bain-marie, jusqu'à consistance de pilules.

Dose : de douze à trente-six grains.

(Pilules hydragogues de BONTIUS.)

PILULES DE BACHER.

R.		
	Extrait de racine d'ellébore noir de Suisse..	ana, une once.
	— de myrrhe à l'eau....................	
	Poudre de feuilles de chardon bénit....	trois gros.

On les prépare de la manière suivante :

Mélangez avec soin, pour faire une masse que vous déposerez dans un lieu très-sec, jusqu'à ce qu'elle prenne une consistance propre à former des pilules ; alors on les divisera en pilules d'un grain.

PILULES DE GUERSENT.

R.		
	Extrait de ciguë.	ana trente-six grains
	Carbonate de potasse.	

Mêlez.

Faites trente-six pilules.

Dose : deux, trois et même quatre par jour.

GARGARISMES.

R.		
	Décoction de racine de guimauve. . .	six onces.
	Miel rosat.	une once.

Mêlez.

Autre.

R.		
	Lait chaud.	six onces.
	Figues grasses.	n° iv.

Laissez macérer pendant deux ou trois heures.

Nota. On rend ces gargarismes calmans, en y ajoutant de vingt à trente gouttes de laudanum liquide, ou l'opium de Rousseau. On les rend acidulés en y incorporant le nitrate de potasse ou un acide quelconque.

Exemple :

R. Décoction d'orge.	six onces.
Sirop de mûres	une once.
Nitrate de potasse	vingt-quatre grains.
ou acide sulfurique.	de douze à vingt-cinq gouttes,

suivant le degré de concentration de l'acide.

Mêlez.

Médicamens employés en frictions, pour provoquer la sécrétion des urines et les évacuations alvines.

R. Teinture de scille.	ana une once.
— de digitale	

Mêlez.

Pour quatre frictions, deux ou trois fois par jour, qu'on pratique sur l'abdomen, et particulièrement à la partie interne et supérieure des cuisses.

Autre.

R. Teinture de digitale	ana une once.
— de jalap.	

Mêlez.

DES LAVEMENS.

LAVEMENS ÉMOLLIENS, MUCILAGINEUX, etc.

R. Décoction de racine de guimauve . . . . de six onces à une livre.

Autre.

R. Décoction de graines de lin.

Même dose.

Autre.

R. Amidon.	une once.
Faites dissoudre dans eau	une livre.

Nota. On rend ce lavement très-adoucissant, en y incorporant un jaune d'œuf. Une décoction de son, de laitue, etc. peut remplacer celle de guimauve ou de graine de lin. Si le médecin a en vue d'obtenir un effet sédatif ou narcotique, il fait préparer le lavement avec les têtes de pavots, ou dans une des décoctions mentionnées, il fait ajouter quelques gouttes de laudanum liquide, de quatre à cinq grains de belladonne, de jusquiame, etc.

Les lavemens laxatifs se composent d'une décoction émolliente dans laquelle on ajoute de deux à trois onces de miel mercurial; du sirop de nerprun, de deux à quatre onces; du sulfate de soude, à la dose de demi-once. Si l'on veut le rendre plus actif, on le compose de la manière suivante :

R. Décoction de Son . . . . une livre.
Séné . . . . demi-once.

Faites bouillir, passez et ajoutez :

Sulfate de soude. . . . . demi-once.
Miel commun . . . . quatre onces.

Mêlez.

Nota. Il est facile de rendre le lavement plus actif.

Les lavemens dits fébrifuges ne s'administrent qu'en petite quantité, et de la manière suivante :

R. Eau commune. . . . . huit à dix onces.
Quinquina concassé. . . . . une once.

Faites bouillir, passez pour l'usage.

Autre.

R. Eau commune. . . . . une livre.
Sulfate de kinine... . . . . de six à vingt grains.

Mêlez.

Comme antispasmodique, on emploie avec succès le lavement ci-après :

R.	Décoction de graine de lin.	huit onces.
	Assafétida.	un gros.
	Jaune d'œuf.	n° j.

Faites dissoudre le jaune d'œuf, et ajoutez peu à peu le liquide.

DES CATAPLASMES.

R.	Feuilles de mauve	ana, deux onces.
	— feuilles de guimauve	
	— de bouillon blanc.	
	Faites cuire dans eau commune.	q. s.
	Farine de graines de lin.	s. q.

Autre.

R.	Farine de graine de lin	six onces.
	Décoction de guim. ou de tête de pavots.	q. s.

Ou délayez la farine dans la décoction, jusqu'à consistance d'une bouillie très-épaisse.

SINAPISME.

R.	Graine de moutarde en poudre	ana, deux onces.
	Levain nouveau.	
	Vinaigre.	q. s.

Mêlez pour donner la consistance de cataplasme.

Nota. On peut simplement délayer la moutarde avec de l'eau. Quelques médecins croyent même cette préparation plus active.

VÉSICATOIRE EX-TEMPORANÉ.

R.	Farine de seigle	ana, q. s.
	— d'orge	
	— de pâte.	

Vinaigre, ce qu'il en faut pour former un cataplasme.

On étend la pâte sur un linge, et on soupoudre avec des cantharides grossièrement pulvérisées.

POMMADE D'AUTENRIETH.

R.	Cérat ou axonge....................	cinq gros.
	Emétique..........................	un gros.

Mêlez exactement.

On fait des frictions sur la partie où l'on veut appeler une fluxion.

POMMADE DE M. GOUDRET.

R.	Axonge........................	ana, une once.
	Ammoniaque....................	

Faites fondre au bain-marie, dans un vase fermé.

Des médicamens que l'art dirige contre la présence des vers dans l'estomac et le tube intestinal.

POUDRE ANTHELMINTHIQUE.

R.	Coralline de Corse.....................	parties égales.
	Semen contra..........................	
	Racine de fougère mâle..............	

Mêlez et pulvérisez finement.

Dose : de demi-gros à un gros, dans un véhicule quelconque, ou incorporé dans un bol.

Autre.

R.	Coralline de Corse...................	ana, trois gros.
	Semen contra........................	

Mêlez.

Dose : demi-gros à un gros.

POTIONS VERMIFUGES.

R.	Teinture de coloquinte	de cinq à dix gouttes.
	Eau distillée de camomille............	trois onces.
	Sirop de fleurs de pêcher..............	une once.

Autre.

R.	Racine de fougère mâle...............	une once.
	Eau commune..........................	huit onces.

Faites bouillir, passez et ajoutez quand la liqueur sera froide.

Ether sulfurique......................	un gros.
Sirop de limon.......................	une once.

A prendre une cuillerée toutes les heures.

GELÉE DE MOUSSE DE CORSE.

R.	Mousse de Corse.......................	quatre onces.
	Faites bouillir dans eau................	quatre livres.
	Ajoutez vin blanc généreux..........	une livre.
	Sucre blanc............................	une livre et demie.
	Colle de poisson......................	deux gros.

(Il faut la dissoudre dans un peu d'eau.)

On clarifie ce mêlange, et on laisse évaporer la liqueur jusqu'à ce qu'elle se prenne en gelée.

MÉDICATION CONTRE LE TÉNIA.

Méthode du professeur Dubois.

Frottez le ventre plusieurs fois par jour, avec le liniment suivant :

Broyez bien exactement de trois à six gousses d'ail, dans trois onces d'huile vieille de noix, ajoutez :

Alcool camphré.........................	deux onces.
Beaume de Fioraventi.................	ana, une once.
Eau des Carmes.......................	

Prendre pour boisson, une tisane faite avec la coralline de corse et la racine de fougère mâle.

Faite cuire de l'ail sous la cendre, mêlez-en à tous les alimens.

Chaque soir, lavement de décoction de guimauve; immédiatement après l'avoir rendu, le malade prendra un demi-lavement de lait qu'il doit garder.

Continuer ainsi pendant neuf jours; le neuvième jour, le malade prendra le matin une panade, dans laquelle on mettra un jaune d'œuf; le soir, les lavemens indiqués.

Le lendemain, le malade prendra une demi-once de fougère mâle en poudre, dans une tasse de boisson aux herbes.

Ensuite, de demi-heure en demi-heure, il prendra un bol de la formule suivante :

R. Résine de jalap.................... }
Scammonée......................... } ana, dix grains.
Gomme gutte....................... }
Sirop de nerprun.................... q. s.

Pour faire des bols de six grains.

Après chaque bol, le malade prendra une tasse de bouillon aux herbes.

Méthode de Bourdier.

R. Décoction de fougère mâle........... trois onces.
Ether sulfurique.................. un gros.

Mêlez.

A prendre en une seule fois.

Depuis quelques années on administre, avec plus de succès, la racine de grenadier, et de la manière suivante :

R. Racine de grenadier, privée de sa partie ligneuse............................ deux onces.
Faites bouillir dans eau............... une livre.

Et réduire d'un tiers.

A prendre en trois fois.

Deux heures après, on donne au malade la mixture suivante :

R.	Huile de ricin	ana, deux onces.
	Sirop de capillaire....................	

On doit réitérer ce traitement tant que le vers n'est pas expulsé.

Ainsi que nous l'avons dit (695), M. Bally vient d'administrer l'huile de croton-tiglium contre le ténia. Cette substance extrêmement active, ne doit être prescrite qu'avec réserve et une faible dose. En conséquence, on ne doit en administrer qu'une goutte étendue dans une tasse de bouillon, ou dans une décoction mucilagineuse.

FIN.

TABLE ALPHABÉTIQUE

DES MATIÈRES.

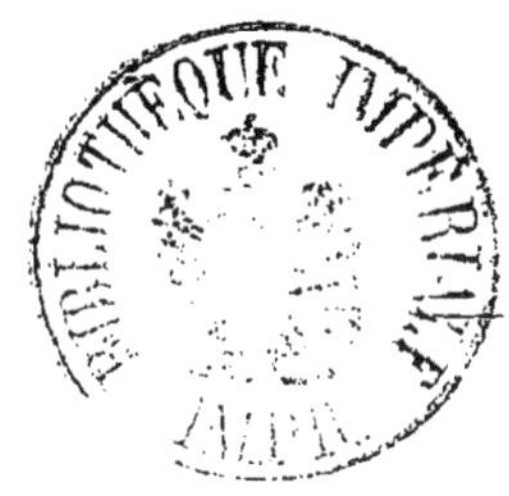

A.

B.

C.

D.

E.

F.

G.

H.

I.

J.

K.

L.

M.

N.

O.

P.

R.

S.

T.

V.

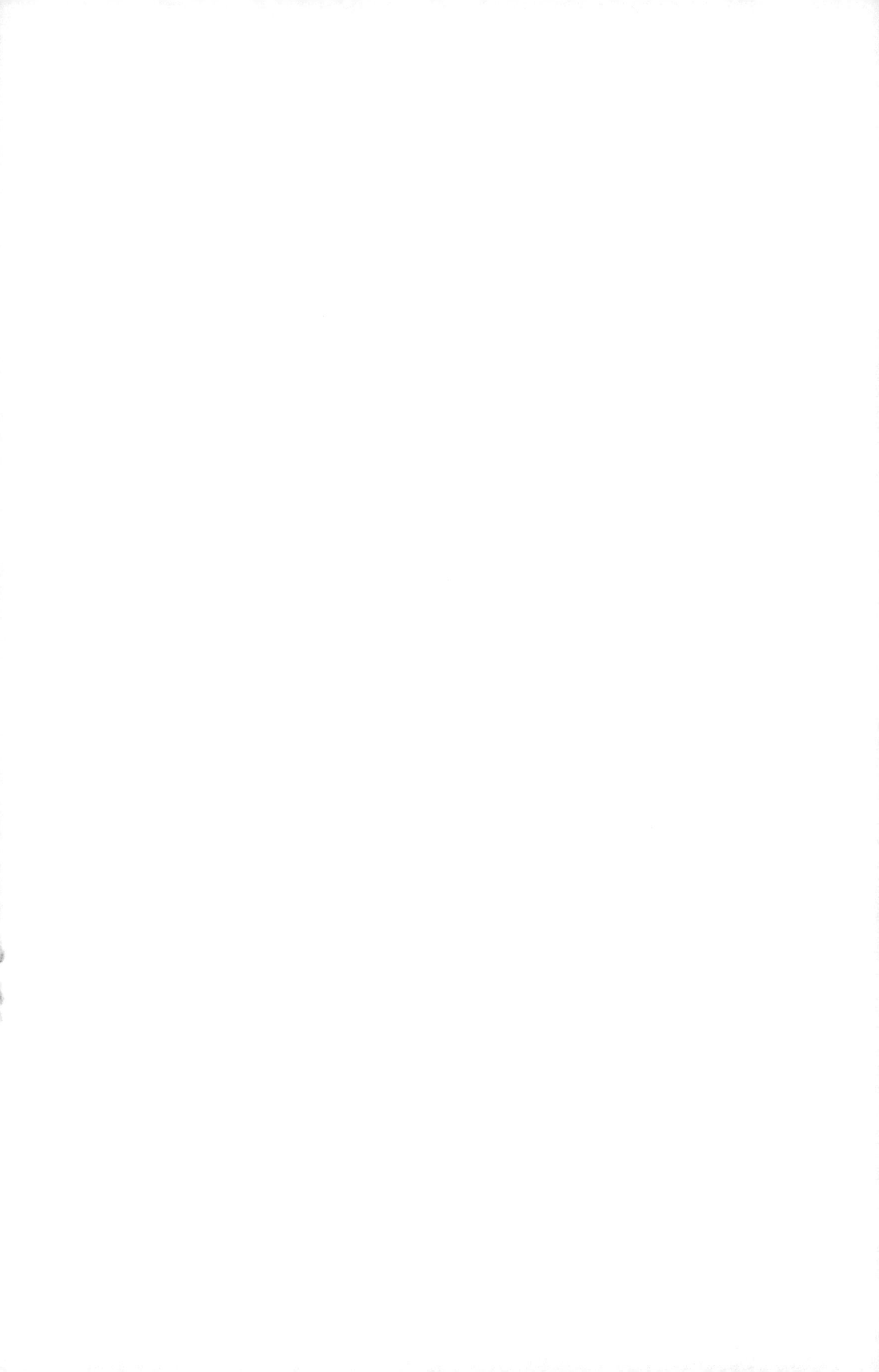

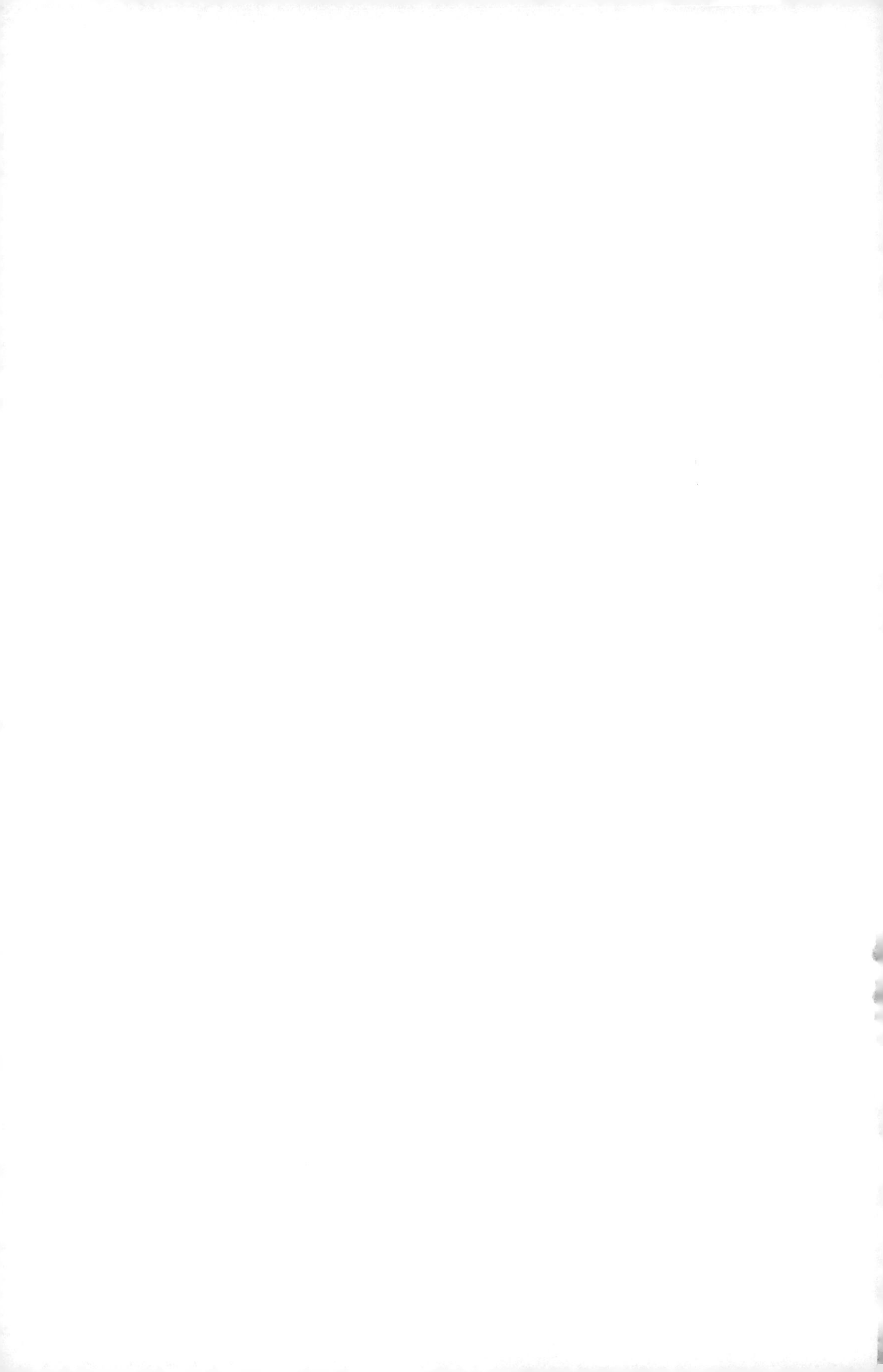

www.ingramcontent.com/pod-product-compliance
Ingram Content Group UK Ltd.
Pitfield, Milton Keynes, MK11 3LW, UK
UKHW012148240726
13966UKWH00001B/201